五官科护理学

编委会名单

主 编

狄树亭　贾俊先　梁德军

副主编

赵　燕　李军改　范亚敏　潘雪迎　冯桂玲

编 者

（以姓氏笔画为序）

王　冉（邢台医学高等专科学校）　　李军改（邢台医学高等专科学校）

王英敏（邢台医学高等专科学校）　　狄树亭（邢台医学高等专科学校）

王圆圆（邢台医学高等专科学校）　　范亚敏（邢台医学高等专科学校）

邓　辉（重庆三峡医药高等专科学校）　赵　燕（邢台市第三医院）

冯桂玲（唐山职业技术学院）　　　　梁德军（邢台医学高等专科学校）

李玉环（唐山职业技术学院）　　　　曾令斌（嘉应学院医学院）

杨丽娟（邢台医学高等专科学校）　　潘雪迎（中南大学湘雅二医院）

前　　言

　　"全国医学高职高专'十一五'规范教材"出版发行已三年余,该套教材在全国医学教育中发挥了巨大作用。为了不断完善和提升教材的质量和水平,使本套教材更臻成熟和完善,成为精品教材,教材编审委员会决定对其进行修订,更名为"全国医学高职高专精编教材"。

　　本套教材修订的指导思想依然是坚持"五性"(思想性、科学性、先进性、启发性和适用性)和"四新"(新知识、新技术、新工艺和新方法),以适应21世纪培养全科医护人员的需要。在修订过程中,保持了原教材的优点,删去了一些叙述偏多的和各学科交叉的内容,充实和更新了一些理论和技能知识,充分体现高职高专教育的特色,使之具备"内容精湛、知识新颖、必须够用、质量上乘"的特点。

　　本套教材编排新颖,版式紧凑,图文形式多样,主体层次清晰,篇章节安排合理、有序,每章节开始的"导学"与结尾处的"小结"均采用提示性小图标,使教材的形式生动有趣,充分体现了清晰性、易读性和趣味性。"导学"主要介绍本章或本节的内容主旨和要求学生"了解、熟悉及应用"的内容,以方便教师教学和学生轻松愉快地获得有关内容的重要信息。"小结"则是对本章或本节中心内容的凝练和概括,便于教师课后总结和学生课后复习。

　　本次修订除各教材的原编者外,还聘请了全国各地部分高职高专医学院校教学经验丰富的教师参与编写。对于这些学校领导的大力支持和教师的辛勤工作,谨致深切的谢意。

　　由于时间仓促及限于我们的水平,教材中难免存在某些缺点,甚至错误,尚希广大同仁和读者指正。

全国医学高职高专精编教材

编审委员会

2009 年 5 月

编写说明

五官科护理学是临床护理专业的拓展课程之一,本课程是从临床护理工作的需要出发,从整体护理角度阐述眼、耳、鼻、咽喉科和口腔科患者护理规律的学科。该课程是在学生具备了公共文化课程、医学护理基础课程知识的基础上,进一步培养学生综合应用各学科知识对眼、耳、鼻、咽喉科和口腔科患者熟练进行整体护理、全面解决问题的一门实践性很强的专业课程。课程体系符合职业能力人才培养目标和临床护理专业职业岗位的任职要求,本课程对学生职业能力的培养和职业素养的养成起促进作用,为今后从事五官科护理工作奠定基础。

本教材根据行业发展需要和完成职业岗位实际工作任务所需要的能力、知识、素养要求选取教学内容,以五官科护理岗位真实工作任务、真实工作过程为依据整合、序化教学内容,强调工作过程系统化,并紧跟该课程的国际前沿动态,突出职业能力培养,构建工学结合的课程体系。全书共3篇,第一篇介绍了眼科患者的护理,包括眼的应用解剖、眼科检查方法、眼科常用的护理技术、眼科疾病患者的护理;第二篇介绍了耳鼻咽喉科患者的护理,包括耳鼻咽喉的应用解剖、耳鼻咽喉科的检查方法、耳鼻咽喉科常用的护理技术、耳鼻咽喉科疾病患者的护理;第三篇介绍了口腔科患者的护理,包括口腔的应用解剖、口腔科检查方法、口腔科常用的护理技术、口腔科疾病患者的护理。该教材注重培养学生的实践能力、团队协作能力、评判性思维能力,充分体现了"工学结合"特色,从而满足培养21世纪应用型高级护理人才的需求。

本教材主要适用于全国高职高专护理专业、涉外护理专业、社区护理专业、老年护理专业等学生使用,也可供在职护理工作者参考。

本教材在编写、审定、出版过程中,得到了上海科学技术出版社、各参编单位领导和专家的大力支持和帮助,在此深表谢意! 限于水平,疏漏和不当之处,敬请广大读者指正。

《五官科护理学》编委会

2011 年 6 月

目　　录

第一篇　眼科患者的护理

第一章
眼的应用解剖

第二章
眼科的检查方法

第三章
眼科常用护理技术

第四章

眼科疾病患者的护理

第二篇 耳鼻咽喉科患者的护理

第一章

耳鼻咽喉的应用解剖生理

第二章

耳鼻咽喉科的检查

第三章

耳鼻咽喉科常用的护理技术

第四章

耳鼻咽喉科疾病患者的护理

第三篇　口腔科患者的护理

第一章
口腔颌面部的应用解剖

第二章
口腔颌面部检查

第一篇

眼科患者的护理

学习目标

能力目标：能够对眼科患者熟练地进行各项检查和护理。

知识目标：学会眼科常用的护理技术操作及护理的相关知识。

素养目标：要有强烈的责任感并具有严肃、认真的工作态度，无菌观念强，能体谅患者的疾苦。

第一章

眼的应用解剖

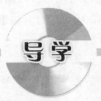

导学

掌握： 眼球壁各层及眼球内容物的解剖特点。

熟悉： 眼附属器的解剖生理特点。
了解： 眼的血管走行及神经支配。

眼为视觉器官，由眼球、视路和眼附属器三部分组成。眼球和视路完成视觉功能，眼附属器对眼球起到保护、运动等作用。

第一节　眼球的应用解剖

眼球（eye ball）近似球形。正常成人的眼球前后径平均为 24 mm，水平径平均为 23.5 mm，垂直径平均为 23 mm。

眼球位于眼眶内，向前平视时，眼球突出外侧眶缘 12～14 mm，两眼相差通常不超过 2 mm。

眼球分为眼球壁和眼球内容物两部分（图 1-1-1）。

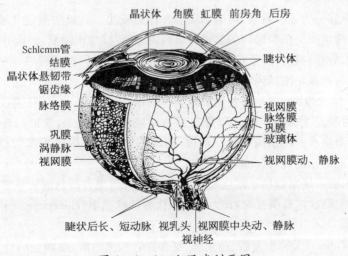

图 1-1-1　人眼球剖面图

3

一、眼球壁

眼球壁由外层、中层和内层三部分组成。

(一) 外层

外层为纤维膜。由致密的坚韧的纤维结缔组织构成,主要功能为保护眼内组织和维持眼球形状。前面的1/6为透明的角膜,后面的5/6为乳白色的巩膜,两者的移行区为角巩膜缘。

1. 角膜　角膜(cornea)位于眼球最前方的中央,略前凸,呈横椭圆形,横径为11.5～12 mm,垂直径为10.5～11 mm。角膜的前曲率半径为7.8 mm,后曲率半径为6.8 mm。角膜的中央部厚度为0.5～0.55 mm,周边部厚度约为1 mm。

(1) 角膜的组织结构:由外向内分为5层。

上皮细胞层:由5～6层上皮细胞组成,再生能力强,损伤后无感染,24 h可自行修复而不留瘢痕,可恢复其原有的透明性。

前弹力层:为一层无细胞成分的均质透明膜。损伤后不能再生,需靠瘢痕来修复。

基质层:约占角膜厚度的90%,由胶原纤维、板层、游走细胞规则地排列组成,从而保证了角膜的透明性。损伤后不能再生,形成瘢痕。

后弹力层:为坚韧而富有弹性的均质透明膜,抵抗力较强,损伤后可再生。

内皮细胞层:由一层六角形扁平上皮细胞构成,具有角膜-房水屏障功能。损伤后不能再生,主要依靠邻近细胞的扩张和移行来修复。

(2) 角膜的特点:①透明:角膜是最主要的屈光间质,约占眼球总屈光力的3/4。②无血管:营养主要来源于角膜缘血管网、房水、泪膜,代谢所需的氧则主要来自空气。③敏感性:角膜上皮层含有丰富的三叉神经末梢,知觉特别敏感,外界刺激可引起疼痛、流泪等反射。

2. 巩膜　巩膜(sclera)质地坚韧,呈乳白色,主要由致密而相互交错的胶原纤维组成。向前连接角膜,后至视乳头部。视乳头部巩膜分内外两层,外2/3移行于视神经鞘膜,内1/3呈网眼状称巩膜筛板,视神经纤维由此穿出眼球。巩膜的厚度为0.3～1 mm,赤道部及眼外肌附着处较薄,筛板处最薄,视神经周围最厚。

在组织学上,巩膜分为表层巩膜、巩膜实质层和棕黑板层。巩膜实质层几乎无血管,但表层巩膜有致密的血管结缔组织。角膜缘后的区域有巩膜内血管丛(房水静脉)。此外贯通巩膜全层的巩膜导血管内有动脉、静脉和视神经通过。巩膜内相对血管较少,代谢缓慢,一些疾病过程较长。巩膜具有维持眼球形态和保护眼球内容物的功能。

3. 角巩膜缘　角巩膜缘(limbus)是角膜和巩膜的移行区,呈灰白色半透明,宽约1 mm,该处结构薄弱,眼球挫伤时易发生破裂。角巩膜缘表面有结膜和筋膜覆盖,深部有环形的Schlemm管。角巩膜缘是前房角及房水引流系统的所在部位,临床上又是许多内眼手术切口的标志部位,组织学上还是角膜干细胞所在之处,因此非常重要。

角巩膜缘有深、浅两层血管网。浅层来自结膜血管,深层来自睫状血管系统,以供给角膜营养。当角膜、巩膜、虹膜及睫状体有炎症时,此血管网扩张称睫状充血(ciliaryinjection)。

(二) 中层

中层为葡萄膜(urea),又称血管膜、色素膜,富含血管和黑色素,由前至后分为虹膜、睫状体、脉络膜三部分相互衔接的组织。主要有营养和遮光作用。

1. 虹膜　虹膜(iris)为一圆盘状膜。位于角膜之后,晶状体之前,虹膜表面有辐射状凹凸不平的皱褶称为虹膜纹理和隐窝。中央有一直径为2.5～4 mm的圆孔称瞳孔(pupil)。近瞳孔缘有一环形齿轮状隆起称为虹膜卷缩轮。虹膜周边与睫状体连接处最薄,称为虹膜根部,眼球挫伤时易从睫状体上离断。由于虹膜位于晶状体前面,当晶状体脱位或手术摘除后,虹膜失去依托,可发生虹膜震颤。虹膜组织内含有丰富的三叉神经纤维网和丰富的血管,炎症时可产生渗出物和发生明显疼痛。

虹膜组织内有两种平滑肌,环绕瞳孔周围的称为瞳孔括约肌,受副交感神经支配,具有缩瞳作用;向虹膜周边部呈放射状排列的称为瞳孔开大肌,受交感神经支配,具有散瞳作用。强光下瞳孔缩小,弱光下瞳孔开大,称为瞳孔对光反射(pupil light reflex);视近物时瞳孔随之缩小,两眼同时内转,并发生调节称为视近反射(near reflex)。

虹膜的功能是调节进入眼内的光线,保证视网膜成像清晰。

2. 睫状体　睫状体(ciliary body)为位于虹膜根部与脉络膜之间,宽为 6~7 mm,围绕眼球前部附着于巩膜内面的环形色素带,其矢状面略呈三角形。其前 1/3 较厚称为睫状冠(ciliary crown),内表面有 70~80 条纵行放射状嵴样皱褶称为睫状突(ciliary processes),具有分泌房水的作用。后 2/3 薄而扁平称为睫状体扁平部(pars plana),向后与脉络膜相接处称为锯齿缘(ora serrata)。睫状体内有纵行、辐射状和环形 3 种走行方向的平滑肌称为睫状肌,受动眼神经的副交感神经和三叉神经支配。视物时,睫状肌收缩,晶状体悬韧带松弛,晶状体前凸度变大,屈光力增强,保证原来近处看不清的物体看清的过程,称为调节。睫状体组织内含丰富的三叉神经末梢,故炎症或外伤时疼痛明显。

3. 脉络膜　脉络膜(choroid)位于视网膜和巩膜之间,前起锯齿缘,后止于视乳头周围,有丰富的血管和黑色素。脉络膜具有营养和遮光的作用。

(三) 内层

视网膜(retina)是一层透明的膜,衬于葡萄膜的内面。视网膜后部有一中央无血管的凹陷区,称为黄斑(macula lutea),由于该区富含叶黄素而得名。其中央有一小凹,解剖上称为中央凹,临床上称为黄斑中心凹(fovea centralis),是视觉最敏锐的部位。黄斑区色素上皮细胞含有较多色素,因此在检眼镜下颜色较暗,中心凹处可见反光点,称中心凹反射。瞳孔中央与黄斑中心凹的连线称为视轴。距黄斑鼻侧约 3.5 mm 处,有一境界清楚的、橙红色的圆形盘状结构,称为视盘(optic disc),又称为视乳头(optic papilla),是视神经穿出眼球的部位。视乳头中央有一小的凹陷区,称为生理凹陷或视杯(optic cup),视乳头上有视网膜中央动脉、静脉通过,并分支走行在视网膜上。视乳头表面因无感光细胞而无视觉功能,在视野中形成生理盲点。

按胚胎发育组织学,视网膜可分为色素上皮层(retinal pigrment epithelium, RPE)和神经感觉层(neurosensory retina),两层间有一潜在间隙,视网膜脱离多由此处发生。

视网膜神经感觉层主要由三级神经元构成,即感光细胞、双极细胞和神经节细胞。感光细胞接受光刺激后形成的神经冲动,向双极细胞和神经节细胞传递,然后再沿视路将信息传导到视中枢形成视觉。第一级神经元为感光细胞,分视锥细胞和视杆细胞。视锥细胞密布于黄斑区,感受强光和色觉;视杆细胞分布于视网膜周边部,感受弱光。视杆细胞含视紫红质(rhodopsin),在其合成过程中,维生素 A 起重要作用,故当维生素 A 缺乏时会影响视紫红质的合成,导致夜盲。

二、眼内容物

眼内容物包括房水、晶状体和玻璃体 3 种透明物质,是光线进入眼内到达视网膜的通路,它们与角膜共同构成眼的屈光系统,完成眼的屈光功能。

1. **房水** 房水(aqueous humor)为透明的液体,由睫状突上皮细胞产生,充满于前房(指角膜后面与虹膜和瞳孔区晶状体前面之间的空隙)和后房(指虹膜后面、睫状体内侧、晶状体悬韧带前面和晶状体前侧面的环形间隙),处于动态循环中。房水具有营养角膜、晶状体、玻璃体和维持正常眼压的功能。

房水的循环途径:由睫状突上皮细胞产生进入后房,经瞳孔入前房,再经前房角、小梁网、Schlemm管、外集液管,入房水静脉,回到睫状前静脉(图1-1-2)。当房水循环障碍时,引起眼压升高导致青光眼。

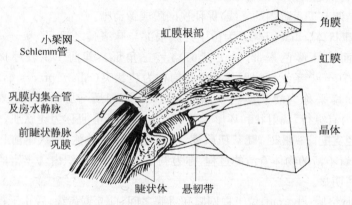

图1-1-2 前房角解剖结构与房水循环

2. **晶状体** 晶状体(lens)为前扁后凸的双凸透镜体,富有弹性,位于虹膜和玻璃体之间,两边借助悬韧带与睫状体相连。晶状体本身无血管、神经分布,其营养主要来自于房水。晶状体直径为9 mm,厚度随年龄增长而缓慢增加,一般为4～5 mm。晶状体由囊、皮质和核三部分组成。囊受损或房水代谢变化可导致晶状体混浊,发生白内障。晶状体具有屈光、调节和滤过部分紫外线的功能。

3. **玻璃体** 玻璃体(vitreous body)为无色透明的胶质体,充满于玻璃体腔内,占眼球容积的4/5。玻璃体无血管、神经,代谢慢而无再生能力。外伤或手术所造成的玻璃体缺失由房水取代。随着年龄增长,玻璃体渐呈凝缩、液化状态,出现临床上的"飞蚊症",常见于近视眼患者和年长者。玻璃体具有屈光、维持眼内压及支撑视网膜的作用。

第二节 视路的应用解剖

视路(visual pathway)是传导视觉冲动的神经通路,起于视网膜,经视神经、视交叉、视束、外侧膝状体、视放射,止于大脑皮质枕叶的视中枢。

视神经是中枢神经系统的一部分。起于视乳头,止于视交叉,全长平均约40 mm。按其部位分为眼内段、眶内段、管内段和颅内段。巩膜筛板前的神经纤维无髓鞘,穿出筛板后有髓鞘。视神经外由软脑膜、蛛网膜和硬脑膜组成的鞘膜包绕,鞘膜间隙与颅内同名间隙相通。当颅内压升高时,常发生视乳头水肿。由于视路各部位的视觉纤维排列得很有规律,所以神经系统某部位的病变或损害可表现出相应的视野异常,这些视野缺损的特征性改变对中枢神经系统病变具有重要的定位诊断意义(图1-1-3)。

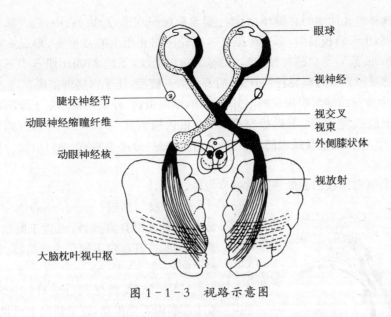

图 1-1-3　视路示意图

第三节　眼附属器的应用解剖

眼附属器包括眼睑、结膜、泪器、眼外肌和眼眶。

1. 眼睑　眼睑(eye lids)位于眼眶前部,覆盖眼球表面,分上睑和下睑,其游离缘称睑缘(palpebral margin)。上、下睑缘间的裂隙称睑裂(palpebral fissure)。

正常平视时睑裂高度约 8 mm,上睑遮盖角膜上部 1~2 mm,上下睑缘之内、外相连处分别称为内眦和外眦。内眦处有一小的肉样隆起称泪阜。在上、下睑缘的内侧端各有一乳状突起,其上有一小孔称泪点,为泪道的入口(图 1-1-4)。

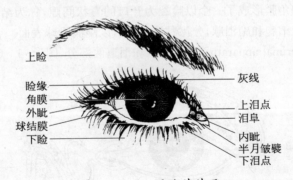

图 1-1-4　眼睑外外观

眼睑在组织学上由外向内分为 5 层:

(1) 皮肤层:是人体最薄的皮肤之一,容易形成皱褶,利于眼睑开闭。

(2) 皮下组织层:为疏松结缔组织及少量脂肪,局部炎症、肾病等易出现水肿,外伤时易发生淤血。

(3) 肌肉层:包括眼轮匝肌、提上睑肌和米勒肌(Müller 肌)。眼轮匝肌是横纹肌,肌纤维走行与睑裂平行,呈环形,由面神经支配,使眼睑闭合。提上睑肌由动眼神经支配,提起上睑,开启睑裂。

7

此肌起自眶尖视神经孔周围的总腱环,沿眶上壁至眶缘呈扇形,分成前、中、后三部分,前部为薄宽的腱膜穿过眶隔,止于睑板前面,部分纤维穿过眼轮匝肌止于上睑皮肤下,形成重睑;中部为一层平滑肌纤维(Müller 肌),受交感神经支配,附着于睑板上缘(下睑 Müller 肌起于下直肌,附着于睑板下缘),在交感神经兴奋时睑裂特别开大;后部也为一腱膜,止于穹隆部结膜。

(4)睑板:由致密结缔组织形成的半月状结构,两端借内、外眦韧带固定于眼眶内外侧眶缘上,为眼睑支架。上睑板宽而厚,下睑板窄而薄,睑板内有若干与睑缘呈垂直方面排列的睑板腺(Meibomian 腺)。该腺是全身最大的皮脂腺,开口于睑缘,分泌类脂质,参与泪膜的构成,并对眼表面起润滑作用。

(5)结膜层:紧贴睑板内面的透明黏膜称为睑结膜。

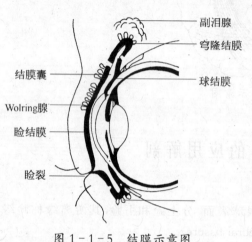

图 1-1-5 结膜示意图

2. 结膜 结膜(conjunctiva)为一层薄的半透明黏膜,柔软光滑且富弹性,覆盖于眼睑后面和眼球巩膜前表面,按其部位不同分为睑结膜、球结膜、穹隆结膜三部分(图 1-1-5)。

(1)睑结膜:睑结膜(palpebral conjunctiva)与睑板牢固黏附不能推动,正常情况下可见小血管走行和透见部分睑板腺管。

(2)球结膜:球结膜(bulbar conjunctiva)覆盖于眼球前部巩膜表面,止于角膜缘,是结膜最薄和最透明的部分,可被推动。球结膜与巩膜间有眼球筋膜疏松相连,在角巩膜缘 3 mm 处与眼球筋膜、巩膜融合,称角膜缘部结膜。在泪阜的颞侧有一半月形球结膜皱褶称为半月皱襞,相当于低等动物的第三眼睑。

(3)穹隆结膜:穹隆结膜(fornical conjunctiva)为连接睑结膜、球结膜之间的部分,组织疏松多皱褶,便于眼球活动。分上穹隆和下穹隆,为结膜下注射的部位。

以上三部分结膜和角膜形成了一个以睑裂为开口的囊状间隙,称为结膜囊(conjunctival sac)。结膜组织内分布有杯状细胞和副泪腺,分泌黏液、泪液,以湿润眼球表面。

3. 泪器 泪器(lacrimal apparatus)包括泪腺和泪道两部分(图 1-1-6)。

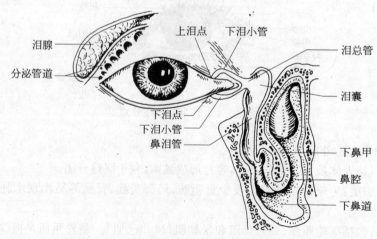

图 1-1-6 泪 器

（1）泪腺：泪腺（lacrimal gland）位于眼眶外上方的泪腺窝内，提上睑肌外侧肌腱从中通过，将其分为较大的眶部泪腺和较小的睑部泪腺，正常时从眼睑不能触及。泪腺的排出管有 10～12 根，开口于上穹隆结膜外上方。此外，还有位于穹隆结膜的 Krause 腺和 wolfring 腺，分泌浆液，称副泪腺。泪腺分泌的泪液，呈弱碱性，并含有溶菌酶和免疫球蛋白等，具有杀菌、清洁、营养和润湿眼球表面的作用。基础性分泌（平静时的分泌）主要由副泪腺分泌；反射性分泌（受刺激时的分泌）主要由泪腺分泌。

（2）泪道：泪道（lacrimal passage）是泪液的排出通道，包括上下睑的泪小点、泪小管、泪囊和鼻泪管。

1）泪小点：上下眼睑各有一个泪小点（lacrimal punctum），是位于睑缘内侧，色泽略白稍隆起的圆形或卵圆形小口，直径为 0.15～0.30 mm，为泪小管连通结膜囊的开口。

2）泪小管：泪小管（lacrimal canaliculi）是连通泪小点与泪囊间的小管，每侧上、下各 1 根，其直径为 0.5～0.8 mm，分为垂直部和水平部。上、下泪小管到达泪囊前先合并成一根泪总管再进入泪囊，开口于泪囊上部外侧距泪囊顶 2.5 mm 左右处，与睑内眦韧带处于同一水平。

3）泪囊：泪囊（lacrimal sac）位于泪囊窝内，上方为盲端，下方与鼻泪管相连，长约 10 mm，宽约 3 mm。

4）鼻泪管：鼻泪管（nasolacrimal duct）位于骨性鼻泪管内，上接泪囊，开口于下鼻道，全长约 18 mm。

泪液分泌排出到结膜囊后，依靠眼睑瞬目运动分布于眼球的前表面，并汇集于内眦处的泪湖，再由泪小点和泪小管的虹吸作用，进入泪囊、鼻泪管到鼻腔，经黏膜吸收。如泪道阻塞，可引起泪溢；若泪液分泌不足，则会导致角结膜干燥症即干眼症。

4. 眼外肌　眼外肌（extrao cular muscles）是支配眼球运动的肌肉。每眼有 4 条直肌和 2 条斜肌（图 1-1-7）。

四条直肌为上直肌、下直肌、内直肌、外直肌。内、外直肌作用单一，分别使眼球内转、外转；上、下直肌主要使眼球分别上转、下转，并使眼球内转内旋、内转外旋。

两条斜肌为上斜肌和下斜肌。主要起内旋、外旋作用，次要作用为上斜肌是下转、外转，下斜肌是上转、外转。

眼外肌为横纹肌。外直肌受外展神经支配，上斜肌受滑车神经支配，其余眼外肌均受动眼神经支配。所有

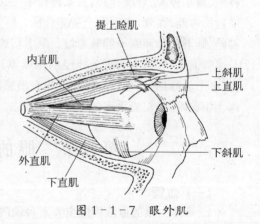

图 1-1-7　眼外肌

眼外肌相互配合与协调，保证两眼协调运动，从而实现双眼单视功能。眼外肌病变可导致斜视。

5. 眼眶　眼眶（orbit）位于颅正面正中线两侧，为两个近似对称的四边锥形骨性空腔，由上颌骨、腭骨、额骨、蝶骨、颧骨、筛骨和泪骨组成（图 1-1-8）。其开口向前，尖朝向后略偏内侧，成人眶深 4～5 cm，眼眶内容纳有眼球、眼外肌、泪腺、血管、神经和筋膜等，其间有脂肪充填，对眼球具有软垫样保护作用。

眼眶分上、下、内、外四壁，眼眶外侧壁较厚，其前缘稍偏后，有利于外侧视野开阔，但也增加了外伤机会。其他三壁骨质较薄，尤以内侧壁最薄，较易受外力作用而发生骨折，因与额窦、筛窦、上颌窦和蝶窦毗邻，故鼻窦的炎症、肿瘤常累及到眼眶内。

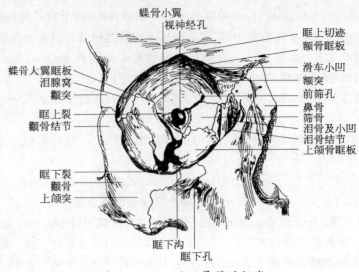

图 1-1-8 眼眶骨壁的组成

眼眶骨壁不是封闭的,上有视神经孔(optic foramen)和视神经管(optic canal)、眶上裂(superior orbital fissure)和眶下裂(inferior orbital fissure)等主要结构。视神经孔为位于眶尖部的圆孔,直径 4~6 mm,视神经管由此孔向后内上方与颅中窝相通,长为 4~9 mm,管中有视神经、眼动脉及交感神经纤维通过。

眶上裂位于视神经孔外下方,在眶上壁和眶下壁的分界处,长约 22 mm,与颅中窝相通,有动眼神经、滑车神经、外展神经、三叉神经第一支、眼上静脉和部分交感神经纤维通过。此处受损则累及通过的神经、血管,出现眶上裂综合征。眶下裂位于眶外壁和眶下壁之间,有三叉神经第二支、眶下神经、眶下动脉和眶下静脉通过。眶上切迹位于眶上缘的内 1/3 处,有眶上神经、三叉神经第一支及血管通过,临床上为眶上神经的压痛点。眶下孔位于眶下缘内 1/3 离眶缘 4 mm 处,有眶下神经、眶下动脉通过。此外,眶外上角有泪腺窝,内上角有滑车窝,内侧壁前下方有泪腺窝。泪腺窝前缘为泪前嵴,是泪囊手术的重要解剖标志。

第四节 眼的血液循环与神经支配

(一) 血管

1. 动脉 眼的血液供应主要来自颈内动脉的分支眼动脉,少部分来自颈外动脉系统。眼动脉在视神经下方经视神经管入眶,先居视神经外侧,再经其上方与上直肌之间至眶内侧,在眶内主要的分支如下。

(1) 视网膜中央动脉:视网膜中央动脉(central retinal artery,CRA)为眼动脉眶内段的分支,在眼球后 9~12 mm 处从内下或下方进入视神经中央,再经视乳头穿出,分为颞上、颞下、鼻上、鼻下 4 支动脉,走行于视网膜视神经纤维层内,逐级分支达周边部,营养视网膜内层组织。

(2) 睫状动脉:按部位和走行分为睫状后短动脉、睫状后长动脉和睫状前动脉。

1) 睫状后短动脉:睫状后短动脉(short pesterior ciliary artery)由视神经周围穿入巩膜到达脉络膜内,再逐级分支直至毛细血管,营养脉络膜和视网膜外层。

2) 睫状后长动脉:睫状后长动脉(long posterior ciliary artery)在视神经颞侧和鼻侧稍远处斜

穿巩膜进入脉络膜上腔,前行达睫状体后部。大部分分支与睫状前动脉形成动脉大环,由此分支到虹膜瞳孔区形成虹膜小环,一些小支直至睫状肌和睫状突,形成睫状体的血管网;小部分分支向后营养脉络膜前部。

3) 睫状前动脉:睫状前动脉(anterior ciliary artery)由眼动脉分支肌动脉而来,4条肌动脉前行至距角膜5~7 mm处穿过巩膜,大的交通支与睫状后长动脉吻合成动脉大环。部分分支穿入巩膜表层前行至角膜缘组成角膜缘血管网;部分分支穿入巩膜止于Schlemm管周围;另有部分在穿入巩膜前分出结膜前动脉,营养前部结膜。

2. 静脉 眼的静脉回流主要有3个途径。

(1) 视网膜中央静脉:视网膜中央静脉(central retinal vein,CRV)与视网膜中央动脉伴行,经眼上静脉或直接回流到海绵窦。

(2) 涡静脉:涡静脉(vortex vein)位于眼球赤道部后方,共4~6条,汇集脉络膜及部分虹膜睫状体的血液,在4条直肌之间距角膜缘14~25 mm处斜穿出巩膜,经眼上、下静脉回流到海绵窦。

(3) 睫状前静脉:睫状前静脉(canterior ciliary vein)收集虹膜、睫状体的血液。上半部静脉血流入眼上静脉,下半部血流入眼下静脉。大部分经眶上裂注入海绵窦;小部分经眶下裂注入面静脉及翼静脉丛,然后注入颈外静脉。

(二) 神经

眼部的神经支配丰富,共有6对颅神经与眼有关。

1. 视神经 视神经(optic nerve)传导视觉神经冲动。

2. 运动神经 运动神经(motor nerve)有以下几种。

(1) 动眼神经:动眼神经(oculomotor nerve)支配睫状肌、瞳孔括约肌、提上睑肌、上直肌、下直肌、内直肌、下斜肌,使眼球运动及睑裂开大。

(2) 滑车神经:滑车神经(trochlear nerve)支配上斜肌,使眼球内旋、下转、外转。

(3) 外展神经:外展神经(abducent nerve)支配外直肌,使眼球外转。

(4) 面神经:面神经(facial nerve):支配眼轮匝肌,使眼睑闭合。

(5) 自主神经(植物神经)(vegetative nerve):交感神经(sympathetic nerve)支配瞳孔开大肌,使瞳孔散大。副交感神经(parasympathetic nerve)支配瞳孔括约肌和睫状肌,参与缩瞳和调节作用。

3. 感觉神经 感觉神经(sensory nerve)是混合性神经,来自三叉神经的第一、第二分支,司眼球及眼睑的感觉。

(1) 眼神经:眼神经(ophthalmic nerve)为三叉神经的第一支,在眶上裂后方又分成3支。

(2) 额神经:额神经(frontal nerve)的分支为眶上神经和滑车上神经。眶上神经分布于上睑和额部皮肤,滑车上神经与鼻睫神经的滑车下神经联系,支配上睑皮肤和结膜。

(3) 鼻睫状神经:鼻睫状神经(nasociliary nerve)分布于角膜、虹膜和睫状体。

(4) 泪腺神经:泪腺神经(lacrimal nerve)分布于泪腺。

4. 上颌神经 颌神经(maxillary nerve)为三叉神经的分支,经眶下裂入眶,更名眶下神经,分布于下睑、鼻翼、上唇的皮肤和黏膜。在临床做上颌部手术时常经眶下孔进行麻醉。

5. 睫状神经节 睫状神经节(ciliary ganglion)位于视神经外侧,总腱环前10 mm处,其节前纤维由3个根组成。

(1) 感觉根(长根):由鼻睫状神经发出,司眼球的一般感觉。

(2) 运动根(短根):由动眼神经发出,含副交感神经纤维。

(3) 交感根:来自颈内动脉交感丛,支配眼血管和瞳孔开大肌。节后纤维即睫状短神经,临床上做眼内手术施行球后麻醉时,即阻断此神经节。

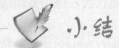

小结

本章系统地讲解了眼部的解剖结构,为后续眼科疾病的学习奠定了基础。主要内容包括:①眼球由外向内分纤维膜、葡萄膜、视网膜3层。②眼球内容物:房水、晶状体、玻璃体。③视路的解剖、传导过程。④眼附属器的解剖:眼睑、结膜、泪器、眼外肌肉、眼眶。⑤眼的血液循环与神经分布。通过本章的学习要求学生熟悉眼部基本的解剖结构。

复 习 题

【简答题】

1. 眼球壁和眼内容物各有哪些结构及生理特点?

2. 眼附属器包括哪些部分? 它们的主要生理功能有哪些?

3. 房水的产生及循环途径是什么?

(狄树亭)

第二章
眼科的检查方法

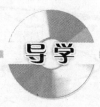

掌握：视功能检查的方法及注意事项。　　　　**了解**：眼科配备与常用器械。
熟悉：眼部检查。

第一节　眼科配备与常用器械

眼病的诊断与治疗，最终离不开必要的检查设备。眼科的设备突出了它的专科特色，也反映了眼科发展的成果。

（一）眼科检查的基本设备

主要包括远视力表（图 1-2-1）、近视力表、色盲图谱、裂隙灯、直接眼底镜、间接眼底镜、验光仪、眼压计、角膜曲率计、角膜内皮镜、光投影弧形视野计（图 1-2-2）、眼 A 超或 B 超、超声生物显微镜（UBM）、眼底血管造影、光学相干断层成像（OCT）。

（二）眼科常用器械

主要包括齿镊、平镊、开睑器、持针器、角膜剪、囊膜剪、虹膜恢复器、撕囊镊、烧灼器、劈核器、调位钩、注吸手柄、注吸针头、托匙、眼科用直剪、眼科用弯剪、测量尺、小梁剪、巩膜咬切器、刀片柄、晶状体镊、泪小点扩张器、泪道探针、斜视钩、镊式持针器、血管钳、拉钩、睑板垫、囊肿夹、泪囊牵开器、布巾钳，见图 1-2-1。

（赵　燕）

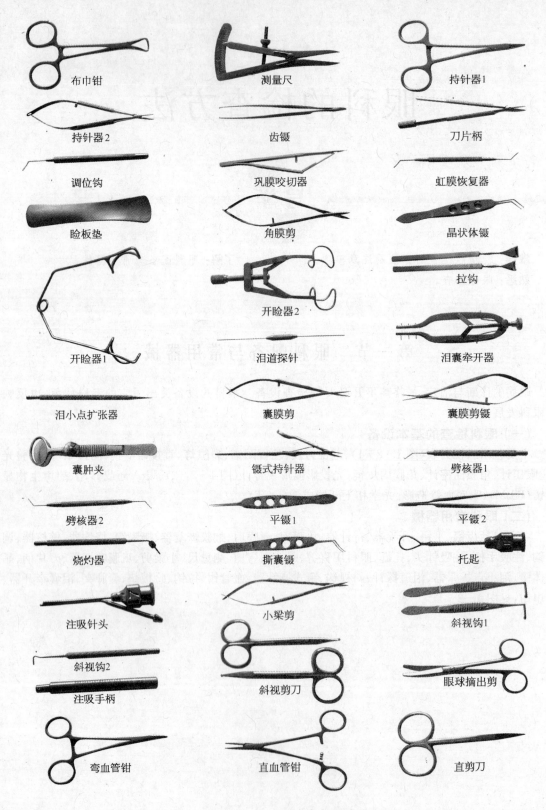

布巾钳　　　　　　测量尺　　　　　　持针器1

持针器2　　　　　　齿镊　　　　　　刀片柄

调位钩　　　　　巩膜咬切器　　　　虹膜恢复器

睑板垫　　　　　　角膜剪　　　　　晶状体镊

　　　　　　　　　开睑器2　　　　　拉钩

开睑器1　　　　　泪道探针　　　　泪囊牵开器

泪小点扩张器　　　囊膜剪　　　　　囊膜剪镊

囊肿夹　　　　　镊式持针器　　　　劈核器1

劈核器2　　　　　平镊1　　　　　　平镊2

烧灼器　　　　　撕囊镊　　　　　　托匙

注吸针头　　　　小梁剪　　　　　斜视钩1

斜视钩2
注吸手柄　　　　斜视剪刀　　　　眼球摘出剪

弯血管钳　　　　直血管钳　　　　直剪刀

图 1-2-1　眼科手术器械

第二节　视功能检查

【案例导入】

某女,65岁,10年前出现视力渐进性下降,无畏光,眼痛,流泪,眼部未见充血,1周前视力好转。今日视力突然下降,出现眼红、疼痛,视力急剧下降,遂来我院就诊。

思考:针对该患者需做哪些检查?

视功能检查包括视力、视野、色觉、暗适应、立体视觉、对比敏感度及视觉电生理检查等。

一、视力检查

视力即视敏锐度(visual acuity),指双眼能分辨最小物像的能力,主要反映黄斑的视觉功能,亦称为中心视力。视力检查分为远视力检查和近视力检查。

1. 远视力检查　5 m 或 5 m 以外的视力检查称为远视力检查。

(1) 物品准备:采用国际标准视力表或"E"字形对数视力表等(图1-2-2)。

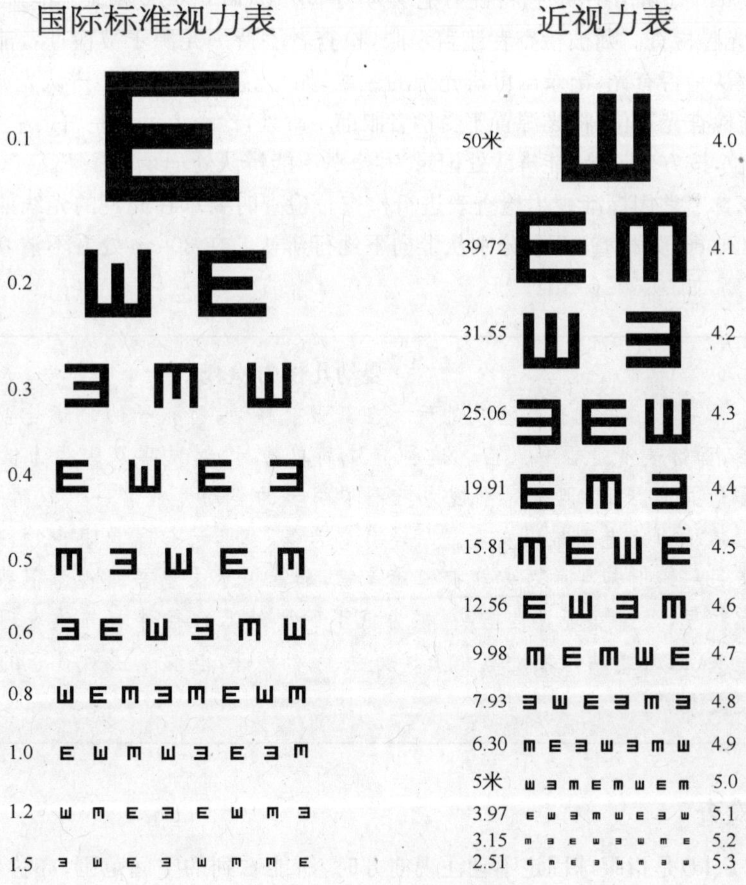

图 1-2-2　视力检查表

15

(2) 检查要求：①将视力表悬挂于光线均匀处，光线要充足（可采用自然照明或人工照明）。②视力表的 1.0 行应与被检眼同等高度。③检查时被检查者与视力表的距离为 5 m，若置平面反光镜，则视力表距离镜面为 2.5 m。④双眼分别进行，一般为先右后左，先健眼后患眼，应先查裸眼视力再查戴镜视力。非检查眼用遮眼板遮盖，但不要压迫眼球。

(3) 检查方法：检查者用杆指着视力表的视标，嘱被检者说出或用手指出该视标的开口方向。检查时从最大视标开始，自上而下逐行检查，直到找出被检者能辨认清楚的最小行视标，将此行记录为该眼的远视力。

(4) 记录方法：被检查者能辨认清楚的最小行视标所对应的视力即为该被检查者的视力。方法如下：①在 5 m 距离，被检查者能辨认 1.0 全部视标，则视力记录为"1.0"。②被检查者能辨认 1.0 全部视标，下一行只能辨认出 2 个视标，记录为"1.0^{+2}"。③被检查者能辨认 1.0 全部视标，下一行辨认过程中认不出或认错 2 个视标，记录为"1.0^{-2}"。④在 5 m 距离，被检查者不能辨认出 0.1 行视标，令其向视力表走近直到认出为止，此时视力根据 $V = d/D$ 的公式计算（V 为实际视力，d 为实际看见 0.1 行字符的距离，D 为 5 m），如在 4 m 处看清 0.1 视标者，记录为"0.08"（$0.1 \times 4/5 = 0.08$）。⑤当被检查者向前移至 1 m 处仍不能看清最大行视标时，则令被检查者辨认手指指数；检查者自距被检查者眼前 1 m 开始，逐渐接近被检查者，直到能正确辨认指数停止手指移动，并记录手指距离被检查者眼睛的距离，将视力记录为"指数/距离"。⑥若距离为 5 cm，被检查者还不能辨认手指数者，则改用手动检查，如在眼前 10 cm 处辨出手动时，将视力记录为"手动/10 cm"。⑦受检眼不能辨出手动时，于 5 m 长的暗室内进行光感检查。嘱被检查者遮盖一眼，检查者手持一光源于被检查者前方 5 m 处，光源忽暗忽明，让其辨认是否有光，记录出可辨光源的距离，如"光感/4 m"；不能辨认光源时记录为"无光感"。有光感者需检查光定位，将光源置于受检者眼前 1 m 处，检查上、下、左、右、左上、左下、右下、右上及中央 9 个方位，按方位记录，能辨认处记录为"+"，不能辨认处记录为"-"。

2. 近视力检查 常用标准视力检查表进行检查。检查时要求在充足的光线照明下，将视力检查表放在距眼前 30 cm 处检查，两眼分别从上向下逐行辨认。在 30 cm 处看不清 0.1 者，可移近记录视力和检查距离，如"0.7/10 cm"。

知识链接

婴幼儿视力检查

一是用手或孩子喜欢的玩具在其眼前移动，看孩子的眼睛是否跟着手或玩具走，面部表情是否有反应。这种方法简单易行，对发现双眼视力低下特别明显的婴幼儿有帮助，但是对于视力低下不明显的婴幼儿或者一只眼睛视力好，另一只眼睛视力差者则难以发现。二是有意遮盖一眼，让孩子单眼视物，若很安静，而遮盖另一眼时却哭闹不安或撕抓遮盖物，那就提示未遮盖眼视力很差。三是仔细观察孩子，及时发现异常苗头：视力低下的婴幼儿往往伴有其他表现，如斜视、视物歪头、眯眼或贴得很近等。上述方法简单易行，但均无法对孩子的视力做准确的定量判断。

二、视野检查

视野（visual field）是指眼球固定不动注视前方时，所能看到的空间范围，亦称周边视力。视野检查对于临床上的眼底病变、视路疾病及青光眼的诊断有重要意义。

1. 对比检查法 对比检查法又称面对面法，此检查不需任何设备，操作方便，但是准确性差，只作为初步视野检查。检查者与被检查者对视,眼位等高,相距 0.5 m,对两眼分别进行检查。检查右眼时,被检查者右眼注视检查者左眼,并各遮盖另一眼。检查者用手指在各方向从外周向中央缓慢移动,受检者眼球不能转动,如受检者与检查者同时看到手指,则视野大致正常。

2. 弧形视野计法 弧形视野计法是较简单周边视野的检查方法,属于动态检查。在自然光线照射下检查,嘱被检查者坐于视野计前,将下颌置于视野计颌架上,遮盖一眼,将受检眼对准视野计中心,注视零度处的白色固定目标。将不同颜色的视标从周边向中心缓慢移动,被检查者一发现视标立即告知,检查者将此时视标在弧形计中的位置记录在周边视野表上。将弧形计转动 30°后再次检查,如此每 30°检查 1 次,直到弧形视野计转动 1 周,然后将周边视野表上所有标记的点连接起来,连接的图形即为该眼的视野范围(图 1 - 2 - 3)。正常视野范围是上方视野约 55°,鼻侧约60°,下方约 70°,颞侧约 90°。中心视野范围内,除生理盲点外,无异常暗点或缺损。

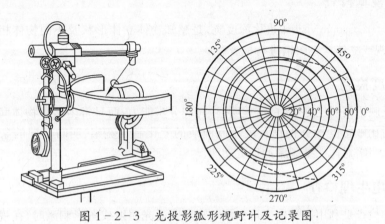

图 1 - 2 - 3 光投影弧形视野计及记录图

3. Goldmann 视野计法 可用来作动态与静态检查。检查背景为半径 330 mm 的半球,用 6 个可随意选用的不同大小光的点作视标,光点的亮度可以调节。

(1)动态检查:同弧形视野计法。

(2)静态检查:是指在经动态检查中可疑的或查得的缺损部位,在子午线上每隔 2°~10°检查1 点,将视野计上的光点视标调到正常人看不见的弱亮度,显示 1 s,若被检眼看不到,则间隔 3 s后再用强一级的亮度显示,依次逐步增加,直到被检眼看见。记录此时所用的光强度,然后将各点连成曲线,由此对视野缺损得出一深度的概述,亦即视野的立体检查。静态视野检查比动态视野检查有一定的优越性,对视网膜变性、黄斑病变、视神经炎等,能查出用一般方法不能查出的视野改变。

三、色觉检查

色觉(color vision)是视网膜黄斑区的辨色功能。凡不能准确地辨别各种颜色者即为色觉障碍。常见的色觉障碍可分为色弱(对颜色的辨别能力降低)和色盲(不能辨别颜色),色盲分为红色盲、绿色盲、全色盲 3 种。我国常用色盲检查图谱进行检查,另外还可用 FM - 100 色彩试验及 D -15 色盘试验,色觉镜检查等。

1. 色盲图谱检查 在自然光线下,受检眼在距离图谱 0.5 m 处识读,每图辨认时间不得超过5 s。如果 5 s 内能准确读出结果的即为正常;辨认时间超过 5 s,但能准确读出结果的则为色弱;辨认困难,不能读出,则为色盲。

2. FM-100 色彩试验及 D-15 色盘试验　被检查者依据色调将有色棋子依次排列,检查者检查其排列顺序来判定被检查者是否有色觉障碍。

3. 色觉镜　利用红光与绿光适当混合后形成黄光的原理,嘱被检查者调配红光与绿光的比例,检查者依据被检查者调配的比例判断其是否有色觉障碍。

四、暗适应检查

暗适应(dark adaptation)是指当眼从强光下进入暗处时,起初一无所见,随后逐渐能看清暗处的物体,这种对光敏感度逐渐增加、并达到最佳状态的过程称为暗适应。暗适应检查可用以观察和诊断夜盲。

五、立体视觉检查

立体视觉(stereoscopic vision)也称深度觉,是感知物体立体形状及不同物体相互远近关系的能力,可利用同视或立体检查图谱进行检查。

六、对比度检查

视力检查反映了高对比度(黑白反差明显)时的分辨能力,而日常生活中物体间的明暗对比并非如此强烈。对比敏感度检查根据灰度调制曲线的变化制成宽窄、明暗不同的条栅图作为检查表,以反映空间、明暗对比三维频率的形觉功能。

七、视觉电生理检查

视觉电生理检查是利用视觉电生理仪测定视网膜受光照射或图形刺激时,在视觉过程中发生的生物电活动。包括眼电图(EOG)、视网膜电图(ERG)、视觉诱发电位(VEP)等检查。

第三节　眼　部　检　查

一、瞳孔检查

(一)瞳孔直径检查

正常瞳孔为圆形,两侧对称等大,直径 2～4 mm。用肉眼即可满意检查,亦可在不太明亮的室内,以瞳孔计测量。对不整圆形的瞳孔,应注意有无后粘连或前粘连,必要时以扩瞳来证明后粘连。两侧不等大的瞳孔(大小差异 1 mm 以上者),至少一侧是病态。测量瞳孔直径时,应注意到两侧或单侧,还需考虑年龄和屈光等原因。

(二)瞳孔反应

1. 直接对光反应　令患者面向窗,患者的一眼用手遮盖,然后用另一手将另一眼盖住,并迅速撤去,于此时观察瞳孔的运动。正常者于撤去遮盖时,瞳孔迅即缩小。如患者在暗室中,将检查灯的灯光迅速直接照射瞳孔,在刺激后 0.94 s,瞳孔缩小至最高峰。

2. 间接对光反应　在昼光下,用一手盖住右眼的一半,使阳光不能直接射入右眼瞳孔,检查者可由侧面观察右眼瞳孔,然后遮盖左眼,并迅速撤去,于此时右眼瞳孔收缩。此为右眼的间接对光反应,表示右眼的瞳孔运动传出路径是正常的。

无论是直接对光反应或间接对光反应,两眼应分别交替测定。

3. 暗反应 正常眼在暗室中瞳孔扩大,此称暗反应。一侧黄斑或视神经病变者出现瞳孔假不同反应:遮蔽健眼,电筒照射病眼,瞳孔在缩小后迅即持续性扩大。

二、眼压检查

眼压测量(tonometry)对青光眼的诊断及治疗具有重要意义。包括指测法和眼压计测量法。

1. 指测法 指测法是一种简单的测量眼压的方法,嘱被检查者双眼自然向下注视,检查者将两手示指尖放在上睑皮肤上,两示指交替轻压眼球以感觉其软硬度,估算眼压高低。初学者可以触压自己的前额、鼻尖、嘴唇,粗略感受高、正常、低 3 种眼压。记录"Tn"表示正常眼压;眼压偏高、很高、极高分别用"T_{+1}"、"T_{+2}"、"T_{+3}"表示,反之以"T_{-1}"、"T_{-2}"、"T_{-3}"表示眼压偏低、很低、极低。此法检查结果不十分精确,需要一定的临床实践经验,但在临床上方便、实用。必要时可进一步用眼压计测量。

2. 眼压计测定法 眼压计可分为压陷眼压计和压平眼压计 2 种。

(1) 压陷眼压计:最常用的是 Schiotz 眼压计。被检查者取低枕平卧位,表面麻醉后,举起左手示指作为注视点,使角膜恰在正中位。检查者左手轻轻分开上下眼睑,并分别固定于上下眶缘。右手持眼压计支架,缓缓地将足板垂直放置于角膜中央,先用 5.5 g 砝码,读取指针刻度,如读数<3,则需更换更重的砝码再次测量。将读数参照换算表换算成眼压值。测量前后用 75% 酒精棉球消毒足板,测量后用抗生素眼液滴眼,预防感染。

(2) 压平眼压计:常用的有 Goldmann 压平眼压计和非接触式压平眼压计。Goldmann 压平眼压计附装在裂隙灯显微镜上,用显微镜观察,以坐位测量。非接触式压平眼压计是目前临床上比较常用的一种测量方法。它利用可控的气体脉冲将角膜压平到一定面积,利用监测系统感受角膜表面反射的光线,将角膜压平到一定程度所需的时间记录下来。避免了通过眼压计引起的交叉感染,可应用于对表面麻醉剂过敏的患者。但此法所测的数值不够准确。

三、眼科影像学检查

近年来眼科影像学检查迅速发展,已成为眼科诊断的常用方法,包括 A 超、B 超、彩色超声多普勒成像(CDI)、超声生物显微镜(UBM)、眼科计算机图像分析电子计算机断层扫描(CT)、眼底荧光血管造影、光学相干断层扫描仪(OCT)、磁共振成像(MRI)等。

四、眼科其他检查

1. 聚光灯斜照检查 用一手持带有聚光灯泡的手电筒,从眼的侧方距眼球约 2 cm 处,聚焦照明检查部位,另一手持 13D 的放大镜置于眼前,检查角膜、前房、虹膜及晶状体。

2. 裂隙灯显微镜检查 裂隙灯显微镜可在强光下放大 10~16 倍检查眼前段病变,加用其他附件如前置镜可做前房深度、玻璃体、视网膜等检查,并可做激光治疗。

3. 眼压描记检查 测定房水的排出率和生成率的方法,对青光眼的诊断和研究有一定的临床价值。

4. 前房角镜检查 用来判断前房角的开闭与宽窄。

5. 三面镜检查 主要应用于玻璃体检查、眼底病的诊断和激光治疗。

6. 检眼镜检查 通常在暗室内自然瞳孔下检查,所见眼底为正像,放大约 16 倍。

7. 间接检眼镜检查 一般需散瞳后检查。所见眼底为倒像,放大约 4 倍,但可见范围大,有立体感,能比较全面地观察眼底。

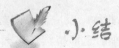

小 结

眼科检查是眼科疾病诊断的依据。本章的主要内容包括：①视功能检查：视力检查、视野检查、色觉检查等。②眼部检查：眼压检查、瞳孔检查、眼科的影像学检查等。通过本章的学习要求学生熟练掌握各项视功能检查，熟悉眼部检查的方法，以便主动配合医生做好眼科患者的检查。

复 习 题

【简答题】

1. 简述远视力检查的注意事项。
2. 简述色觉检查的注意事项。
3. 简述对比法色觉检查的优缺点。
4. 如何记录视力检查结果？
5. 简述指测法检查眼压的方法。

【案例分析】

患者，男性，53岁。3日前右眼突然疼痛难忍，视力下降，并有右侧头痛，出现恶心、呕吐。遂去当地医院眼科进行诊治。

思考：该患者需要做哪些检查？

（杨丽娟）

第三章

眼科常用护理技术

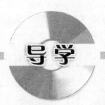

掌握：眼科常用的护理操作技术。　　　　熟悉：外眼、内眼科患者的常规护理。

第一节　眼科患者术前术后的护理

一、外眼手术患者的常规护理

外眼手术包括眼睑、泪囊、结膜、眼肌等部位的手术。

（一）术前护理

1. 护理评估　外眼手术通常在门诊手术室进行，在预约手术日，护士应对患者进行初步的护理评估，并进行护理指导。收集性别、姓名、体重、年龄等资料。明确疾病诊断、手术名称、乙肝表面抗原、肝功能、药物过敏史、既往史如高血压和糖尿病等资料。

2. 术前准备　嘱患者术前3日滴抗生素眼液，每2h1次，以清洁结膜囊，预防术后感染。

3. 术日晨护理　术晨清洗脸面部，不化妆；手术日再次检查患者有无咳嗽、感冒以及鼻部、眼部炎症等；进行常规洗眼；并嘱患者术前排空大小便。

4. 心理护理　患者可能因医学知识缺乏、对手术效果信心不足或对医护人员信任度不够，也有因为过去手术的负面影响等而出现焦虑和恐惧，护士应主动与患者沟通，告知手术时间，了解心理问题，热情解答和传授知识，消除患者紧张的心理。

（二）术后护理

1. 体位与饮食　嘱患者术后卧床休息，给予普食或半流食。

2. 病情观察　观察患者有无局部出血或其他不适，嘱患者按医嘱用药和门诊随访。霰粒肿手术无缝线的患者，术后应覆盖双层眼垫，并嘱其用手掌稍加压力按压手术部位10 min。对于泪囊摘除术后患者应单眼加压包扎止血，并观察10～30 min。

3. 用药护理　术后常规全身应用抗生素预防感染治疗。一般5 d后拆除缝线，嘱患者继续用药，定期复查。

二、内眼手术患者的常规护理

内眼手术包括角膜、虹膜、玻璃体、晶状体、视网膜等部位的手术。

21

（一）术前护理

1. 心理护理　向患者及家属介绍术前、术中、术后的注意事项和预后的一般情况，指导患者配合手术，积极做好患者的心理护理，以消除患者的紧张心理。

2. 术前饮食　术前给予易消化的食物，保持大便通畅。需要全麻的患者禁食、禁水的要求：成人术前 8 h 禁食、4 h 禁水；儿童术前 6 h 禁食、2 h 禁水；6 个月以下小儿术前 3 h 禁奶、2 h 禁水。

3. 完善术前各项检查　发现患者有发热、感冒、精神异常、腹泻、高血压、月经来潮及全身感染等情况要及时通知医生，延期手术。

4. 术前训练　指导患者如何抑制咳嗽和打喷嚏，并训练其能按要求向各方向转动眼球，训练患者仰卧或俯卧位。

5. 术前准备　术前常规用抗生素眼液滴眼 3 d，每日 3～4 次冲洗结膜囊及剪睫毛，遮盖无菌眼垫。

6. 生活护理　协助患者做好个人清洁卫生，帮助洗头、洗澡，换好干净内衣裤、住院服。

7. 术日晨护理　监测生命体征并记录，协助患者摘掉义齿，手表和贵重衣物交家属保管。酌情剪去手术部位的眼睑毛，遮盖无菌眼垫子。并嘱患者进手术室前排空大小便。

（二）术后护理

1. 体位　全麻未清醒前取去枕平卧位，头偏向一侧，以防窒息。

2. 营养与饮食　术后进食高营养、高维生素食物，以促进创口愈合；多进食蔬菜、水果，保持大便通畅。

3. 病情观察　术后注意观察患者局部和全身有无异常情况，如术眼剧痛并伴有头疼、恶心、呕吐等情况，应及时报告医生，并根据医嘱给予镇静、止痛剂。

4. 用药护理　遵医嘱全身应用抗生素，预防术后感染。

5. 健康指导　术眼加盖保护眼罩，不可用力咳嗽、挤眼或大声说话及做剧烈运动。嘱患者勿过度弯腰、低头取物、突然坐起和咳嗽，以避免腹压增加使伤口裂开。告知患者定期复查。

第二节　眼科常用的护理操作技术

一、滴眼药法

【目的】

主要用于治疗眼部疾病、表面麻醉、散瞳、缩瞳。

【物品】

眼药液、滴管或滴瓶、消毒棉球等物品。

【操作步骤】

1. 患者取坐位或仰卧位，头稍向后仰，并向患侧倾斜，眼向上注视。

2. 用棉签擦去患眼分泌物，用左手示指或棉签向下拉开下睑。

3. 右手持眼药瓶或滴管先挤出 1～2 滴，在距眼球 1～2 cm 处将药液滴入下穹隆部 1～2 滴。

4. 用棉签擦去流出的药液，嘱患者轻闭眼 1～2 min。

【注意事项】

1. 滴药前应洗净双手，核对眼液名称、浓度及眼别，并检查眼药液有无絮状沉淀等变质现象。

2. 动作轻巧，勿压迫眼球。

3. 药液不要直接滴在角膜上。

4. 滴用阿托品、毒扁豆碱等剧毒性药品时，应于滴药后即刻按压泪囊区 2～3 min，以免药液经泪道进入鼻腔吸收而引起中毒反应。

5. 药瓶或滴管勿触及眼睑睫毛，以免污染或划伤。

6. 若一侧眼为传染性病变时，先滴对侧。

二、涂眼药膏法

【目的】

眼药膏比眼药液在结膜囊内停留的时间长，作用时间久，用于防治眼部疾病。

【物品】

眼药膏、消毒圆头玻璃棒、消毒棉签或棉球。

【操作步骤】

1. 患者取坐位或仰卧位，头稍向后仰，并向患侧倾斜，眼向上注视。

2. 用左手拇指与示指分开上下眼睑，嘱患者眼球上转。

3. 右手持眼药膏软管，先将药膏挤去一小段，将药膏挤入下穹隆部结膜囊内；或持玻璃棒蘸上绿豆大的药膏，与睑裂平行，自颞侧涂入下穹隆部。

4. 左手放开眼睑，嘱患者轻闭眼，同时转动玻璃棒从颞侧水平方向抽出。

5. 按摩眼球，使眼药膏分布均匀。

【注意事项】

1. 涂管装眼药膏时，管口勿触及睫毛及睑缘。

2. 使用玻璃棒时，应先检查圆头是否光滑完整，若发现有破损应停止使用。

3. 不要将睫毛随同玻璃棒卷入结膜囊内。

4. 眼药膏比眼药液在结膜囊内停留时间长，作用时间久，可减少用药次数，因眼药膏影响视力，故宜在晚间睡前或手术后使用。

三、结膜囊冲洗法

【目的】

清除结膜囊内异物及脓性分泌物，酸碱化学物质烧伤及手术前清洗结膜囊。

【物品】

洗眼壶或吊瓶、受水器、冲洗液（生理盐水、3%硼酸、2%碳酸氢钠液等）、消毒棉签等物品。

【操作步骤】

1. 患者取坐位或仰卧位，头略抬高，并向冲洗侧稍倾斜。颈部铺治疗巾，患者自持受水器紧贴住面颊部（坐位）或颞侧（仰卧位）。

2. 右手持洗眼壶或吊瓶冲洗头，先冲洗眼睑皮肤使其适应，再冲洗结膜囊。嘱患者让眼球向上、下、左、右转动，并翻转眼睑，充分冲洗结膜囊各部位。

3. 用消毒棉签擦去眼睑及颊部水滴，取下受水器，滴入抗生素眼药液或上抗生素眼药膏。

【注意事项】

1. 冲洗动作要轻，冲洗力不宜太大，冲洗液不可直接冲向角膜。

2. 冲洗液的温度要适宜，一般为 18～20℃。

23

3. 边冲洗边嘱患者向上、下、左、右转动眼球,以求彻底干净。

4. 如有传染性眼病,勿使冲洗液流至健眼,接触患者的用具应严格消毒。

5. 冲洗壶距冲洗眼 3～5 cm,不可接触眼球,亦不可过高。

6. 对强酸、强碱物质入眼忌反复冲洗,对眼球贯通伤、角膜深度溃疡、角膜穿孔的患者禁忌冲洗。

四、泪道冲洗法

【目的】

用于泪道疾病的诊断、治疗及内眼手术前的泪道清洁。

【物品】

注射器、泪道冲洗针头、泪点扩张器、受水器、0.5％～1％丁卡因溶液、抗生素眼液、生理盐水、弯盘、消毒棉签及棉球等物品。

【操作过程】

1. 患者取坐位或仰卧位,头稍后仰,并向患侧稍倾斜,自持受水器紧贴于面颊口鼻部。

2. 压迫泪囊,将其中的分泌物挤出。

3. 将蘸有丁卡因溶液的小棉签,夹在患眼内眦部上下泪点之间,表面麻醉 3～5 min。

4. 左手持棉签轻轻拉开下睑内眦部,充分暴露下泪小点,嘱患者向上方注视,右手持注射器,将冲洗针头垂直插入泪小点深 1～2 mm,再转为水平沿泪小管走行方向行进 5～6 mm,缓缓注入冲洗液。

5. 根据冲洗液体流向可粗略判断阻塞及其部位。表现为:①冲洗无阻力,液体顺利进入鼻腔或咽部,表明泪道通畅。②冲洗液完全从注入原路返回,为泪小管阻塞。③冲洗液自下泪小点注入,液体由上泪小点反流,为泪总管或鼻泪管阻塞。④冲洗有阻力,部分自泪小点返回,部分流入鼻腔,为鼻泪管狭窄。⑤冲洗液自上泪小点返回,同时有黏液脓性分泌物,为鼻泪管阻塞合并慢性泪囊炎。

【注意事项】

1. 泪点狭小者,宜先用扩张器扩大泪点,再行冲洗。

2. 如进针遇阻力,切不可强行推进,以免损伤泪道。

3. 注入冲洗液时,如出现皮下肿胀,为针头误入皮下,应立即停止冲洗,并酌情给予抗感染药物。

4. 不要短时间内反复冲洗泪道,以免引起泪道黏膜损伤或粘连。

五、球结膜下注射法

【目的】

用于为提高药物在眼内的浓度,延长药物作用时间而需要结膜下给药的眼病患者,常用于治疗眼球前段疾病。

【物品】

1～2 ml 注射器、4～6 号注射针头、注射用药物、0.5％～1％丁卡因溶液、消毒棉签、抗生素眼液、胶布条等物品。

【操作步骤】

1. 患者取坐位或仰卧位,头稍后仰。

2. 患眼滴 0.5％丁卡因溶液给予表面麻醉 2 次,每次间隔 3～5 min。

3. 以左手拇指、示指分开上下眼睑。注射部位可选择靠近穹隆部的球结膜,选上方注射时,嘱患者眼球向鼻下方转动,在角膜缘 5～6 mm 以外的颞上方球结膜进针;选下方注射时,嘱患者眼球上转,在角膜缘下方近穹隆部球结膜进针。

4. 右手持装有药液的注射器,与眼球表面呈 10°～15°,避开结膜血管,挑起球结膜进针,将药物缓缓注入,使球结膜呈鱼泡样隆起。注射量一般为每次 0.1～0.5 ml。

5. 注射完毕,缓慢拔出针头,滴抗生素眼液,闭目休息片刻,观察无不良反应后以纱布加压包扎患眼。

【注意事项】

1. 进针时,注射器针头刺入的方向平行于角膜缘,并嘱患者勿转动眼球,以免划伤角膜。

2. 对于不合作或眼球震颤患者,可用开睑器开睑及用固定镊固定眼球后再注射。

3. 多次注射者,应更换位置,以免形成瘢痕。

4. 刺激性强并易造成局部坏死的药物,忌进行结膜下注射。

六、球后注射法

【目的】

眼底病治疗给药和内眼手术前麻醉。

【物品】

5 ml 注射器、口腔科 5 号长针头、注射用药物、75% 乙醇、2‰ 碘酊、0.5%～1% 丁卡因溶液、消毒棉签、纱布及消毒盘等物品。

【操作步骤】

1. 患者取坐位或仰卧位,头稍后仰。

2. 常规消毒下睑皮肤,操作者左手消毒,压紧消毒区边缘的皮肤,右手持装有药液的注射器。

3. 嘱患者向鼻上方注视,并保持眼球不动,在眶下缘中外 1/3 交界处进针;针头沿眶缘中外 1/3 交界处垂直于皮肤刺入 1～2 cm 后,再将针头转向眶尖方向继续进针达 3～3.5 cm 时,回抽注射器无回血,即可将药液缓缓注入;注射完毕,拔出针头,嘱患者闭眼并盖消毒纱布眼垫压迫眼球 1 min,轻轻按摩眼球,使药液迅速扩散,并防止出血。

【注意事项】

1. 进针深度不宜超过 3.5 cm。

2. 进针方向勿过于偏向鼻侧。

3. 进针时如有明显抵抗感,不得强行进针,以免刺伤眼球。

4. 如出现眼睑绷紧、睁开困难、眼球逐渐突出、运动受限,则为球后出血,应进行单眼加压绷带包扎。

5. 回抽注射器有回血,应立即拔针,用纱布间歇压迫止血。

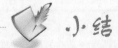 小结

　　本章主要介绍眼科常用的护理操作技术,包括:①外眼、内眼疾患术前、术后患者的常规护理措施。②滴眼药水法、涂眼药膏法、结膜囊冲洗法、泪道冲洗法、球结膜下注射法、球后注射法这 6 项常用技术的操作过程及注意事项。要求学生通过本章的学习熟练掌握各项眼部常用的护理操作,以便更好地配合医生做好眼科患者的治疗及护理。

复 习 题

【简答题】

1. 如何给患者滴眼药？

2. 结膜囊冲洗术应注意哪些问题？

3. 如何应用玻璃棒给患者涂眼药膏？

4. 简述泪道冲洗的意义。

5. 眼球贯通伤急诊患者术前如何护理？

【案例分析】

患者，女性，78岁，近2个月右眼出现视力无痛性进行性下降，到我院就诊。检查后诊断为右眼白内障（成熟期），需手术治疗。

思考：

（1）该患者术前如何护理？

（2）术前需要进行哪些操作？注意事项有哪些？

（杨丽娟）

第四章

眼科疾病患者的护理

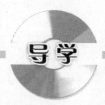

掌握：眼科各疾病的症状、体征和护理措施。

熟悉：眼科各疾病的护理诊断和治疗。

了解：眼科各疾病的病因及发病机制。

第一节　眼睑及泪器疾病患者的护理

【案例导入】

患者,女性,19岁,因右上眼睑疼痛1日,到医院眼科就诊。既往体健。检查:T36.5℃,右上眼睑弥散性红肿,压痛明显。未见其他异常。

思考:

(1) 该患者的初步诊断是什么?

(2) 该患者的主要护理诊断有哪些?

(3) 对该患者应采取哪些护理措施?

一、睑腺炎

【概述】

睑腺炎(hordeolum)又称麦粒肿,是眼睑腺体的急性化脓性炎症。按其感染的腺体不同,可分为内、外睑腺炎。睑板腺感染,称为内睑腺炎;睫毛毛囊或其附属皮脂腺、汗腺感染,称为外睑腺炎。

【病因】

大多为葡萄球菌,特别是金黄色葡萄球菌侵入眼睑腺体引起的感染。

【护理评估】

(一) 健康史

了解患者有无糖尿病、营养不良等慢性疾病史。评估患者眼睑肿痛的时间、程度,有无全身不适及用药史。了解患者的用眼卫生习惯情况。

(二) 症状与体征

主要表现为患侧眼睑出现红、肿、热、痛等急性炎症症状,部分患者可伴有同侧耳前淋巴结肿大。如发生眼睑蜂窝织炎或败血症,可伴有发热、寒颤、头痛等全身中毒症状。

27

1. 外睑腺炎　炎症反应集中在睑缘睫毛根部,红肿范围较弥散。如感染靠近外眦,常引起眼睑及球结膜明显水肿。脓点常溃破于皮肤面。

2. 内睑腺炎　炎症局限于睑板腺内,肿胀较局限,有硬结,疼痛较外睑腺炎剧烈,病程较长。脓点常溃破于睑结膜面。

(三) 并发症

脓肿尚未成熟时,过早切开或挤压,易引起炎症扩散,导致眼眶蜂窝织炎,甚至海绵窦脓毒血栓而危及生命。

(四) 心理社会状况

睑腺炎起病急,伴有疼痛不适,患者常焦虑、烦躁。注意评估患者的年龄、性别、生活和工作环境及对本病的认知程度。

【护理诊断】

1. 疼痛　与眼睑腺体急性炎症有关。

2. 潜在并发症　眼睑蜂窝织炎、海绵窦脓毒血栓等。

3. 知识缺乏　缺乏对睑腺炎正确处理的知识。

【护理措施】

1. 指导患者早期进行局部热敷,每日 3 次,每次 10～15 min,有利于炎症消散,缓解疼痛。

2. 指导患者应用抗生素眼药液及眼药膏治疗。重症患者应全身应用抗生素。

3. 脓肿形成后,应切开引流。外睑腺炎应在皮肤面与睑缘平行的切口切开,使其与眼睑皮肤一致,减少瘢痕形成;内睑腺炎则在结膜面与睑缘垂直的切口切开,以免过多地伤及睑板腺管。脓肿尚未成熟时,不要过早切开和挤压,以免炎症扩散引起败血症或海绵窦脓毒血栓,危及患者生命。

【健康教育】

1. 养成良好的卫生习惯,不用脏手或不洁手帕擦眼。

2. 向患者讲解相关睑腺炎知识,嘱患者在脓肿未成熟前,切忌挤压或用针挑,以免引起颅内及全身感染等并发症。

3. 反复发作者,应增强体质,提高免疫力,彻底治疗原发病,如慢性结膜炎、睑缘炎或屈光不正者等。有糖尿病者应加强控制。

二、睑板腺囊肿

【概述】

睑板腺囊肿(chalazion)又称霰粒肿,是因睑板腺分泌物潴留引起的特发性无菌性慢性肉芽肿性炎症。睑板腺囊肿是常见的眼睑炎症,常见于青少年及中壮年,并以上眼睑居多,可能与睑板腺分泌功能旺盛有关。

【病因】

由于睑板腺排出口阻塞,腺体分泌物潴留在睑板内,对周围组织产生慢性刺激而引起。

【护理评估】

(一) 健康史

评估患者的年龄,了解患者有无睑板腺囊肿反复发作史,是否进行过病理检查及治疗经过等。

(二) 症状与体征

较小的囊肿可无自觉症状。在眼睑皮下可触及大小不一的结节,无触痛,与皮肤不粘连,相应的睑结膜面呈紫红色充血。囊肿偶可自结膜面破溃,形成肉芽肿,加重摩擦感。较大的囊肿可引起眼睑皮肤隆起。继发细菌感染时,临床表现与内睑腺炎相似。对复发性或老年人睑板腺囊肿应注意睑板腺癌的可能。

(三) 并发症

若治疗不及时、处理方法不当或用眼不卫生,易发生继发感染。

(四) 辅助检查

对于复发性或老年人睑板腺囊肿,应将切片标本送病理检查,以排除睑板腺癌。

(五) 心理社会状况

评估患者有无焦虑情绪;了解患者及家属对本病的认知程度。

【护理诊断】

1. 潜在并发症　继发感染。
2. 知识缺乏　缺乏睑板腺囊肿的防治知识。

【护理措施】

1. 小而无症状的睑板腺囊肿一般无需治疗。
2. 较大的睑板腺应遵医嘱热敷,或用抗生素、糖皮质激素向囊肿腔内注射以促进其吸收。
3. 如继发感染,处理与内睑腺炎相同。
4. 对大而有症状的睑板腺囊肿,应进行睑板腺囊肿刮除术,手术护理参照眼科患者的护理。
5. 对复发性或老年人睑板腺囊肿者应进行心理疏导,使其情绪稳定,积极配合治疗和护理。

【健康教育】

1. 对青少年睑板腺分泌旺盛者,应嘱其注意眼部卫生,及时清洁。
2. 老年患者、反复发作睑板腺囊肿者应注意排除睑板腺癌。

三、慢性泪囊炎

【概述】

泪囊炎是常见的泪道疾病,临床上分为慢性泪囊炎(chronic dacryocystitis)、急性泪囊炎和新生儿泪囊炎,其中以慢性泪囊炎多见。慢性泪囊炎是泪囊黏膜的慢性炎症,是眼科的常见疾病,多发生于中老年女性,单侧发病多见。

【病因】

多由于鼻泪管狭窄或阻塞,导致泪液在泪囊内滞留,合并细菌感染,刺激泪囊内壁黏膜发生炎症改变。致病菌有肺炎双球菌、葡萄球菌、链球菌等。沙眼、结膜炎、泪道外伤及鼻炎、鼻中隔偏曲等易导致本病。

【护理评估】

(一) 健康史

了解患者的病情发展史、治疗经过、治疗效果。评估患者有无结膜炎、沙眼、鼻炎、鼻窦炎、鼻息肉等病史。

(二) 症状与体征

主要症状是溢泪。检查可见内眦部皮肤浸渍、潮红、糜烂,甚至出现湿疹,结膜慢性充血,指压泪囊区有大量黏液或黏液脓性分泌物自泪小点溢出。分泌物大量滞留时,泪囊扩张,可形成泪囊黏液性囊肿。冲洗泪道时,冲洗液及脓液自上泪点反流。

（三）辅助检查

分泌物涂片染色可鉴定病原微生物;X线泪道造影检查可了解泪囊的大小及阻塞部位。

（四）并发症

慢性泪囊炎患者的结膜囊经常处于被污染状态,成为眼部的一个感染病灶。一旦角膜外伤、内眼手术时可并发角膜溃疡、化脓性眼内炎等,导致视力下降或致盲。

（五）心理社会状况

因经常溢泪,眼部皮肤糜烂、红肿,影响形象,导致患者情绪低落。慢性泪囊炎不直接影响视力,部分患者不够重视,缺乏对其潜在威胁的认识。

【护理诊断】

1. 舒适改变　溢泪与慢性泪囊炎有关。

2. 知识缺乏　缺乏慢性泪囊炎的相关防治知识及其潜在危害的认识。

3. 潜在并发症　角膜炎、眼内感染等。

【护理措施】

1. 用药护理　按医嘱指导患者正确滴抗生素眼药液,如0.3%诺氟沙星、0.25%氯霉素眼液等,每日4～6次。用药前先挤出泪囊内分泌物,以利药物吸收。

2. 泪道冲洗　应用生理盐水加抗生素进行泪道冲洗,每周1～2次。

3. 手术护理　对于长期溢泪者,在炎症控制后协助医生做好泪囊鼻腔吻合术、泪囊摘除术或鼻内镜下鼻腔泪囊造口术的围手术期护理:①向患者解释手术目的、方式,消除其紧张、恐惧心理。②术前3d应用抗生素液冲洗泪道,用1%麻黄素滴鼻。③术后取半卧位,利于伤口积血的引流,减少出血。切口加压包扎2d,观察伤口渗血情况。手术当日勿进食过热饮食。④注意鼻腔填塞物和引流管的正确位置,嘱患者勿牵拉填塞物及用力擤鼻。出血量较多时可行面颊部冷敷。⑤术后第3日开始连续进行泪道冲洗,以保持泪道通畅。⑥用1%麻黄素滴鼻,以收敛鼻腔黏膜,利于引流。⑦7d拆除皮肤缝线,同时拔去引流管,嘱患者定期复查。

【健康教育】

1. 提高患者对疾病的认识,及早治疗沙眼、睑缘炎、睑内翻、慢性鼻炎、鼻中隔偏曲等疾病,预防慢性泪囊炎的发生。

2. 积极治疗慢性泪囊炎,预防角膜炎和眼内感染等并发症的发生。

第二节　结膜疾病患者的护理

【案例导入】

患儿,男性,9岁,因参加少儿游泳培训后感双眼红、痛,分泌物增多,怕光、流泪2日,到医院眼科就诊。检查:双眼远视力1.0,结膜高度充血,有点状出血点,结膜囊有较多黏液脓性分泌物。未见其他异常。少儿游泳培训班有一名同学有红眼病史。

思考:

(1) 该患者的初步诊断是什么?

(2) 该患者的主要护理诊断有哪些?

(3) 对该患者应采取哪些护理措施?

结膜大部分暴露于外界环境中,容易受到各种病原微生物的侵袭及物理、化学因素的刺激。正常情况下结膜组织具有一定的防御能力,当全身或局部的防御能力减弱或致病因素过强时,结膜组织将发生急性或慢性炎症,统称为结膜炎(conjunctivitis)。结膜炎是最常见的眼病之一,细菌和病毒感染引起的结膜炎最常见。

结膜炎的分类:①按病因分为感染性、免疫性、化学性或刺激性、全身疾病相关性、继发性结膜炎等。②按发病快慢分为超急性(24 h内)、急性或亚急性(几小时至几日)和慢性结膜炎(几日至几周)。通常将病程小于3周称为急性结膜炎,病程大于3周称为慢性结膜炎。③按病变结膜的主要形态分为乳头性、滤泡性、膜性或假膜性、瘢痕性和肉芽肿性结膜炎。

一、急性细菌性结膜炎

【概述】

急性细菌性结膜炎(acute bacterial conjunctivitis)为细菌感染引起的急性结膜炎症的总称,具有传染性及流行性,一般不引起角膜并发症,预后良好。临床上常见的有急性卡他性结膜炎和超急性化脓性结膜炎。

【病因】

1. 急性卡他性结膜炎　俗称"红眼病",是急性或亚急性细菌性结膜炎的统称,常见的致病菌有肺炎双球菌、葡萄球菌、Koch-Weeks杆菌等。多发于春秋季节,可以散发或流行于家庭、学校或其他集体场所。

2. 淋球菌性结膜炎　为超急性化脓性结膜炎,是一种传染性极强、破坏力很大的超急性化脓性结膜炎。新生儿多由经患有淋球菌性阴道炎的母体产道而感染,成人主要为淋球菌性尿道炎的自体感染或通过生殖器—眼接触相互传染。

【护理评估】

(一)健康史

了解患者有无传染性眼病接触史。淋球菌性结膜炎患者应了解有无淋球菌性尿道炎病史;新生儿患者应了解其母亲有无淋球菌性阴道炎病史。

(二)症状与体征

1. 急性卡他性结膜炎　潜伏期为1~3 d,双眼同时或先后发病。患者自觉有明显的灼热感、异物感或伴有畏光、流泪等。视力一般不受影响。检查见眼睑肿胀,结膜充血显著,呈鲜红色,重者可有结膜下出血,眼部有较多的黏液脓性或脓性分泌物,早晨醒来时上、下睑睫毛常黏在一起,睁眼困难。肺炎双球菌、Koch-Weeks杆菌感染的结膜炎睑结膜上可发现假膜。

2. 淋球菌性结膜炎　新生儿常于出生后2~5 d发病,双眼同时受累。表现为畏光、流泪,眼睑、结膜高度水肿,重者球结膜可突出于睑裂外,可有假膜形成。早期分泌物为浆液性,后转为脓性,不断从睑裂溢出,故称脓漏眼。患者常伴耳前淋巴结肿大。成人患者的潜伏期为10 h至2~3 d不等,症状与小儿相似,一般较小儿轻。

(三)辅助检查

结膜刮片、分泌物涂片可发现相应的病原体及病理改变,必要时还可做细菌培养及药物敏感试验。

(四)并发症

淋球菌性结膜炎是引起淋巴结病变的仅有的细菌性结膜炎,严重病例可并发角膜溃疡、穿孔和眼内炎。

31

（五）心理社会状况

急性细菌性结膜炎起病急，多数患者因结膜高度充血、水肿、畏光及结膜囊分泌物多等症状而焦虑；缺乏传染性结膜炎相关防治知识，患病期间易造成家庭成员或群体性传染。因此，应评估患者的情绪状况、对疾病的认知程度等。

【护理诊断】

1. 疼痛（眼痛）　与急性结膜炎引起眼睑结膜充血、肿胀并累及角膜有关。

2. 潜在并发症　角膜炎症、溃疡和穿孔。

3. 有传播感染的危险　与急性细菌性结膜炎的高度传染性有关。

4. 知识缺乏　缺乏相关传染性结膜炎的防治知识。

【护理措施】

1. 结膜囊冲洗　常用生理盐水或3％硼酸水溶液冲洗结膜囊。对严重的细菌性结膜炎或淋球菌性结膜炎可选用1∶5 000单位青霉素溶液。注意冲洗时使患者取侧卧位，患眼向下，勿将冲洗液溅入健眼，以免交叉感染；冲洗时动作要轻，以免损伤角膜；如有假膜形成，应先除去假膜再进行冲洗。

2. 进行细菌培养检查　遵医嘱留取结膜分泌物送检细菌培养及进行药物敏感试验。

3. 抗感染治疗　遵医嘱选用敏感抗生素眼液2～3种同时频繁交替滴眼，每1～2 h 1次，睡前涂眼膏。分泌物多时应先清除分泌物后再用药。常用的药物有0.25％氯霉素、0.1％利福平、0.3％氧氟沙星眼药水、0.5％新霉素眼药水，0.5％金霉素、0.5％红霉素及四环素可的松眼膏等。淋球菌性结膜炎可全身用大剂量青霉素、头孢曲松钠（菌必治）或阿奇霉素等。

4. 严禁包扎患眼　因包盖患眼，阻碍分泌物排出，不利于结膜囊清洁，并使眼部温度升高，有利于细菌繁殖，加剧炎症。局部可冷敷或戴防护眼镜以减少光线刺激。健眼可用眼罩保护。

5. 密切观察　严密观察病情变化，如有角膜刺激征或角膜溃疡症状，及时报告医生协助处理。

【健康教育】

1. 隔离治疗　勿出入游泳池及公共场所，以免引起流行。

2. 做好消毒隔离　被患眼分泌物污染的医疗器皿应严格消毒，医护人员接触患者前后应洗手消毒，以防医源性传播。

3. 注意个人卫生　勿用脏手揉眼，不共用洗脸用具。淋球菌性尿道炎患者便后应立即洗手。

4. 新生儿预防　婴儿出生后，即涂红霉素眼膏，以预防新生儿淋球菌性结膜炎。

二、急性病毒性结膜炎

【概述】

病毒性结膜炎（viral conjunctivitis）是由病毒引起的一种常见的急性传染性眼病，传染力强，可散发，也可造成广泛暴发流行。临床上以流行性角结膜炎、流行性出血性结膜炎最常见。

【病因】

1. 流行性角结膜炎　由腺病毒8、19、29和37型引起。发病急剧，传染性强。

2. 流行性出血性结膜炎　由70型肠道病毒引起。传染性极强，可造成大面积暴发流行。

【护理评估】

（一）健康史

了解患者有无病毒性眼病接触史，或近期有无去过病毒性眼病流行区域。

（二）症状与体征

具有极强的传染性，两眼同时或先后发病，自觉异物感、疼痛、畏光和流泪，分泌物呈水样，眼睑水肿，结膜重度充血或混合充血，睑结膜滤泡增生。部分患者可伴有耳前淋巴结肿大、压痛，甚至出现发热、咽部疼痛等上呼吸道感染症状。流行性角结膜炎的潜伏期多为 5～7 d，发病 1～2 周，角膜常有浅层点状浸润，需数月或更长时间才能消失。流行性出血性结膜炎大多在 24 h 内发病，有自限性，一般持续 7 d 左右，可伴有点状、大片状结膜下出血。

（三）辅助检查

分泌物涂片镜检见单核细胞增多，并可分离到病毒。

（四）心理社会状况

评估患者被实行接触性隔离后的心理状态，了解患者受教育水平和对疾病的认知程度。

【护理诊断】

1. 疼痛（眼痛） 与病毒侵犯角膜有关。

2. 有传播感染的危险 与病毒性结膜炎的高度传染性有关。

3. 知识缺乏 缺乏相关病毒性结膜炎的防治知识。

【护理措施】

1. 一般护理 用生理盐水冲洗结膜囊，局部冷敷和使用血管收缩剂以缓解症状。

2. 药物治疗 遵医嘱选用抗病毒药物滴眼，常用药物如 0.1％疱疹净（碘苷）、0.1％三氮唑核苷（利巴韦林）、4％吗啉胍等，每小时 1 次；重者可口服抗病毒药物，如阿昔洛韦、抗病毒冲剂等；合并角膜炎、混合感染者，可酌情滴用抗生素眼药液；角膜基质浸润者，可考虑使用糖皮质激素，但应掌握使用的时间和频度；角膜上皮病变者，可选择人工泪液及促进上皮细胞修复的药物。

3. 传染病上报 一旦发现本病，应及时按丙类传染病要求，向当地疾病预防控制中心报告。

4. 其他护理措施 参照急性细菌性结膜炎。

知识链接

结膜炎患者的生活小常识

1. 结膜炎的患者忌食葱、韭菜、大蒜、辣椒、羊肉、狗肉等辛辣、热性刺激食物。

2. 不要用公共毛巾及面盆。患者的毛巾、手帕、面盆要单独使用，用后煮沸消毒，以免再传染。

3. 滴眼药水的瓶口勿触及病眼及分泌物，以免发生交叉感染。

4. 酒酿、荠菜、雪里蕻，象皮鱼、鲨鱼、带鱼、黄鱼、鳗鱼、虾、蟹等海腥发物，结膜炎患者以不吃为宜。

5. 马兰头、枸杞叶、茭白、冬瓜、苦瓜、绿豆、菊花脑、香蕉、西瓜等具有清热、利湿、解毒功效，可辅助治疗结膜炎。

三、沙眼

【概述】

沙眼（trachoma）是由沙眼衣原体感染所引起的一种慢性传染性结膜、角膜炎，是致盲性眼病之一。因其在睑结膜表面形成粗糙不平的沙粒样外观，故称为沙眼。

33

【病因】

沙眼由 A、B、C 或 Ba 抗原型沙眼衣原体感染结膜、角膜所致。衣原体寄生于细胞内,并形成包涵体,或附于分泌物中,通过直接接触分泌物或污染物而传播。多发生于儿童和青少年,潜伏期为 5~14 d,1~2 个月后转入慢性期,反复感染,病程可迁延数十年。发病率与生活条件和个人卫生习惯有关。

【护理评估】

（一）健康史

询问患者有无沙眼接触病史,了解患者的生活环境、居住条件、工作环境卫生与个人的卫生习惯等。

（二）症状与体征

1. 症状 轻者症状不明显,急性沙眼或病情重者可出现异物感、眼涩、畏光、流泪或出现黏脓性分泌物。晚期发生并发症时,可严重影响视力,甚至盲目。

2. 体征 急性期上睑结膜和上穹隆部结膜出现血管模糊充血、乳头（细小红色突起）增生、滤泡（大小不等、排列不齐的黄白色半透明小泡）形成等活动性病变。沙眼早期血管可自角膜上缘始向下似垂帘状侵入角膜,称角膜血管翳。慢性期乳头、滤泡破坏愈合后,留下灰白色瘢痕,表示沙眼进入退行性病变阶段,结膜完全瘢痕化表明沙眼痊愈,无传染性。

3. 分期与诊断 1979 年中华医学会眼科学会制定了沙眼的分期方法和诊断标准。

（1）分期方法：Ⅰ期（进行期），上穹隆和上睑结膜血管模糊充血,上睑结膜乳头与滤泡并存,有角膜血管翳。Ⅱ期（退行期），除活动期病变外,兼有瘢痕形成。Ⅲ期（完全结瘢期），活动性病变完全被瘢痕取代,无传染性。

（2）诊断标准：①上穹隆和上睑结膜血管模糊充血,乳头增生或滤泡形成,或两者兼有。②用放大镜或裂隙灯显微镜检查可见角膜血管翳。③上穹隆或上睑结膜出现瘢痕。④结膜刮片检查发现有沙眼包涵体。在第一项基础上兼有其他三项之一者即可诊断沙眼。

（三）辅助检查

结膜刮片检查可找到包涵体;荧光抗体染色法或酶免疫法,可测定沙眼衣原体,具有实验室诊断意义。

（四）并发症

沙眼反复感染,病情迁延数年不愈者,可使病情加重,引起严重并发症和后遗症甚至导致眼盲。

1. 睑内翻及倒睫 睑板肥厚变形与睑结膜瘢痕收缩可发生睑内翻及倒睫。

2. 上睑下垂与睑球粘连 穹隆部睑结膜瘢痕收缩使睑结膜缩短,失去弹性,产生睑球粘连。

3. 慢性泪囊炎 病变侵犯泪道黏膜可发生慢性泪囊炎。

4. 眼干燥症 病变严重者,结膜瘢痕可破坏结膜杯状细胞和副泪腺分泌功能,阻塞泪腺排出口,导致眼干燥症。

5. 角膜混浊 严重的角膜血管翳、睑内翻、倒睫和角膜干燥角化均可导致角膜混浊。

（五）心理社会状况

沙眼慢性居多,病程较长,易反复感染,患者多有眼痒、异物感、烧灼感等表现,对视力影响不大,因不能及时到医院就诊或不能坚持治疗,以致贻误治疗时机,易导致许多并发症的发生,重者造成视功能严重损害。注意评估患者的年龄、心理特点、文化层次、对沙眼的认知程度等。

【护理诊断】

1. 舒适改变 眼部刺激症状与其感染程度有关。

2. 潜在并发症 睑内翻、倒睫、上睑下垂、睑球粘连、慢性泪囊炎、眼干燥症、角膜混浊等。

3. 知识缺乏 缺乏相关沙眼防治知识。

【护理措施】

1. 局部用药 遵医嘱选用滴眼液滴眼,常用药物有 0.3% 诺氟沙星、0.1% 酞丁胺、10%~30% 磺胺醋酰钠或 0.1% 利福平滴眼液等,4~6 次/d,晚上用红霉素眼膏涂眼,连续用药 10~12 周。急性沙眼或重症沙眼,可口服强力霉素(多西环素)、阿奇霉素、红霉素或四环素等,疗程为 3~4 周,要注意药物副作用。

2. 手术治疗 乳头、滤泡较多者可协助医生进行乳头摩擦术或沙眼滤泡压榨术。

3. 后遗症及并发症的治疗 如电解术、睑内翻矫正术、角膜移植术等参照眼部手术护理常规,并向患者解释手术过程、方法及注意事项,以消除患者的紧张心理,积极配合治疗。

【健康教育】

1. 加强卫生宣教,注意环境卫生及个人卫生,提倡一人一盆一巾,不用脏手和不洁物擦眼,做到早发现、早诊断、早治疗,积极治疗并发症。

2. 患眼分泌物接触过的物品应煮沸或用 75% 乙醇消毒;加强对服务行业的卫生监督管理,以防止交叉感染。

四、翼状胬肉

【概述】

翼状胬肉(pterygium)为睑裂区球结膜及结膜下组织增生侵袭到角膜上的赘生组织,呈三角形,形态如昆虫翼状。通常双眼患病,鼻侧多见。户外工作人群(如渔民、农民)的发病率较高。

【病因】

病因尚不十分明确,一般认为结膜慢性炎症、风沙等因素的长期刺激,引起结膜组织发生变性、增生,或与紫外线照射导致角膜缘干细胞损坏有关。

【护理评估】

(一)健康史

了解患者有无慢性结膜炎病史及生活居住环境,是否是长期户外工作人群,如农民、渔民、勘探工人等。

(二)症状与体征

一般无自觉症状,或有轻度异物感,当胬肉向角膜中央发展,病变侵及瞳孔区时,可引起视力障碍。多发生于鼻侧睑裂部球结膜,位于角膜上的三角形尖端为头部,角膜缘处为颈部,覆盖在球结膜上的为体部。进行性胬肉组织充血显著、肥厚,表面不平,有粗大扩张的血管,头部隆起,其尖端前方角膜上皮呈灰白色点状浸润,侵及前弹力层和浅层基质。病情发展快,当胬肉遮挡住瞳孔时,可影响视力。静止性胬肉则无明显充血,组织菲薄、光滑,头部平坦,头部前方角膜透明,一般不发展或发展很慢。但受刺激后,可转为进行性。

(三)心理社会状况

翼状胬肉位于眼前部,胬肉较大时不仅影响外观,还会出现视力受限,将对患者的工作、生活带来影响。应评估患者的年龄、生活居住环境和工作环境以及对本病的认知程度。

【护理诊断】

1. 感知紊乱、视力障碍 与胬肉遮盖瞳孔有关。

2. 知识缺乏 缺乏相关翼状胬肉防治知识。

【护理措施】

1. 保守治疗 小而静止性胬肉一般不需手术,但应减少局部刺激,防止其发展,做好患者的病情解释,嘱患者定期复诊。

2. 手术治疗 如胬肉侵袭瞳孔区影响视力或影响美观有手术要求时,可选择合适的手术方式进行手术治疗。术前向患者介绍手术过程和配合方法,以消除其紧张心理。术中应彻底清除胬肉组织或术后辅以 β 射线照射治疗,或在角结膜创面愈合后局部加用丝裂霉素、争光霉素等,以防术后复发。

【健康教育】

1. 指导患者尽量避免接触相关致病因素,户外活动时,可戴防护眼镜,减少风沙、紫外线等对眼部的刺激,积极治疗眼部慢性炎症。

2. 已行手术的患者应注意眼部卫生,定期复查,观察有无胬肉复发。

第三节　角膜疾病患者的护理

【案例导入】

患者,女性,23 岁,因 1 日前在上班路上不小心有异物飞入左眼,今日自觉左眼疼痛、畏光、流泪、视力下降,到医院眼科就诊。检查:左眼视力 0.1,无法矫正,结膜混合充血,角膜表面见 2 mm×2 mm 大小的黄白色坏死灶,周围水肿,前房积脓 1 mm。未见其他异常。患者既担心预后又担心经济问题。

思考:

(1) 该患者的初步诊断是什么?

(2) 该患者的主要护理诊断有哪些?

(3) 对该患者应采取哪些护理措施?

角膜与外界直接相通,很容易遭受微生物或外界刺激产生疾病。角膜炎是临床上最常见的角膜病。角膜的炎症反应可使角膜发生浸润、坏死或形成溃疡,愈后可导致角膜混浊、角膜白斑等而影响视力。角膜炎是我国主要的致盲眼病之一。根据角膜发病的病因、部位及病变形态及性质可将角膜炎分为细菌性角膜炎、真菌性角膜炎、单纯疱疹病毒性角膜炎等。

一、细菌性角膜炎

【概述】

细菌性角膜炎(bacterial keratitis)为细菌感染所致的角膜化脓性炎症,临床常见的有匐行性角膜溃疡和铜绿假单胞菌性角膜溃疡。该病起病急,发展迅速,如不及时控制感染,将发生角膜溃疡、穿孔,甚至眼内炎。

【病因】

常因角膜外伤后细菌感染所致。常见致病菌有表皮葡萄球菌、肺炎双球菌、金黄色葡萄球菌、链球菌、铜绿假单胞菌等。诱发因素包括局部因素和全身因素。局部因素如慢性泪囊炎、倒睫、戴角膜接触镜等;全身因素如长期使用糖皮质激素和免疫抑制剂、糖尿病、维生素缺乏、营养不良等均可诱发角膜感染。

【护理评估】

（一）健康史

了解患者有无角膜外伤史、角膜异物剔除史、慢性泪囊炎、倒睫、糖尿病、维生素缺乏、营养不良等病史；有无长期戴角膜接触镜、长期使用糖皮质激素或免疫抑制剂等。

（二）症状与体征

1. 匐行性角膜溃疡　常在角膜外伤后1～2 d发病。有明显的眼痛、畏光、流泪及眼睑痉挛等症状，球结膜睫状充血或混合充血。早期角膜病变部位出现灰白色或黄白色浸润，形成溃疡，呈匐行状向中央发展，溃疡表面有白色分泌物附着。毒素可渗入前房，形成大量黄白色前房积脓，若不及时控制病情，数日内可导致角膜穿孔，致眼球内容物脱出或全眼球炎。

2. 铜绿假单胞菌性角膜溃疡　起病急，进展迅速，角膜损伤后24 h内即可发病。患眼剧烈疼痛、畏光、流泪，视力急剧下降；眼睑明显肿胀，球结膜充血水肿，角膜大面积浸润，很快发展成溃疡，表面附着有黄绿色黏稠的分泌物，并有严重的前房积脓，2～3 d内可发展为角膜穿孔，致眼内容物脱出，直至发生全眼球炎。

（三）辅助检查

角膜溃疡刮片镜检可发现致病菌；细菌培养、药物敏感试验，可以选择敏感性药物，有针对性地给予治疗。

（四）并发症

角膜溃疡、穿孔、眼内炎。

（五）心理社会状况

本病起病急，病程长，因疼痛剧烈、畏光、流泪及严重的视力下降而影响工作、学习和生活，患者易产生紧张、焦虑，担心预后视力不良，甚至产生悲哀等心理表现。评估患者对细菌性角膜炎的认知程度。

【护理诊断】

1. 疼痛（眼痛）　与角膜炎症刺激有关。

2. 感知改变、视力下降　与角膜混浊有关。

3. 潜在并发症　角膜溃疡、穿孔、眼内炎。

4. 焦虑　与疾病反复、担心预后不良有关。

5. 有外伤的危险　与视力下降有关。

【护理措施】

1. 一般护理　指导患者进行局部热敷，以促进血液循环，加速炎症吸收，缓解疼痛。

2. 遵医嘱及时选用抗感染药物　急性期选用高浓度抗生素眼药水频繁滴眼，5 min/次，病情控制后30 min/次，逐渐减少滴眼次数。睡前涂眼膏。革兰阳性球菌感染选用头孢唑林钠、万古霉素；革兰阴性球菌感染选用多黏菌素、妥布霉素、喹诺酮类等药物治疗。在细菌培养、药物敏感试验报告结果出来之前，常选用庆大霉素、新霉素、妥布霉素等，对严重病例可球结膜下注射庆大霉素、妥布霉素或全身应用抗生素。

3. 密切观察　严密观察患者的角膜刺激征、病灶分泌物、结膜充血、视力进展及角膜有无穿孔等情况，如出现异常，立即通知医生并协助处理。

4. 严格执行消毒隔离制度　患者所用的药品及器械应由专人专眼专用，避免交叉感染。

5. 散瞳　可解除瞳孔括约肌和睫状肌痉挛，降低虹膜刺激，减轻疼痛及防止虹膜后粘连导致的眼压升高。用药后应注意药物副作用,如患者出现发热、心动过速、面部潮红或皮肤黏膜干燥者,及时通知医生并作相应处理。

6. 重度或顽固性溃疡的护理 进行溃疡面灼烧时,切勿灼伤健康角膜,治疗后用眼垫盖眼,以减少眼部刺激,保护溃疡面。顽固性前房积脓者,可行前房穿刺术。

7. 预防角膜穿孔的护理 ①滴眼药时动作要轻柔,勿压迫眼球。②告知患者勿用手擦眼球;避免用力咳嗽、打喷嚏和剧烈活动。③球结膜下注射时应尽量避开溃疡面,不要在同一部位反复注射。④对深层角膜溃疡、后弹力层膨出者,采用眼外绷带加压包扎,局部及全身应用降眼压药物。⑤遵医嘱正确使用散瞳剂。⑥可用眼罩保护患眼,避免外物撞击。

8. 采取防护措施 指导患者根据视力障碍的程度,采取相应的防护措施,避免因视力障碍而发生意外。如以方便患者使用为原则,将物品固定摆放,患者活动空间不留障碍物;教会患者学会使用传呼系统,鼓励其寻求帮助;厕所内必须安置方便设施,如坐便器、扶手等,并教会患者使用。

【健康教育】

1. 预防角膜外伤,积极治疗慢性泪囊炎,角膜剔除时应严格无菌措施。

2. 角膜炎症时应戴防护眼镜片,避免强光刺激。

3. 严格管理1%荧光素钠及0.5%丁卡因眼药水,每周定期消毒,避免铜绿假单胞菌污染。

4. 戴角膜接触镜者,应注意操作仔细,做到卫生无菌,避免角膜划伤及感染。

二、真菌性角膜炎

【概述】

真菌性角膜炎(fungal keratitis)是由致病真菌引起的感染性角膜炎。近年来,随着广谱抗生素和糖皮质激素的广泛应用,发病率呈升高趋势,致盲率极高。

【病因】

常发生于植物引起的角膜外伤后,也可见于长期大量应用广谱抗生素、糖皮质激素和机体抵抗力下降者。常见的致病菌有念珠菌、酵母菌、曲霉菌、镰刀菌等。

【护理评估】

(一)健康史

了解患者有无植物性角膜外伤史或长期使用抗生素及糖皮质激素药物史。

(二)症状与体征

病程进展相对缓慢,呈亚急性,自觉症状轻,有轻度的畏光、流泪、异物感、视力下降。体征较重者,眼部充血明显。角膜病灶呈灰白色或黄白色,外观粗糙而隆起,似牙膏样或苔垢样。因角膜胶原溶解,病灶周围出现浅沟,可见"伪足"、"卫星灶"。常有黏稠的前房积脓。由于真菌穿透力强,易发生真菌性眼内炎。

(三)辅助检查

角膜溃疡刮片检查可发现真菌菌丝;病变区角膜活检,可提高培养和分离真菌的阳性率;共聚焦显微镜是近年发展的非侵入性活体检查,可直接发现病原微生物,并可动态观察,从而指导临床治疗。

(四)并发症

角膜穿孔、眼内炎等。

(五)心理社会状况

评估患者的年龄、文化层次、职业、生活环境和对真菌性角膜炎的认知程度,有无紧张、焦虑、悲哀的心理表现。了解疾病对患者的工作、学习等方面的影响。

【护理诊断】

1. 疼痛(眼痛)　与角膜炎症刺激有关。

2. 潜在并发症　角膜穿孔、眼内炎。

3. 感知改变、视力下降　与角膜炎症有关。

4. 焦虑　与疾病反复、担心预后不良有关。

5. 有外伤的危险　与视力下降有关。

【护理措施】

1. 遵医嘱正确应用抗真菌药物　常用药物有0.25%两性霉素B、0.5%咪康唑、0.5%～1%氟康唑、2.5%那他霉素眼液,每0.5～1 min滴眼1次,睡前涂眼膏。病情严重者可球结膜下注射咪康唑或两性霉素B,每日或隔日1次,或静脉滴注咪康唑。抗真菌药物联合应用,有协同作用,可减少药量和降低毒副作用。联合用药可选择氟胞嘧啶联合两性霉素B或氟康唑,利福平联合两性霉素B。临床治愈后仍要坚持用药1～2周,以防复发。注意观察药物副作用,如有无出现结膜出血、水肿,点状角膜上皮剥脱等。

2. 角膜移植术的护理

(1) 术前护理:①按眼科手术常规进行。②说明眼部检查的重要性,协助做好各项检查,包括视功能、眼压、泪道冲洗、结膜、角膜、晶状体、玻璃体及心电图、血糖等检查。③术前3 d双眼用诺氟沙星眼液滴眼,每日6次。④术前30 min快速静脉滴注20%甘露醇250 ml。⑤术前予手术眼滴1%匹罗卡品滴眼液,每隔15 min滴入2～3滴,持续3～4次,使瞳孔保持在2 mm左右,便于术中缝合,保护晶状体避免环钻刀的损害,有利于术毕前房的重建。

(2) 术后护理:①参照眼科术后常规。②术后双眼包扎,取仰卧位,术眼可戴硬性眼罩,避免患眼受压。③术后每日换药。若植片平整,可改用眼垫包扎,至刺激症状基本消退,否则,适当延长包扎时间。④密切观察眼压、角膜植片和伤口等病情变化,尤其是角膜感染和角膜排斥反应征象。如患者主诉视力突然下降,畏光、流泪、疼痛、眼球充血,眼压升高或角膜植片由透明逐渐变成混浊、水肿,并向外膨隆,结膜囊有异常分泌物等,应立即报告医生。⑤皮质类固醇可有效防止排斥反应,术后应静脉滴注地塞米松针剂,要坚持足量、规则用药和缓慢停药的原则,并注意有无眼压升高等药物副作用。如果皮质类固醇治疗无效,可根据医嘱使用环胞霉素A。

(3) 出院指导:①定期复查,如果出现眼红、眼痛、畏光、流泪、视力突然下降,要立即到医院就诊。②向患者及家属解释坚持用药的重要性,嘱其严格按医嘱使用散瞳剂、降低眼压药、免疫抑制剂等药物,不可随意停药。③术后3个月内要特别注意眼部卫生和休息,1年内要注意保护角膜移植片,避免剧烈运动,不进游泳池,不要用力揉眼和眼部热敷,避免强光刺激,外出要戴防护眼镜,避免发生外伤。④饮食起居要有规律,要保证充足的睡眠,避免情绪激动及过度劳累,注意预防感冒。⑤多食水果、蔬菜,忌食刺激性食物。⑥保持大便通畅,防止用力排便造成植片前突。⑦告诉患者如果发生植物性角膜外伤,或长期应用广谱抗生素及糖皮质激素眼药水或眼药膏者,应密切注意眼部病情变化,避免真菌性角膜炎的发生。

3. 其他护理措施　参考细菌性角膜炎。

三、单纯疱疹病毒性角膜炎

【概述】

单纯疱疹病毒性角膜炎(herpes simplex keratitis, HSK)是由单纯疱疹病毒感染引起的角膜炎症,是最常见的严重的感染性角膜病,居角膜病致盲的首位。

【病因】

常由Ⅰ型疱疹病毒引起,少数由Ⅱ型引起。患者多为单纯疱疹病毒原发感染后的复发。原发感染常发生于幼儿,单纯疱疹病毒感染三叉神经末梢和三叉神经支配的区域(头、面部皮肤和黏膜),并在三叉神经节内潜伏,当机体抵抗力降低时,病毒被激活,沿三叉神经至角膜组织引起单纯疱疹病毒复发感染。

【护理评估】

(一) 健康史

了解患者有无上呼吸道感染和其他发热病史,全身或局部有无应用糖皮质激素、免疫抑制剂,是否有疾病反复发作史。

(二) 症状与体征

1. 原发感染 常见于幼儿,有发热及耳前淋巴结肿大,角膜呈点状或树枝状病变。眼部表现为急性滤泡性或假膜性结膜炎、眼睑皮肤疱疹等。

2. 复发感染 主要见于成年人,常因发热、疲劳、饮酒、紫外线照射、角膜外伤和免疫缺陷性疾病等引起角膜感染复发,多为单侧。患眼可有轻微眼痛、畏光、流泪、眼睑痉挛,若中央角膜受损,则视力明显下降,并有典型的角膜浸润灶形态。

(1) 树枝状和地图状角膜炎:是最常见的类型。初起角膜上皮呈灰白色小点状浸润,排列成行或成簇,继而形成小水疱,破裂并相互融合形成树枝状表浅溃疡,称为树枝状角膜炎。随着病情进展,炎症逐渐向角膜病灶四周和基质层扩展,形成不规则的地图状角膜溃疡,称为地图状角膜溃疡。角膜上皮炎症3周左右可愈合。

(2) 盘状角膜炎:角膜中央部基质呈灰白色盘状水肿、增厚,后弹力层皱褶,充血、刺激症状轻微,常伴有虹膜睫状体炎。

(3) 坏死性角膜基质炎:角膜基质层内出现单个或多个黄白色浸润灶、溃疡甚至穿孔,常伴有基质层新生血管及瘢痕。

(三) 辅助检查

角膜上皮刮片检查可见多核巨细胞、病毒包涵体或活化性淋巴细胞,角膜病灶分离培养可发现单纯疱疹病毒,酶联免疫法可发现病毒抗原,分子生物学方法如PCR可查到病毒核酸等,有助于病原学诊断。

(四) 并发症

角膜溃疡、穿孔、眼内炎。

(五) 心理社会状况

单纯疱疹病毒性角膜炎严重影响视功能,易反复发作,病程较长,患者易出现烦躁及悲伤等心理表现。注意评估患者对角膜病的认知程度、心理状态,有无焦虑和悲观情绪。了解患者的家庭成员、亲属、朋友等对其所患疾病的认识,给予的支持、理解、帮助等。

【护理诊断】

1. 疼痛(眼痛) 与角膜炎症反应有关。

2. 感知紊乱、视力下降 与角膜混浊程度有关。

3. 潜在的并发症 角膜穿孔、眼内炎。

4. 焦虑 与疾病反复发作、病程持续时间较长有关。

【护理措施】

1. 按医嘱应用抗病毒药物 常用药物有0.1%无环鸟苷滴眼液、0.05%环胞苷滴眼液,1%~

3％无环鸟苷眼膏、0.05％环胞苷眼膏。急性期每1～2 h滴眼1次,睡前涂眼药膏,并注意药物副作用,如有无点状角膜上皮病变和基质水肿。严重感染者,可口服阿昔洛韦,注意定期检查肝、肾功能。

2. 盘状角膜炎激素治疗的护理　使用糖皮质激素眼药水者,需配合使用抗病毒药物。停药时,要逐渐减量,注意激素的并发症如细菌、真菌的继发感染,角膜溶解和青光眼等。

3. 散瞳、角膜移植术等护理　参照细菌性角膜炎。

【健康教育】

1. 注意休息,避免劳累和精神过度紧张,适当参加体育锻炼,增强体质,预防感冒,防止复发。

2. 合理饮食,避免刺激性食物和饮酒。

3. 应用散瞳剂者,外出时应戴防护眼镜,以减少光线刺激。

第四节　晶状体疾病患者的护理

【案例导入】

患者,女性,65岁,因左眼渐进性视物模糊、眼前有黑影5年,加重2个月,到医院眼科就诊。检查:左眼视力眼前数指/10 cm,左眼晶状体完全混浊,呈乳白色,眼底不能窥入。未见其他异常。

思考:

(1) 该患者的初步诊断是什么?

(2) 该患者的主要护理诊断有哪些?

(3) 对该患者应采取哪些护理措施?

晶状体组织透明无血管,营养主要来自房水,当房水成分和晶状体囊膜的通透性发生改变或晶状体代谢紊乱时形成晶状体混浊成为白内障。目前,白内障已成为主要的致盲性眼病之一。根据发病原因可分为年龄相关性、外伤性、并发性、代谢性、先天性、辐射性及药物中毒性白内障等。本节重点介绍年龄相关性白内障、糖尿病性白内障和先天性白内障。

一、年龄相关性白内障

【概述】

年龄相关性白内障(age-related cataract)是一种最常见的后天性原发性白内障,多发生在50岁以上的老年人,故又称老年性白内障(senile cataract),是最主要的致盲原因之一。该病进展缓慢,可双眼同时或先后发病。早期无明显症状,晚期视力降至光感。

【病因】

可能与年龄、紫外线、全身性疾病(如糖尿病、高血压、动脉硬化等)、外伤、遗传等多种因素有关。发病较复杂,多认为由氧化损伤引起。

【护理评估】

(一) 健康史

评估患者视力下降的时间、程度、进展速度和治疗经过等。了解有无糖尿病、营养不良等全身性疾病和疾病家族史。年龄相关性白内障的发病与年龄增加有关,年龄越大发病率越高。长期生活在海拔高、纬度小的地区,受紫外线辐射较强,发病率较高。

41

（二）症状与体征

主要症状为渐进性无痛性的视力下降，眼前有固定不动的黑点。根据晶状体混浊部位的不同，可出现单眼复视、多视和屈光改变等。按其混浊形成的部位，年龄相关性白内障分为皮质性、核性和后囊下3种类型，其中以皮质性白内障最常见。

1. 皮质性白内障　按发展过程分为以下4期。

（1）初发期：晶状体前后皮质周边部出现放射状楔形混浊，尖端指向瞳孔中心，常需散瞳才能看见，视力不受影响（图1-4-1）。

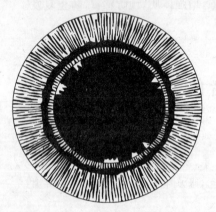

图1-4-1　皮质性白内障初发期

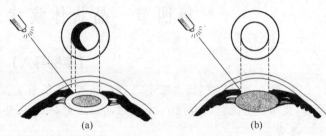

图1-4-2　半月状虹膜投影

（2）未成熟期：混浊逐渐向中央发展，并伸入瞳孔区，晶状体呈弥漫性混浊，视力明显下降。晶状体皮质吸收水分后体积膨胀，推虹膜前移，使前房变浅，易诱发闭角型青光眼。用斜照法检查时，投照侧的虹膜阴影被投照在深层混浊皮质上，在该侧瞳孔区出现新月形投影称虹膜投影（图1-4-2）。

（3）成熟期：晶状体全部混浊呈均匀乳白色，眼底无法窥见，视力降至光感或手动，皮质水肿消退，晶状体体积和前房深度恢复正常，虹膜投影消失。

（4）过熟期：持续数年的成熟期晶状体可发生水分丢失，体积变小，囊膜皱缩，晶体核下沉，上方前房变深，虹膜失去支撑，出现虹膜震颤。晶状体皮质分解液化呈乳状物，液化的皮质漏到囊外时，可引起晶状体过敏性葡萄膜炎和晶状体溶解性青光眼。

2. 核性白内障　较皮质性白内障少见，发病早，40岁左右开始，进展缓慢。混浊始于胚胎核或成人核，直到成人核完全混浊。早期晶状体核呈黄色，周边部透明，视力不受影响。随着晶状体核密度增加，屈光力增强，视力明显下降。

3. 后囊下白内障　它表现为在晶状体后囊下的皮质浅层出现的黄色混浊，其间夹杂着小空泡和金黄色或白色结晶样颗粒。由于混浊位于视轴区，早期即可出现视力障碍。此类白内障常与皮质性与核性白内障同时存在。

（三）辅助检查

1. 检眼镜或裂隙灯显微镜检查、眼电生理及光定位检查　散瞳后进行检查，可确定晶状体混浊程度，以排除视网膜及视神经疾病。

2. 角膜曲率及眼轴长度检查　计算植入人工晶体的读数。

（四）并发症

1. 膨胀期　急性闭角型青光眼。

2. 过熟期　晶状体过敏性葡萄膜炎、晶状体溶解性青光眼等。

(五) 心理社会状况

评估患者的心理状态,老年人因视力障碍,行动不便,影响外出活动和社交,易产生孤独感,出现社交障碍。

【护理诊断】

1. 感知改变(视力下降) 与晶状体混浊有关。

2. 有外伤的危险 与白内障导致视力下降有关。

3. 潜在并发症 继发性闭角型青光眼、晶状体过敏性葡萄膜炎、晶状体溶解性青光眼等。

4. 知识缺乏 缺乏相关白内障的防治和自我保健的知识。

【护理目标】

1. 视力有所提高。

2. 能够采取预防外伤的措施,适应正常生活。

3. 减少或避免发生并发症。

4. 患者能够掌握与本病相关的自我保健知识和护理技能。

【护理措施】

1. 手术治疗为主 目前尚无有效药物,仍以手术为主。

2. 遵医嘱用药 白内障早期,可用谷胱甘肽滴眼液、吡诺克辛钠(白内停)滴眼液等眼药水,口服维生素 C、E 等药物,以延缓白内障的病情进展。

3. 白内障手术患者的护理

(1) 向患者讲明手术治疗的目的及手术过程,解释术中、术后可能出现的问题、注意事项及采取应对的措施,减轻患者的思想顾虑,积极配合治疗。

(2) 按照眼部手术患者的护理常规,协助患者完成眼部及心电图、血常规等各项检查。教患者学会术后转动眼球、用舌尖顶压上腭或用手指按压水沟穴的方法来抑制咳嗽和打喷嚏,以防止出血或伤口裂开。

4. 预防并发症的发生

(1) 定期进行门诊随访,应特别注意急性闭角型青光眼的早期症状,嘱患者如出现虹视、头痛、眼痛、视力下降、恶心、呕吐等,应及时去医院就诊。如有眼压升高,应立即采取降低眼压的措施。

(2) 慎用散瞳剂如阿托品,尤其在膨胀期,避免诱发青光眼。

(3) 鼓励白内障成熟期的患者及早进行手术治疗,以免引起并发症。

5. 预防意外损伤 参照急性细菌性角膜炎的相关护理。

【护理评价】

通过治疗和护理,评价患者是否达到:①视力提高。②无外伤发生。③无并发症发生。④获得相关白内障防治和自我保健的知识。

【健康教育】

1. 向患者及家属讲解有关的护理常识,注意保持个人卫生,做到生活用具专人专用,禁止用手或不洁的物品揉眼。洗头洗澡时,不要让脏水进入眼睛等。

2. 指导患者自我监测病情变化,如出现虹视、眼痛、头痛、恶心、呕吐等,提示可能发生急性青光眼,应及时去医院就诊。

3. 指导患者掌握人工晶状体植入术后的护理要点,提高自我保健能力,以减少和避免意外发生。术中未植入人工晶体者,可于术后 3 个月配戴普通框架眼镜或角膜接触镜矫正视力。

43

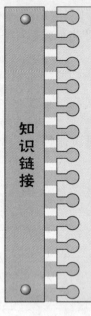

老年人预防白内障的注意事项

1. 避免过于强烈的紫外线照射：研究表明，眼睛每日多照射 1 h 太阳，1 年中患白内障的危险增加 10%。户外工作者患白内障的危险是一般人的 3 倍。在阳光照射强烈时，出门最好配戴防紫外线的太阳镜。

2. 多喝水，少食盐：人体在脱水状态下，体液的正常代谢发生紊乱，会产生异常的化学物质，损害晶状体，导致白内障。

3. 限制热量摄入：过度肥胖者白内障发生率比正常体重者高出 30% 左右。因为过胖者会产生过量的 C-反应蛋白，这种心脏危险因子也可增加白内障的发病率。

4. 补充维生素：人眼里维生素 C 的含量比血液中约高出 30 倍。随着年龄增长，晶状体内维生素 C 的含量明显下降，久而久之引起晶状体变性，导致白内障发生。要预防白内障可每日服用 100～200 mg 维生素 C，也可适当补充谷胱甘肽、维生素 B_1、维生素 B_2、维生素 E 和微量元素硒等。

二、糖尿病性白内障

【概述】

糖尿病性白内障(diabetic cataract)是由于血糖增高而导致的晶状体混浊。临床上根据发病年龄和伴发疾病分为合并年龄相关性皮质性白内障和真性糖尿病性白内障两大类。

【病因】

由于血糖增高，晶状体内葡萄糖增多，转化为山梨醇，使晶状体内渗透压升高，吸收水分，晶状体纤维肿胀变性而致混浊。

【护理评估】

（一）健康史

评估患者糖尿病病情的控制情况，患者视力下降的时间、程度、发展速度、治疗经过及生活自理情况等。

（二）症状与体征

因晶状体混浊及视网膜病变的损害，可有不同程度的视力下降。合并年龄相关性白内障者发病率高、发病早、进展快、易成熟，症状相似，其发病率为非糖尿病患者的 4～6 倍；真性糖尿病性白内障好发年龄在 30 岁以下，双眼同时发病，早期晶状体出现前后囊下点状或雪片状混浊，然后迅速发展为全部晶状体混浊，视力严重障碍。随着血糖的升高或降低，常伴有屈光变化。当血糖升高时，房水进入晶状体内使之变凸，形成近视；当血糖降低时，晶状体内房水渗出，晶状体扁平，形成远视。

（三）辅助检查

实验室检查发现血糖升高，尿糖呈阳性。

（四）并发症

术后感染及出血。

（五）心理社会状况

糖尿病为终身疾病，漫长的病程和并发症易使患者产生焦虑情绪，或对疾病治疗失去信心，护士应注意评估患者的心理状态、家庭成员和朋友的支持情况等。

【护理诊断】

1. 感知紊乱(视力下降) 与晶状体混浊有关。

2. 有感染的危险 与血糖升高有关。

3. 焦虑 与糖尿病病程长,担心引起各种并发症有关。

4. 知识缺乏 缺乏相关糖尿病和糖尿病性白内障的治疗护理知识。

【护理措施】

1. 密切观察血糖 密切观察血糖变化,积极治疗糖尿病,血糖控制正常后方可行白内障摘除术和人工晶体植入术。

2. 积极治疗糖尿病 向患者讲解治疗原发病的重要性,并指导患者进行糖尿病的治疗,如药物、饮食、运动的治疗。

(1)用药指导:遵医嘱正确应用降血糖药物,密切观察药物的副作用及血糖变化。

(2)饮食指导:应以控制总热量为原则,嘱患者进食低糖、低脂(以不饱和脂肪酸为主)、适当蛋白质、高纤维素(可延缓葡萄糖的吸收)、高维生素饮食。饮食治疗应特别强调定时定量。

(3)运动指导:强调因人而异、循序渐进、相对定时定量、适可而止的原则。一般每日坚持运动半小时左右,运动量以运动中脉率达到(170-年龄)次为适宜。餐后 1 h 运动降糖效果较好,要特别注意不要空腹运动,以免发生低血糖。

3. 术后护理 糖尿病性白内障术后易发生出血及感染,术前应严格掌握手术适应证,术后要密切观察病情变化,治疗及手术中要严格注意无菌操作。

4. 心理护理 根据患者的心理状况及时进行心理疏导,帮助患者树立战胜疾病的信心。

【健康教育】

1. 使患者明确疾病治疗的关键所在,积极治疗原发病。

2. 指导患者学会自我检测血糖、正确应用降血糖药物和饮食护理,如遇低血糖反应时患者自己能紧急处理。

3. 指导家属提供生活帮助,以免发生意外损伤。

三、先天性白内障

【概述】

先天性白内障(congenital cataract)是胎儿发育过程中晶状体发育障碍的结果,是儿童常见的眼病。根据晶状体混浊的部位和形态的不同有前极性白内障、后极性白内障、花冠状白内障、绕核性白内障、核性白内障和全白内障。

【病因】

先天性白内障分为内源性和外源性两种。内源性先天性白内障与染色体基因有关,有遗传性。外源性先天性白内障与母亲怀孕 3 个月内受病毒感染、药物、放射线、营养缺乏及全身病变等因素有关。

【护理评估】

(一) 健康史

评估患儿母亲孕期有无接触紫外线、病毒感染史等。评估患儿白内障被发现的时间。

(二) 症状与体征

多为双侧,呈静止性,少数出生后继续发展。患儿可有不同程度的视力障碍,轻者视力不受影

45

响,重者出生后仅有光感。检查时,晶状体可出现不同形态的混浊,常合并斜视、弱视、眼球震颤、先天性小眼球等眼部疾病。

(三)辅助检查

实验室检查如染色体、血糖、尿糖和酮体检查等,可以帮助了解病因。

(四)并发症

形觉剥夺性弱视、斜视及眼球震颤。

(五)心理社会状况

父母对患儿的视力障碍非常担心,缺乏相关疾病的防治知识。

【护理诊断】

1. 感知改变(视力下降) 与晶状体混浊有关。

2. 潜在并发症 形觉剥夺性弱视、斜视及眼球震颤。

【护理措施】

1. 对明显影响视力者应及早手术治疗,年龄最迟不超过 2 岁,以免发生剥夺性弱视。手术方法有晶状体切除、晶状体吸出、白内障囊外摘除等。无晶体眼者需进行屈光矫正和视功能训练。对手术治疗者按眼科手术和全麻手术的护理常规进行。

2. 帮助家属制定患儿的生活自理计划,指导有效实施。

3. 对弱视患儿,应指导家长对其进行正确的弱视训练:如遮盖疗法、光学药物压抑法、精细动作训练等。

【健康教育】

做好社区宣教工作。内源性先天性白内障有遗传性,要注意优生优育;对外源性先天性白内障患者应做好孕妇早期尤其是怀孕 3 个月内的保健护理。对于视力极差或手术效果不佳者,应做低视力健康教育及治疗。

第五节 青光眼患者的护理

【案例导入】

患者,女性,58 岁,昨晚与老伴发生剧烈冲突,半夜即出现左眼剧烈疼痛,伴头痛、呕吐 2 次,今晨发现左眼视物不清,急来医院眼科就诊。检查:左眼视力眼前数指/20 cm,角膜呈雾状水肿,前房变浅,瞳孔 6 mm,眼压 65 mmHg。未见其他异常。

思考:

(1) 该患者的初步诊断是什么?

(2) 该患者的主要护理诊断有哪些?

(3) 对该患者应采取哪些护理措施?

青光眼(glaucoma)是以眼压异常升高、视功能减退、眼组织损伤、视神经凹陷性萎缩和视野缺损为特征的眼病。青光眼是致盲的重要眼病之一,若能及早进行正确的诊治和护理,多数患者可避免失明。

眼压是眼球内容物作用于眼球内壁的压力。正常眼压具有双眼对称、昼夜压力相对稳定的特点。一般将正常眼压定义在 10~21 mmHg(1 mmHg=0.133 kPa)范围,24 h 眼压波动范围≤

8 mmHg(1.06 kPa),双眼眼压差≤5 mmHg(0.66 kPa)。正常眼压稳定性的维持,有赖于房水生成量与排出量的动态平衡。若房水的生成量相对不变,房水循环不畅,会引起眼压升高;若房水循环正常,房水的生成量增加,也会引起眼压升高。因此,房水生成量、通过小渠网流出的房水和巩膜静脉压是影响眼压高低的主要因素。

根据房角形态、病因、发病及年龄等因素,可将青光眼分为三大类,即原发性青光眼、继发性青光眼和先天性青光眼。原发性青光眼又分为闭角型青光眼和开角型青光眼。

一、急性闭角型青光眼

【概述】

急性闭角型青光眼(acute angle-closure glaucoma)又称急性充血性青光眼,是一种以眼压急剧升高并伴有相应症状和眼球前段组织改变为特征的眼病。50岁以上女性的发病率较高,男、女发病比约为1:3,可双眼同时或先后发病,与遗传因素有关。

【病因】

发病原因尚未十分明确,目前多认为眼球异常的解剖结构变异是急性闭角型青光眼发生的主要原因。

1. **解剖因素**　特征性的眼部异常解剖结构包括眼轴短、前房浅、房角窄(图1-4-3)及晶状体较厚、位置靠前等。发病主要是由于周边部虹膜机械性堵塞了房角,阻碍了房水循环而致眼压急剧升高。

2. **诱发因素**　情绪波动、暗室停留时间过长、局部或全身应用抗胆碱类药物等,均可使瞳孔散大,周边虹膜膨隆与小梁网接触,导致狭窄的房角关闭,诱发急性闭角型青光眼。另外,一次性大量饮水、长时间阅读、疲劳和疼痛也是本病的常见诱因。

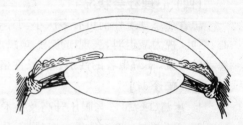

图1-4-3　急性闭角型青光眼的
瞳孔阻滞及虹膜膨隆状态

【护理评估】

(一)健康史

询问患者发病的时间、起病的缓急,发病前有无情绪剧烈波动或上述诱因的存在,询问患者有无青光眼家族史。

(二)症状与体征

典型的急性闭角型青光眼有以下几个不同的临床阶段。

1. **临床前期**　无自觉症状,但具有特征性的异常眼球解剖结构或青光眼家族史,尤其是在一定诱因下,如暗室试验后眼压明显升高者,可诊断为临床前期。当一眼急性发作被确诊为本病,另一眼只要具有前房浅、虹膜膨隆、房角狭窄特征,即使患者没有出现任何临床症状也可诊断为临床前期。

2. **先兆期**　多在傍晚时分有一过性或反复多次的小发作,表现为轻度的眼胀痛伴同侧头痛、虹视、视物模糊、鼻根部酸胀、恶心、眼压升高、轻度睫状充血和角膜雾状混浊,休息后上述症状自行缓解。

3. **急性发作期**　起病急,症状明显,表现为剧烈的头痛、眼痛,虹视,视力急剧下降,重者视力仅有指数或手动,伴有恶心、呕吐等全身症状。体征有:①眼睑水肿,睫状充血或混合充血。②角膜水肿呈雾状混浊。③前房变浅,周边部前房几乎完全消失,房角关闭。④瞳孔呈垂直椭圆形中等度

47

散大,对光反射迟钝或消失,有时可见局限性后粘连。⑤眼压升高,可突然高达50 mmHg以上,少数病例可达100 mmHg,指测眼压眼球坚硬如石。此期,如不及时控制病情,将发生严重的视功能障碍,甚至导致永久性失明。⑥高眼压缓解后,眼球前段常留下永久性组织损伤。角膜后色素沉着、虹膜节段性萎缩及色素脱落和晶状体前囊下点片状灰白色混浊(青光眼斑)是急性发作过的重要标志,统称为青光眼三联征。

4. 间歇期   小发作缓解后,房角重新开放,症状和体征减轻或消失,不用药或仅用少量缩瞳剂就能将眼压维持在正常范围内。但瞳孔阻滞的病理基础尚未解除,仍有再次发作的可能。

5. 慢性期   急性大发作或多次小发作后,房角广泛粘连,小梁网功能严重损害,眼压中度升高,视力进行性下降,眼底可见青光眼性视杯凹陷及相应的视野缺损等改变。

6. 绝对期   眼压持续升高,眼组织特别是视神经遭到严重破坏。视神经萎缩,视功能全部丧失,视力降至无光感,偶尔可因眼压过高或角膜变性而出现顽固性眼痛。

(三) 辅助检查

眼压计、视野计、前房角镜、UBM检查等。对可疑患者可进行暗室试验,即在暗室内,患者清醒状态下,静坐60～120 min,然后在暗光下测眼压,如眼压比实验前升高>8 mmHg(1.06 kPa),则为阳性。

(四) 心理社会状况

患者在急性发作前可有多次小动作,未引起重视,当病情急剧变化时出现剧烈眼痛、头痛、恶心、呕吐、视力减退时,表现出焦虑、烦躁、恐惧心理,并因担心预后视力恢复不理想而悲观。通过与患者的交流,了解患者的性别、年龄、性格特征和对本病的认知程度。

【护理诊断】

1. 疼痛(眼痛)   与眼压升高及手术有关。

2. 感知改变(视力障碍)   与眼压升高导致角膜水肿、视网膜及视神经损害有关。

3. 知识缺乏   缺乏急性闭角型青光眼的相关防治知识。

4. 焦虑   与担心预后不良有关。

5. 有外伤的危险   与视力下降、视野缺损、绝对期青光眼视力完全丧失有关。

【护理措施】

基本治疗原则是手术。术前应积极采用综合药物治疗,以缩小瞳孔,开放房角,迅速控制眼压,减少组织损害。

1. 药物治疗和护理   遵医嘱及时正确用药,并观察用药反应。

(1) 拟副交感神经药(缩瞳剂):1%～4%毛果芸香碱滴眼液每5 min 1次,瞳孔缩小后每日4次,缩瞳后可使房角重新开放。每次滴药后要压迫泪囊区5 min,以防药物进入鼻腔过多吸收而发生中毒。如患者出现恶心、呕吐、流涎、出汗、肌肉抽搐等症状,应立即停止用药,必要时可用阿托品解毒。

(2) β-肾上腺能受体阻滞剂:能抑制房水生成而降低眼压。常用0.25%～0.5%噻吗洛尔滴眼液,每日滴眼2次,应用时要考虑患者的全身情况,注意观察心率变化。心脏房室传导阻滞、窦性心率过缓和支气管哮喘者禁用。

(3) 碳酸酐酶抑制剂:可减少房水生成。常口服醋氮酰胺,每日2～3次,首次剂量加倍。部分患者可出现面部和四肢麻木;长期服用可引起腹胀、尿路结石、肾绞痛、血尿及小便困难等不良反应。如发生上述症状,应停药,并多次少量饮水。目前临床新研制的局部用药有2%哌立明滴眼液。

(4) 高渗剂:能迅速提高血浆渗透压,使眼组织特别是玻璃体脱水而降低眼压。常用20%甘露醇快速静脉滴注或50%甘油口服。对年老体弱或有心血管疾病者,用药后应注意其呼吸及脉搏情况,以防意外发生。部分患者可出现头痛、恶心等症状,用药后宜平卧休息。甘油参与体内糖代谢,糖尿病患者慎用。

2. **手术护理**　急性闭角型青光眼以手术治疗为主,根据房角开放情况选择周边虹膜切除术(图1-4-4)、激光虹膜切除术或滤过性手术如小梁切除术等。按眼科手术患者的常规护理做术前准备。术后第1日开始换药,注意询问患者有无眼痛,观察术眼切口、滤泡形成和前房形成情况。对于前房形成迟缓合并低眼压者应给予加压包扎。为预防炎症反应和促进前房形成,可遵医嘱使用散瞳剂。

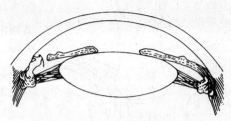

图1-4-4　周边虹膜切除后,
膨隆消失,房角增宽

3. **防止患者外伤的护理**　协助患者各项生活护理,满足患者生活所需;病室内的常用物品要固定摆放,活动空间不留障碍物,以防止患者绊倒;指导使用床旁传呼系统,鼓励患者寻求帮助;厕所、浴池等必须安置方便的设施,如坐便器、扶手等,并教会患者使用。

4. **避免诱发因素的护理**

(1) 保证充足的睡眠,睡前避免喝浓茶、咖啡及饮食过饱。

(2) 饮食应清淡、易消化,多吃蔬菜和水果,勿吃辛辣等刺激性食物;保持大便通畅;避免短时间内饮水量过多,一次不应超过300 ml,以免加重病情或引起发作。

(3) 不宜长时间低头,不宜在黑暗环境中停留太久;睡眠时可适当垫高枕头,避免衣领太紧、用力排便、咳嗽、打喷嚏等。

(4) 向患者介绍眼压升高的表现,说明坚持用药和定期复查的重要性。

(5) 注意做好患者的心理疏导,指导患者掌握放松的技巧,如深呼吸、静坐放松,以缓解急躁情绪,消除紧张、焦虑心理,保持乐观情绪,积极配合治疗与护理。

【健康教育】

1. 急性闭角型青光眼是常见的致盲眼病,必须坚持以预防为主的卫生方针,加强宣传青光眼的知识,争取做到早诊断、早治疗。

2. 对已确诊的患者,应积极治疗,说明按时用药、定期复查的重要性。指导患者及家属学会自我监测病情,一旦出现眼痛、头痛、虹视、视力下降等症状要及时到医院诊治。

3. 老年人要慎用或不要散瞳剂。

4. 严重视功能障碍的患者外出应有家人陪同,防止发生意外。

二、开角型青光眼

【概述】

开角型青光眼(open-angle glaucoma,OAG)也称慢性单纯性青光眼,该病发病隐匿,进展缓慢,发作时眼压虽然升高,但房角始终是开放的,伴有特征性的视乳头变化和视野缺损。

【病因】

病因尚不十分清楚,一般认为由于房水排出通道变性所致。主要是由于小梁网内皮增生水肿、间隙变窄或消失,以及Schlemm系统变性,阻滞房水外流,而导致眼压升高。

【护理评估】

(一)健康史

评估患者的年龄、性别、有无家族遗传史,以及有无糖尿病、心血管疾病、近视眼及视网膜静脉

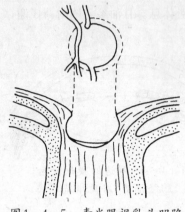

图1-4-5 青光眼视乳头凹陷

阻塞等病史。

（二）症状与体征

1. **症状** 多数患者无明显自觉症状,少数患者可因眼压升高而出现虹视、眼胀等症状。单眼发病者,病变多发展到晚期才发现,就诊时视功能已明显损害。

2. **眼压测定** 早期眼压波动大,测定24 h眼压有助于诊断,一般不出现眼压突然增高的急性发作。

3. **眼底可有青光眼视乳头的典型表现** ①视乳头凹陷呈进行性扩大和加深(图1-4-5)。②视神经盘上、下方局限性盘沿变窄形成切迹。③两眼C/D(杯盘比,即视神经凹陷与视神经盘直径的比值,正常人C/D<0.3)>0.6或差值>0.2。④视神经盘上或其周围浅表有线状出血。⑤视网膜神经纤维层缺损。

4. **视野改变** 视野缺损是开角型青光眼诊断和病情评估的重要指标。早期表现为旁中心暗心,弓形暗点;随着病情进展可出现环形暗点,视野呈向心形缩小,晚期仅存颞侧视岛和管状视野(图1-4-6)。近年来发现,开角型青光眼除视野改变外,还可出现获得性色觉障碍、视觉对比敏感度下降及视觉电生理异常等。

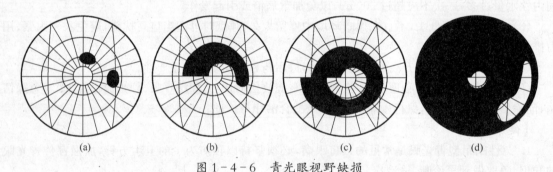

图1-4-6 青光眼视野缺损

(a) 旁中心暗心;(b) 弓形暗点;(c) 环形暗点;(d) 管状视野及颞侧视岛

（三）辅助检查

24 h眼压测定、眼压描计、饮水试验、Goldmann视野计超阈值静点检查或计算机自动视野计阈值定量检查、眼底照相、对比敏感度、视觉电生理检查等。

（四）心理社会状况

开角型青光眼不仅会引起视野改变,还可造成黄斑功能受损,严重影响患者的工作和生活,患者常表现出焦虑、烦躁心理,并因担心预后视力恢复不理想而悲观。

【护理诊断】

1. **感知紊乱** 视野改变与眼压升高、视神经纤维受损有关。

2. **焦虑** 与担心开角型青光眼预后不良有关。

3. **知识缺乏** 缺乏开角型青光眼相关的防治知识。

【护理措施】

1. **药物治疗** 遵医嘱局部滴用β-肾上腺能受体阻滞剂,如用单一药物眼压仍未控制在安全水平,可联合滴用缩瞳剂、前列腺素衍生物等眼药水。两种眼药水应用要间隔5 min以上,并压迫泪囊区 1～2 min,以维持局部药物浓度并减少全身吸收。

2. 手术治疗　如药物治疗不理想,可选用氩激光小梁成形术、小梁切除术等。其手术前后护理和其他护理参考急性闭角型青光眼。

【健康教育】

1. 对有开角型青光眼家族史者,嘱患者定期复查,便于及时发现病情,及早诊断与治疗。

2. 开角型青光眼经治疗后,即使眼压得以控制,仍应指导患者每 3～6 个月按时进行复查,包括眼压、眼底、视野和视力。

三、先天性青光眼

【概述】

先天性青光眼(congenital glaucoma)是由于在胚胎发育时期,前房角发育异常,影响了小梁网及 Schlemm 管系统的功能,而导致眼压升高。根据发病年龄早晚分为婴幼儿型青光眼和青少年型青光眼。

【病因】

病因尚不完全清楚。一般认为,先天性青光眼属常染色体显性、隐性或多因素遗传病,常伴有其他先天异常如虹膜缺损、白内障及心脏病等。青少年型青光眼为房角结构发育不全;或未发育,或中胚叶组织残留,阻塞了房水排出通道,导致眼压升高而发病。双眼发病多见。

【护理评估】

(一)健康史

询问患者发病的时间、治疗经过、有无家族史等。

(二)症状与体征

1. 婴幼儿型青光眼　见于新生儿或婴幼儿时期,约 50% 的病例出生时就有临床表现,80% 在 1 岁内出现症状。常出现畏光、流泪、眼睑痉挛等症状。检查发现角膜、眼球增大,前房加深,呈轴性近视,角膜横径常＞12 mm,角膜上皮水肿,外观呈雾状混浊,有时可发生后弹力层破裂及条状基质混浊;眼压升高,需在全麻下测量;眼底可见青光眼性视神经盘凹陷,且出现早而进展快。

2. 青少年型青光眼　6～30 岁发病,早期一般无自觉症状,眼压增高时可出现虹视、眼胀、头痛等症状。青少年型青光眼除眼压有较大波动外,视野、眼底表现同开角型青光眼。可有轴性近视。

(三)辅助检查

超声波测量和随访眼轴长度变化,在全麻下可进行眼压测量、前房角镜检查等。

(四)并发症

前房出血、眼球破裂等。

(五)心理社会状况

评估患者的年龄、性别、家庭状况,父母对疾病的认知程度。年龄较大的先天性青光眼患者会出现恐惧、孤单的心理表现。

【护理诊断】

1. 感知改变(视力下降)　与眼压升高、视神经受损等有关。

2. 家庭应对无效　与患者或家属缺乏对该病的防治知识有关。

3. 潜在并发症　前房出血、眼球破裂等。

51

【护理措施】

1. **手术是治疗的主要措施**　一旦确诊应及早手术治疗。向家庭主要成员介绍本病的有关防治知识,婴幼儿如出现畏光、流泪及不肯睁眼者,应及时到医院检查。若发现患儿眼球明显增大,要特别注意保护患儿眼球,以免眼球破裂。

2. **心理护理**　对于年龄较大的患儿要正确引导,做好心理护理工作,消除其自卑情绪,恢复与小朋友间的正常交往。

3. **手术护理**　参照内眼手术护理常规。

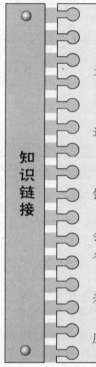

青光眼的预防

1. 保持愉快的情绪:生气和着急以及精神受刺激,很容易使眼压升高,引起青光眼。

2. 保持良好的睡眠:睡眠不足和失眠容易引起眼压升高,诱发青光眼。

3. 少在光线暗的环境中工作或娱乐:在暗室工作者,每1~2 h要走出暗室或适当开灯照明。

4. 避免过劳:身体过度劳累后易使眼压波动,所以要生活规律,劳逸结合。

5. 不要暴饮暴食:暴饮暴食会使眼压升高,诱发青光眼。老年人要"饭吃八分饱,不吸烟,不喝酒,不喝咖啡,不喝浓茶,不吃辛辣及有刺激性的食物"。

6. 多吃蜂蜜及其他利水的食物:蜂蜜属于高渗剂,口服蜂蜜后,血浆渗透压就会升高,于是把眼内多余的水分吸收到血液中,从而降低眼压。除此以外,西瓜、冬瓜、红小豆也有利水降压的作用。

7. 防止便秘:便秘者大便时,常有眼压增高的现象,要养成定时大便的习惯,并多吃蔬菜、水果。

8. 坚持体育锻炼:体育锻炼能使血流加快,眼底淤血减少,房水循环畅通,眼压降低。但不宜做倒立,以免使眼压升高。

第六节　葡萄膜疾病患者的护理

【案例导入】

患者,男性,65岁,因左眼疼痛、畏光、流泪、视力下降3日,急来医院眼科就诊。检查:左眼睫状充血,房水混浊,瞳孔缩小,对光反应迟钝。既往有风湿性关节炎病史10余年。未见其他异常。

思考:

(1) 该患者的初步诊断是什么?

(2) 该患者的主要护理诊断有哪些?

(3) 对该患者应采取哪些护理措施?

葡萄膜炎是葡萄膜的炎症性疾病,以青年人多见,常反复发作,为常见的眼科疾病。葡萄膜炎按病程有急性、亚急性、慢性、陈旧性之分;按病理有肉芽肿性、非肉芽肿性之分;按炎性渗出特点有浆液性、化脓性、纤维素性之分;按发病部位有前葡萄膜炎(虹膜炎、虹膜睫状体炎、前部睫状体炎)、中间葡萄膜炎、后葡萄膜炎和全葡萄膜炎之分,此为目前常用的分类方法,临床上以虹膜睫状体炎最常见。

虹膜睫状体炎

【概述】

虹膜睫状体炎(acute iridocyclitis)是指虹膜和睫状体的炎症,又称前葡萄膜炎。本病在我国药占葡萄膜炎的50%~60%。可单眼发病,也可双眼同时或先后发病。该病的病因复杂,病程较长,易反复发作。

【病因】

虹膜睫状体炎的病因较为复杂,可分为感染性和非感染性两大类。

1. 感染性因素 主要由身体其他部位感染引起,如细菌、病毒、寄生虫等病原体通过血液播散,侵入葡萄膜而发病。

2. 非感染性因素 分为内源性和外源性两类。

(1)内源性:主要由于免疫反应以及对变性组织、坏死肿瘤组织的反应所致,是葡萄膜炎的主要病因。如交感性眼炎、风湿性关节炎、Bechet病、系统性红斑狼疮等均可引起葡萄膜炎。

(2)外源性:主要由于外伤、手术等各种物理损伤,酸、碱和药物等化学损伤所致。

【护理评估】

(一)健康史

询问患者有无虹膜睫状体炎反复发作史,有无全身相关性疾病如风湿性疾病、结核病、溃疡性结肠炎、梅毒等,有无眼外伤史或眼部其他感染病史。

(二)症状与体征

主要症状为疼痛、畏光、流泪、眼睑痉挛和视力障碍。重者疼痛剧烈,甚至睫状区出现压痛。眼部检查时,出现睫状充血或混合充血,房水混浊,房水中的炎症细胞和纤维素在角膜后方形成基底向下的三角形角膜后沉着物(图1-4-7),也可沉积在前房成为前房积脓;虹膜充血、水肿、颜色变暗,纹理不清;瞳孔缩小,对光反应迟钝或消失,渗出物使虹膜发生前、后粘连,散瞳后瞳孔成花瓣状(图1-4-8),重者出现瞳孔闭锁或瞳孔膜闭(图1-4-9),玻璃体也可出现混浊。虹膜睫状体炎可因并发症而导致严重视功能障碍,甚至失明。

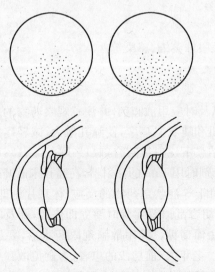

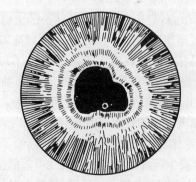

图1-4-7 葡萄膜炎时角膜后沉着物　　　　图1-4-8 花瓣状瞳孔

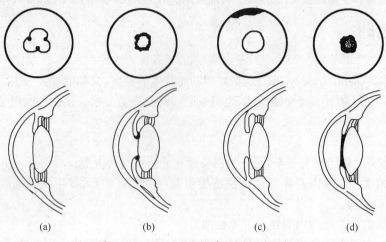

图 1-4-9 虹膜粘连及瞳孔闭锁

(a) 虹膜后粘连；(b) 瞳孔闭锁及虹膜膨隆；(c) 房角粘连；(d) 瞳孔膜闭

（三）辅助检查

了解患者的血常规、血沉、HLA-B27 抗原分型等实验室检查,病原学检查无发现病原体。

（四）并发症

继发性青光眼、并发性白内障、低眼压及眼球萎缩。

（五）心理社会状况

虹膜睫状体炎起病急,患者常因眼痛、眼睑痉挛等刺激症状及严重的视力障碍,而影响工作、学习和生活,出现烦躁、焦虑不安,并因害怕失明而恐惧。评估患者对虹膜睫状体炎的认知程度。

【护理诊断】

1. 疼痛(眼痛)　与睫状神经刺激有关。

2. 感知紊乱(视力障碍)　与房水混浊、角膜后沉着物、晶状体色素沉着、继发性青光眼、并发性白内障及黄斑水肿等有关。

3. 焦虑　与视力下降、病程长易反复发作等有关。

4. 知识缺乏　缺乏本病的相关防治知识。

5. 潜在并发症　继发性青光眼、并发性白内障、眼球萎缩、感染等。

【护理措施】

1. 药物治疗及护理

(1) 散瞳:是治疗虹膜睫状体炎的关键。遵医嘱及时应用散瞳剂,并注意观察药物的反应。散瞳能有效地预防和拉开虹膜后粘连,解除瞳孔括约肌和睫状肌痉挛,使瞳孔散大,减轻疼痛。局部常用后马托品眼膏或阿托品眼膏,效果不理想者可结膜下注射散瞳合剂(1%阿托品、1%可卡因和0.1%肾上腺素等量混合)0.1~0.2 ml。抽取散瞳合剂时用 1 ml 的注射器,在瞳孔未散开的部位进行注射,并告诉患者注射后出现明显的心跳、面红、口干等症状是药物的反应,休息片刻即可缓解。如患者出现口干欲饮水、面色潮红、头晕、烦躁不安、胡言乱语等症状时要立即停药,并及时通知医生,嘱卧床休息,多饮水,注意保暖,并给予静脉滴注葡萄糖。滴用散瞳剂眼药水后,要压迫内眦5 min,以减少药液经鼻腔黏膜吸收引起的全身反应。老年人、前房浅的患者,为避免散瞳后房角堵塞,引起青光眼发作,可先用 1%苯肾上腺素散瞳,观察无眼压升高时再用阿托品。小儿应选择低浓度散瞳剂。

（2）糖皮质激素：可抑制炎症反应。常用0.5%醋酸可的松、0.1%地塞米松眼药水滴眼，也可应用眼膏涂眼或进行结膜下注射，病情严重者可口服或静脉应用糖皮质激素。长期应用糖皮质激素的患者，用药期间要注意观察药物疗效，并注意可能产生的副作用。用药后的局部并发症有青光眼、白内障、黄斑水肿等；全身副作用包括向心性肥胖、胃出血、骨质疏松等。

（3）其他：用非甾体抗炎类眼药水滴眼，可发挥抗炎作用。由感染引起者，应给予相应的抗感染治疗。

2. 心理护理　向患者介绍本病的特点，说明坚持用药的重要性，帮助患者掌握本病的保健知识，树立战胜疾病的信心，积极配合治疗与护理。协助视力严重下降的患者做好日常生活护理。

【健康教育】

1. 指导患者积极寻找病因，治疗原发病，防止复发。

2. 指导患者正确用药，并进行局部热敷，以促进血液循环和炎症的吸收，缓解疼痛。

3. 患者外出可戴防护眼镜，以减少眼部受强光刺激。

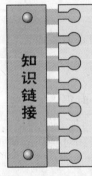

交感性眼炎

交感性眼炎是指一眼发生穿通性眼外伤或内眼手术后，经过一段时间的肉芽肿性（非化脓性）全葡萄膜炎后，另一眼也发生同样性质的全葡萄膜炎称为交感性眼炎，伤眼称为诱发眼，另一眼称为交感眼。交感性眼炎多发生于伤后2周至2个月。一旦发生眼球穿通伤，应及时处理好伤口，对伤口中嵌顿的眼内组织应彻底剪除，及时取出眼球内异物，积极控制感染。对于视力全部丧失无治愈希望的眼球，应考虑将眼球摘除，以避免造成双眼失明。

第七节　视网膜和玻璃体疾病患者的护理

【案例导入】

患者，男性，60岁，因今晨左眼突然发生无痛性失明，遂急来医院眼科就诊。既往有糖尿病史10余年。检查：左眼底可见视网膜呈灰白色，黄斑区成樱桃红点。未见其他异常。

思考：

（1）该患者的初步诊断是什么？

（2）该患者的主要护理诊断有哪些？

（3）对该患者应采取哪些护理措施？

一、视网膜动脉阻塞

【概述】

视网膜血管属于终末血管系统，无吻合支，任何病理性的破坏和血管阻塞、营养中断等引起的组织缺血、缺氧，均可造成严重的组织坏死及丧失感受与传导光刺激的功能。视网膜动脉阻塞（retinal artery occlusion）是指视网膜中央动脉或其分支阻塞，是眼科急症，多为单眼发病。当动脉阻塞后，该血管供应的视网膜区域营养中断，引起视网膜功能障碍，如果处理不及时，终将失明。

55

【病因】

本病多发生于糖尿病、高血压、心脏病、颈动脉粥样硬化的老年人。导致视网膜中央动脉或其分支阻塞的直接原因为血管栓塞、血管壁的改变以及血管痉挛、血管外部的压迫等。

【护理评估】

（一）健康史

评估患者的年龄,有无糖尿病、高血压、心脏病、颈动脉粥样硬化等病史。评估失明发生的时间,有无明显诱因,有无视力一过性丧失并自行恢复及有无采取治疗措施。

（二）症状与体征

视网膜中央动脉主干阻塞者,可出现一眼无痛性视力丧失,甚至无光感。如为分支阻塞,则发生相应部位视网膜缺损。发病前部分患者可有雾视、头痛、头昏、一过性视力减退或黑矇小发作。外眼检查正常,但主干阻塞者的患眼瞳孔直接时光反射消失,间接时光反射存在。眼底检查发现视网膜呈急性贫血状态,视网膜动脉纤细呈白色线条状,有时血柱呈串珠状;视乳头境界稍模糊,颜色较淡,黄斑区呈一"樱桃红斑",这是本病的典型体征。动脉分支阻塞者,该动脉分布区的视网膜呈灰白色水肿。

（三）辅助检查

眼底荧光照影可见视网膜动脉和静脉的充盈时间延长,动脉、静脉血流变细,阻塞血管内无荧光素进入,形成无灌注区。视野检查提示病变程度和范围。

（四）心理社会状况

视网膜动脉阻塞起病急,患者视力突然丧失或部分区域视野突然缺损,患者一时很难接受这一事实,尤其是短时间内视力恢复不理想,患者常有紧张、烦躁、焦虑不安情绪,对预后产生担心和恐惧,甚至对视力恢复无望而悲观。应注意评估患者的性别、性格特征、受教育程度和对疾病的认知程度。

【护理诊断】

1. 感知改变（突然视力丧失或视野缺损） 与视网膜动脉阻塞有关。

2. 恐惧 与视力突然丧失、担心视力或视野恢复不良有关。

3. 知识缺乏 缺乏有关视网膜动脉阻塞的防治知识。

【护理措施】

1. 一般护理 视网膜完全缺血 90 min 即可出现不可逆的损害,因此,发病后应争分夺秒,积极抢救,务求视力恢复到最大程度,同时积极治疗原发病。按医嘱迅速采取治疗措施,观察并记录患者的视力变化情况。

2. 降低眼压 ①局麻后在下方角膜 1 mm 处,用前房穿刺刀刺入前房,放出少量房水。眼内压突然降低,可使视网膜动脉扩张,促使栓子被冲到周边小的分支血管中,以降低视功能的受损范围。②指导患者立即进行眼球按摩,闭眼后用手指压迫眼球 5～10 s,然后立即松开手指,间隔 5～10 s,重复数次,以降低眼压,使视网膜血管扩张。③口服乙酰唑胺,首次剂量 500 mg,以后每 6 h 服用 250 mg,要注意药物的副作用。

3. 给予吸氧 立即吸入 95％氧气和 5％二氧化碳的混合气体,每小时 1 次,每次 10 min,晚上每 4 小时 1 次,以增加视网膜动脉的血氧含量,缓解视网膜的缺氧状况。

4. 应用血管扩张剂 立即吸入 0.2 ml 亚硝酸异戊酯或 0.3～0.6 mg 硝酸甘油舌下含服;罂粟碱 60～90 mg,加入生理盐水 500 ml 静脉滴注,连续 3 d。给予阿托品或妥拉苏林球后注射。

5. 应用纤溶制剂 对疑有血栓形成或纤维蛋白原增高的患者可应用纤溶制剂,如静脉滴注尿激酶,用药期间要检测血纤维蛋白原,当其降至 200 mg% 以下者应停药。

6. 对因治疗　进行全身检查,要特别注意颈动脉及心血管系统的异常体征以寻找病因,积极治疗全身疾病,同时注意预防另一只眼发病。

【健康教育】

告知患者该病的发生与全身血管性疾病有密切关系,尤其是老年人,应积极控制高血压、动脉硬化,避免情绪紧张、情绪波动等。发病后,1 h 内血管阻塞得到缓解,可恢复视力,阻塞超过 4 h 则很难恢复。因此,一旦出现有关症状,应立即到医院就诊。

二、视网膜静脉阻塞

【概述】

视网膜静脉阻塞(retinal vein occlusion)是一种急性血液回流受阻的病变,其特征是受累的视网膜静脉血流发生淤滞、出血、水肿和渗出,是比较常见的眼底血管病。临床上根据阻塞部位的不同,分为视网膜中央静脉阻塞和视网膜分支静脉阻塞。若主干部位静脉阻塞严重者,预后很差;分支阻塞,黄斑未受影响者,预后相对较好。一般多发于中老年人,单眼发病多见。

【病因】

病因比较复杂,血流动力学因素是本病的主要原因。与下列因素密切相关:血液黏度高和血流动力学异常有关,如视网膜血流迟缓、血液稠度和凝集性增高;血浆蛋白质量的改变,如巨球蛋白质;血液成分的改变,如红细胞增多症、白血病等;血管的改变,如高血压、动脉硬化、静脉周围炎和糖尿病等。

【护理评估】

(一) 健康史

评估患者有无高血压、动脉硬化等病史,血液黏度和血流动力学检查有无异常。评估视力下降时间、发展过程、严重程度及治疗经过等。

(二) 临床症状

1. 视网膜中央静脉阻塞　特征性眼底改变为各象限的视网膜静脉扩张、迂曲,视网膜出血、水肿及视盘水肿。可分为两种类型。

(1) 非缺血型:又称静脉淤滞性视网膜病变(VSR),为本病的轻型。可有轻度的视力下降。眼底检查可见视盘轻度水肿,视网膜静脉迂曲扩张,周边部视网膜有散在的点状、火焰状出血,偶见棉绒斑。晚期出血被逐渐吸收,视盘多恢复正常,黄斑留有轻度的囊样变性。

(2) 缺血型:又称出血性视网膜病变(HR),为本病的重型。主要表现为视力明显减退,重者降至眼前手动。眼底检查:视盘高度水肿出血,边界模糊,视网膜静脉高度迂曲、扩张呈腊肠状,动脉管径变细,视网膜有大量的火焰状出血,伴有白色。晚期出血和棉绒斑被逐渐吸收,留有黄斑囊样变性,视网膜新生血管形成,可引起玻璃体积血或新生血管性青光眼等。

2. 视网膜分支静脉阻塞　以颞上支阻塞常见。患者可有不同程度的视力下降,受累静脉发生迂曲、扩张,视网膜水肿、出血及出现棉绒斑。非缺血型者,病变吸收消退后视力可改善。缺血型者,如有持续的毛细血管闭塞,预后视力较差。

(三) 辅助检查

眼底荧光血管造影可显示静脉充盈时间延迟,管壁渗漏,毛细血管扩张、迂曲,中央静脉阻塞者可有大片毛细血管无灌注区、黄斑水肿、新生血管的表现。血液检查可协助查找病因。

57

（四）并发症

出血型视网膜病变若反复出血，视网膜新生血管形成，可引起玻璃体积血、新生血管性青光眼和牵引性视网膜脱离。

（五）心理社会状况

视网膜静脉阻塞的病程漫长，视力多有明显下降，故患者会产生焦虑、烦躁等心理。

【护理诊断】

1. 感知紊乱（视力下降）　与视网膜出血、渗出等因素有关。

2. 焦虑　与视力下降、预后不良有关。

3. 潜在并发症　玻璃体积血、视网膜脱离、新生血管性青光眼等。

【护理措施】

1. 应用纤溶制剂　遵医嘱应用抗凝药物，以促使纤维蛋白溶解，减少血栓形成。常用尿激酶、链激酶等静脉滴注。注意药物应用的适应证，用药前应检查纤维蛋白原及凝血酶原时间，低于正常不宜应用。

2. 糖皮质激素应用　对由炎症引起者和有黄斑囊样水肿的年轻患者，使用糖皮质激素治疗可减轻水肿，改善循环。

3. 光凝治疗　激光治疗可减少毛细血管渗漏，阻止液体渗入黄斑，封闭无灌注区，预防新生血管形成及玻璃体积血。

4. 病因治疗　在常规治疗的同时，帮助患者积极查找病因，并对病因进行治疗，如降低血压、治疗糖尿病等。

【健康教育】

1. 指导患者严格按医嘱用药，定期复查，如出现视力突然下降、部分视野缺损等异常情况，及时到医院就诊。

2. 平时注意进食低脂肪、低胆固醇、清淡易消化饮食，保持大便通畅。

3. 积极控制糖尿病、高血压、高脂血症等全身性疾病。

三、高血压性视网膜病变

【概述】

高血压性视网膜病变（hypertensive retinopathy）是指由于高血压导致视网膜血管内壁损害的总称，可以发生于任何原发性或继发性高血压患者，常发生于妊娠期高血压疾病、恶性高血压以及嗜铬细胞瘤等。

【病因】

长期血压升高使视网膜动脉管壁平滑肌肥厚、玻璃样变，继之硬化、管径狭窄，并出现视网膜及脉络膜代偿失调，导致视网膜水肿、渗出、出血等。

【护理评估】

（一）健康史

评估患者的高血压病史、血压控制状况以及是否合并其他高血压的并发症。

（二）症状与体征

1. 症状　临床上可有不同程度的视力下降，与视网膜损害的程度、部位有关。

2. 体征　视网膜动脉变细，有渗出及出血；晚期发生视网膜、视盘水肿。

3. 高血压性视网膜病变分级　分为Ⅳ级。

Ⅰ级：主要是血管的收缩、变窄。视网膜小动脉反光带加宽，管径不规则，动静脉交叉处压迹虽不明显，但透过动脉管壁见不到其深面的静脉血柱。

Ⅱ级：表现为动脉硬化。视网膜动脉光带加宽，呈铜丝或银丝状外观，动静脉交叉处压迹明显，深面的静脉血管有改变，视网膜可见硬性渗出或线状小出血。

Ⅲ级：表现为渗出。动脉管壁明显变细，视网膜水肿，可见棉绒斑及片状出血。

Ⅳ级：为眼底改变并有视盘水肿。

（三）辅助检查

血压测量、眼底检查及眼底血管造影检查等有助于诊断。

（四）心理社会状况

高血压性视网膜病变的早期患者的心理变化不明显，晚期视力障碍影响生活时，患者会产生焦虑心理。应评估患者的年龄、性格特征、文化层次、饮食习惯、不良嗜好、对疾病的了解和认识等。

【护理诊断】

1. 感知紊乱（视力下降）　与缺乏自我保健和护理知识导致视网膜、视神经损害有关。

2. 自理缺陷　与视力严重下降有关。

3. 焦虑　与视力下降、病程长、反复发作等因素有关。

【护理措施】

1. 积极治疗高血压　使血压稳定在正常范围。

2. 药物治疗　遵医嘱应用维生素 C、曲克芦丁、碘剂及血管扩张剂，以促进视网膜水肿、出血及渗出的吸收。

3. 心理护理　多与患者交流，了解患者的焦虑程度，给予心理安慰。

【健康教育】

指导患者按医嘱服用降血压药物，并定期测量血压，检查眼底；进低盐、低脂、低胆固醇饮食；改变不良的生活方式，如戒烟、限酒，保证充足的睡眠，适当运动，保持乐观的情绪。

四、糖尿病性视网膜病变

【概述】

糖尿病性视网膜病变（diabetic retinopathy）是糖尿病的眼部严重并发症之一。我国糖尿病患者的发病率约为1％，病程 8 年以上者，发生糖尿病性视网膜病变者约50％以上。

【病因】

高血糖主要损害视网膜的微小血管，使毛细血管内皮细胞受损，失去屏障功能，继而引起微动脉瘤的发生和毛细血管的通透性增加，导致视网膜水肿、渗出及出血，进一步损害则出现毛细血管闭塞和新生血管形成。

【护理评估】

（一）健康史

评估患者的糖尿病病史、血糖控制状况、是否合并有其他全身并发症。

（二）症状与体征

1. 症状　多数患者有糖尿病的多饮、多尿、多食和体重下降等全身症状。早期一般无眼部症状,随着病情加重,可有视力下降、眼前黑影飘动及视物变形,严重者视力丧失。

2. **体征** 眼底表现可分为单纯期和增殖期。单纯期可见视网膜微动脉瘤、毛细血管闭塞、出血、渗出、棉绒斑,还可见视网膜及黄斑水肿;增殖期可见视网膜大片出血和新生血管形成,重者可引起玻璃体积血,玻璃体内可有灰白色增殖条索,引起增生性玻璃体视网膜病变和牵拉性视网膜脱离等。

(三)辅助检查

1. **荧光素眼底血管造影** 可见微动脉瘤呈点状高荧光,毛细血管扩张、渗漏,毛细血管无灌注区及视网膜新生血管等。

2. **视网膜电图震荡电位(Ops)** 能客观而敏锐地反映视网膜内层血液循环状态,尤其是视网膜病变早期,在检眼镜未能发现视网膜病变时,Ops可出现有意义的改变。

(四)并发症

新生血管性青光眼、牵拉性视网膜脱离等。

(五)心理社会状况

糖尿病性视网膜病变晚期可严重损害视力,甚至失明,患者可能有严重的焦虑心理。因此要注意评估患者的情绪状态;评估患者的年龄、饮食习惯、生活习惯、经济状况、对疾病的认知等。

【护理诊断】

1. **感知改变(视力下降)** 与视网膜出血、渗出及缺乏此病的防治知识有关。

2. **潜在并发症** 新生血管性青光眼、牵引性视网膜脱离等。

3. **有外伤的危险** 与严重视力下降有关。

【护理措施】

1. **控制血糖** 严格将血糖控制在正常或接近正常的水平,以减缓疾病的进展。

2. **积极治疗** 遵医嘱应用维生素C、曲克芦丁、碘剂及血管扩张剂,以促进视网膜水肿、出血及渗出的吸收。严重病例可行玻璃体切割手术或进行视网膜光凝治疗。

3. **综合护理** 为防止视力的进一步下降,应告知患者控制血糖的意义。指导患者进食糖尿病饮食,并向患者介绍饮食治疗的目的、意义及其具体措施,并监督落实。定期检查眼底。指导患者按医嘱用药和复查,如有眼痛、头痛、虹视、雾视、视力突然下降、视野突然缺损等表现时,应立即到医院就诊。

4. **防护措施** 对严重视力下降的患者,注意安全保护措施,避免发生意外损伤。

五、视网膜脱离

【概述】

视网膜脱离(retinal detachment)是指视网膜神经上皮层和色素上皮层之间的脱离。可分为孔源性(原发性)、牵拉性及渗出性(又称继发性)3类。

【病因】

孔源性视网膜脱离最常见,主要是由于视网膜变性或玻璃体的牵拉使视网膜神经上皮层发生裂孔,液化的玻璃体经此裂孔进入视网膜神经上皮层和色素上皮层之间形成视网膜脱离,多见于高度近视、白内障摘除术后无晶体眼、老年人和眼外伤者;渗出性视网膜脱离是由于脉络膜渗出所致的视网膜脱离,又称浆液性视网膜脱离;牵拉性视网膜脱离是因增殖性玻璃体视网膜病变的增殖条带牵拉而引起的没有裂孔的视网膜脱离。

【护理评估】

（一）健康史

孔源性视网膜脱离应重点评估患者的年龄，有无高度近视、白内障摘除术后无晶体眼和眼外伤病史。渗出性视网膜脱离应评估患者有无中心性浆液性脉络膜视网膜病变、葡萄膜炎、后巩膜炎、妊娠期高血压疾病、恶性高血压以及特发性葡萄膜渗漏综合征等疾病。牵拉性视网膜脱离应评估患者有无玻璃体出血、糖尿病、高血压病史。

（二）症状与体征

早期眼前有闪光感和黑影飘动（视野缺损），累及黄斑区则有视力下降。眼底检查可见脱离部位的视网膜呈青灰色隆起，大都可找到鲜红色的裂孔。多有眼压偏低。

（三）辅助检查

散瞳后用间接检眼镜、三面镜仔细检查眼底，眼底荧光血管造影、视野检查、视觉电生理检查和眼部 B 超检查可协助诊断。

（四）心理社会状况

多数患者担心预后不好，常有紧张、焦虑等心理表现。通过与患者的交流，注意评估患者的年龄、性别、职业、性格特征、对视网膜脱离的认知程度等。

【护理诊断】

1. 感知改变（视力下降及视野缺损） 与视网膜的脱离有关。

2. 焦虑 与视功能损害及担心预后有关。

3. 知识缺乏 与缺乏视网膜脱离的防治和护理相关知识有关。

【护理措施】

手术封闭裂孔是治疗的关键，应协助医生完成手术及护理。

1. 术前护理

（1）一般按内眼手术常规进行术前护理。

（2）术前充分散瞳，详细查明视网膜脱离区和裂孔。病程短且视网膜积液较多，不易查找裂孔时，嘱患者卧床休息，戴小孔眼镜，必要时给予双眼包扎，使眼球处于绝对安静的状态，2~3 d 后再检查眼底。

（3）静卧休息，并使裂孔区处于最低位，防止视网膜脱离范围加大。

2. 术后护理

（1）安静卧床休息 1 周，给予双眼包扎，避免活动，以减少出血。对于玻璃体注气或注油的患者，为帮助视网膜复位和防止晶状体混浊应采取低头或俯卧位，待气体吸收后改为正常卧位。告知患者和家属保持正确体位的重要性，以取得配合，保证疗效。同时观察患者有无特殊体位引起的不适，及时给予指导。

（2）密切观察病情，如患者出现眼痛应及时通知医生，并遵医嘱给予止痛药或降眼压药，必要时可适当放气。

（3）帮助患者适应病房环境，做好无障碍设施护理，协助患者卧床期间的生活护理，满足患者的各项生活所需。

【健康教育】

1. 向患者及家属介绍本病的特点和防治知识。高危人群如高度近视者、白内障摘除术后无晶状体眼者、老年人应避免剧烈运动和眼外伤。

2. 术后患眼继续散瞳 1 个月，半年内勿剧烈运动及从事重体力劳动，防止头部碰撞。

3. 按时用药,定期复查,如有异常,及时就诊。

六、玻璃体积血

【概述】

当眼内附近组织或外伤造成视网膜、葡萄膜血管破裂出血进入玻璃体腔时,成为玻璃体积血(vitreous hemorrhage)。玻璃体积血是临床上重要的一种玻璃体病变,当玻璃体内积血量大时,将造成严重的视力障碍。

【病因】

玻璃体积血的病因很多,常见于:①视网膜血管性疾病:视网膜静脉阻塞、糖尿病视网膜病变、视网膜静脉周围炎、高血压视网膜病变等;②外伤或手术:如眼球穿通伤、球内异物、眼球钝挫伤、内眼手术等导致血管破裂出血进入玻璃体内;③其他眼病:视网膜裂孔时牵拉血管造成破裂,引起玻璃体积血。出血大多于剧烈震动、咳嗽、重体力劳动、酗酒或热浴后发生。少数玻璃体后部脱离时也可发生视网膜出血,血液进入玻璃体。

【护理评估】

(一) 健康史

评估患者有无视网膜血管性疾病,有无外伤及手术史,近来有无剧烈震动、咳嗽、重体力劳动、酗酒或者热浴等。有无高血压、糖尿病史。

(二) 症状与体征

少量积血时,患者自述眼前有黑影飘动和不同程度的视力下降。眼底检查可见玻璃体内有点状、尘状、絮状物漂浮。大量积血时,患者突感眼前一片漆黑,视力急剧减退,仅存手动或光感。裂隙灯下检查可见前部玻璃体内有大量弥散性出血或鲜红色凝血块。

(三) 辅助检查

B超检查可了解玻璃体混浊程度。

(四) 并发症

大量或反复出血可引起增殖性病变,积血形成的机化物易造成牵拉性视网膜脱离,也可引起继发性青光眼等。

(五) 心理社会状况

玻璃体少量积血,视力影响不大的患者,心理症状不明显;玻璃体大量积血,严重影响视力或仅有光感或手动的患者会表现出比较明显的焦虑、紧张、恐惧等心理问题。

【护理诊断】

1. 感知改变(视力下降) 与玻璃体积血有关。
2. 焦虑 与担心预后视力恢复不佳有关。
3. 自理缺陷 与视力下降、双眼包扎、绝对卧床等有关。
4. 潜在并发症 视网膜脱离、青光眼等。

【护理措施】

1. 保守治疗 对非外伤性玻璃体积血患者可采取保守治疗。嘱患者绝对安静地卧床休息,采取半卧位,并给予双眼包扎,限制眼球运动,以减少继续出血。卧床和双眼包扎期间协助患者生活护理,防止意外损伤。

2. 药物和手术治疗 按医嘱应用止血药、透明质酸酶、尿激酶等药物。告知患者少量积血可迅速吸收;中等量积血可数月吸收。对于3～6个月积血不能吸收或外伤性大量积血经上述治疗无效者可行玻璃体切割术,使患者消除焦虑心理,密切配合治疗。

3. 生活护理　饮食以易消化、富含纤维素的软食,并保持大便通畅。

4. 注意病情变化　如出现视力突然下降、视野缺失、眼球胀痛等,要及时到医院就诊。

第八节　屈光不正及老视患者的护理

【案例导入】

患者,男性,20 岁,因每日学习 16 h 余,致双眼视力逐渐下降,来医院眼科就诊。检查视力:左眼 0.5,右眼 0.3。未见其他异常。

思考:

(1) 该患者的初步诊断是什么?

(2) 该患者的主要护理诊断有哪些?

(3) 对该患者应采取哪些护理措施?

眼球是一个复合的光学系统,外界光线通过眼的屈光系统屈折后,在视网膜上形成一个清晰的倒立缩小的实像,这种生理功能称为眼的屈光。当眼调节静止时,外界平行光线经过眼的屈光系统屈折后,聚焦在视网膜黄斑中心凹处,这种屈光状态称为正视。若外界平行光线不能聚焦在视网膜黄斑中心凹处,则称为非正视,即屈光不正。屈光不正包括近视、远视和散光 3 种类型。

一、近视

【概述】

近视(myopia)指眼在调节静止时,平行光线经眼的屈光系统屈折后,聚焦在视网膜之前的一种屈光状态,近视患者的远点移近(图 1-4-10)。

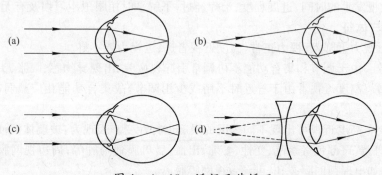

图 1-4-10　近视及其矫正

(a) 正视眼　(b) 近视屈光状态　(c) 近视视近能看清　(d) 近视戴凹透镜矫正

【病因】

近视的病因比较复杂,目前确切的发病仍在探索中。

1. 遗传因素　近视有一定的遗传性,病理性近视可能为常染色体隐性遗传,单纯性近视可能属多因子遗传。

2. 发育因素　婴幼儿常为生理远视,随着年龄增长,眼轴逐渐加长而趋向正视,如发育过度则

63

形成近视。

3. **环境因素** 近视的发生、发展与近距离工作有密切关系,尤其是照明不足、长时间近距离阅读、字迹模糊不清或字体过小及姿势不良等均可导致近视的发生。

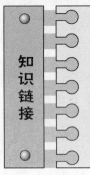

知识链接

高度近视遗传的原理与概率

近视有 40% 是遗传造成的,近视遗传主要是高度近视的遗传。高度近视为常染色体隐性遗传病,也就是当有关近视的一对基因都是本病的致病基因时才发病。如果只是其中一个基因是致病的,而另一个基因是正常的,则不发病,只是致病基因携带者。例如,父母都不是近视,但他们都是高度近视基因携带者,在他们本人不显示近视,但他们俩的致病基因都遗传给孩子,使孩子具备了两个近视基因,故使孩子成了近视。

【近视的分类】

1. **按近视程度分类** 可分为轻、中、重 3 种。低于 −3.00D 为轻度近视;−3.00D～−6.00D 为中度近视;高于 −6.00D 为高度近视。也有人把轻中度近视称为单纯性近视,而把伴有退行性病变的高度近视称为病理性近视。

2. **按屈光成分分类** 近视可分为轴性近视和屈光性近视。前者由于眼轴过长所致,后者由于角膜或晶状体弯曲度过强或房水、晶状体屈光指数增强所致。

3. **根据是否参与调节作用分类** 近视可分为调节性近视、真性近视和混合性近视。青少年因长时间近距离阅读,致睫状肌痉挛而出现的一时性近视,称调节性近视或假性近视,应用睫状肌麻痹剂后呈正视或轻度远视。真性近视患者应用睫状肌麻痹剂后,近视屈光度数未降低或降低度数 <0.50D。混合性近视患者应用睫状肌麻痹剂后,近视屈光度数降低 >0.50D,但未能恢复至正视。

【护理评估】

(一)健康史

询问患者近视发生的时间、进展程度、治疗经过,了解平时用眼卫生习惯及有无家族史等。

(二)症状与体征

1. **视力** 远视力下降,近视力正常,高度近视者远、近视力皆不好。

2. **视力疲劳** 由于调节和集合功能不协调常引起视疲劳,出现异物感、眼胀、头痛等。

3. **眼位偏斜** 高度近视者由于看近时不用或少用调节,故集合功能相应减弱,易出现外隐斜视或外斜视。

4. **眼底改变** 高度近视可出现不同程度的眼底退行性变。表现为:玻璃体混浊、液化;豹纹状眼底、近视弧形斑;黄斑部色素紊乱、变性、萎缩、出血;后巩膜葡萄肿等;周边视网膜可出现格子样变性、囊样变性,如出现视网膜裂孔,可导致视网膜脱离。

(三)辅助检查

1. **验光** 包括客观验光法和主观验光法两种。常用的客观验光法有视网膜检影法、自动验光仪法。常用的主观验光法有插片法、雾视法、红绿双色法、散光表法和交叉圆柱镜法。

2. **角膜曲率计** 主要用于测定角膜前表面的弯曲度,通过测定角膜中央两条主要子午线上的屈光力来确定角膜散光的轴位和度数。

(四)并发症

视网膜脱离、青光眼、白内障等。

（五）心理社会状况

多数患者早期不注意预防和控制视力下降,缺乏近视的防治知识。当视力下降的程度影响到上学、就业和工作时,产生烦躁、焦虑、担心等心理负担。评估患者的年龄、学习、生活和工作环境,对近视的认知程度,家庭经济状况等。

【护理诊断】

1. 知识缺乏　缺乏近视预防和治疗的有关知识。

2. 潜在并发症　视网膜脱离、青光眼、白内障等。

【护理措施】

1. 假性近视的护理　对假性近视的患者可使用睫状肌麻痹剂松弛调节,常用 1%阿托品滴眼液和 0.5%托品卡胺滴眼液。教会患者或家属正确使用药物治疗。

2. 真性近视的护理　真性近视患者应验光后配戴合适的凹透镜或选择屈光手术进行矫正。配镜前要充分散瞳,尤其是学龄期儿童,应指导患者正确应用散瞳药,并告诉其用药后出现短暂的畏光、视物不清属于正常现象,以减轻患者的心理负担。

(1) 配戴框架眼镜是最常用和最好的矫正方法。配戴镜片的原则是获得最佳视力的最低度数的凹透镜为宜,因过度矫正可引起调节紧张、加重视疲劳和促使近视加重。

(2) 角膜接触镜可以增加视野,减少两眼像差,而且不影响眼的外观,但应严格遵照配戴规则和注意用眼卫生,尽量避免因配戴不当引起的角膜并发症。如戴镜前需洗净双手,剪短指甲,每日做好角膜接触镜的清洗和消毒工作,并保持镜盒的清洁。每日晚上应清洁和消毒,不能戴镜过夜。嘱患者一旦出现眼痛、流泪、畏光等刺激症状时,应立即停用角膜接触镜,及时到医院就诊或遵医嘱更换镜片。

3. 屈光手术患者的护理　屈光手术包括角膜屈光手术、晶状体屈光手术和巩膜屈光手术 3 种。因角膜屈光力约为 43D,占眼球屈光力的 2/3,故在角膜上施以手术能轻易改变眼的屈光状态。

(1) 术前护理:①按内眼手术护理常规进行术前护理。②术前停戴软性角膜接触镜 1～2 周,戴硬性透氧性角膜接触镜 1 个月以上。③全面检查眼部,包括远近视力、屈光度、瞳孔直径、眼底、眼压、角膜地形图、角膜厚度和眼轴长度测量等。④术前 3 d 眼部停用化妆品和香水。

(2) 术后护理:①指导患者正确使用眼药,定期复查。使用激素眼药水的患者应定期测量眼压,一旦发现眼睛红肿、畏光、流泪、分泌物增多时,立即到医院诊治。②术后 3 d 内避免洗头,1 周内禁止眼部化妆,1 个月内严禁揉眼睛,避免剧烈活动及碰撞眼部,外出时戴防护眼镜,尽量避免眼疲劳。③多食易消化、清淡、富含维生素 A 的食物,如动物肝脏、瘦肉、牛奶、鸡蛋、新鲜蔬菜、水果等,以利于角膜营养,促进角膜伤口愈合。

【健康教育】

1. 指导患者养成良好的用眼卫生习惯:①读书写字时,姿势要端正,眼与读物的距离保持在25～30 cm。②不要在乘车、走路、躺卧时,以及在阳光直射或暗光下看书。③避免长时间近距离阅读,控制收看电视和玩游戏机的时间,持续用眼 1 h 后应休息 10 min 左右,并向远处眺望,使眼肌调节,得以松弛。

2. 教室光线应充足,无眩光或闪烁,黑板无反光,桌椅高度要合适。

3. 定期做视力和眼部检查,青少年一般每半年检查 1 次,如有异常应及时矫正。

4. 高度近视患者应定期检查视力和眼底,避免跳水及其他剧烈运动,防止眼底出血或视网膜脱离等。如眼前出现闪光或有黑影飘动等异常情况,应立即到医院就诊。

5. 保持身心健康,注意合理饮食,避免挑食,多食富含高蛋白、维生素的食物,保证充足的睡眠时间,锻炼身体,增强体质,使眼和全身正常发育。

6. 加强优生优育的宣传教育,以减少高度近视遗传因素的影响。

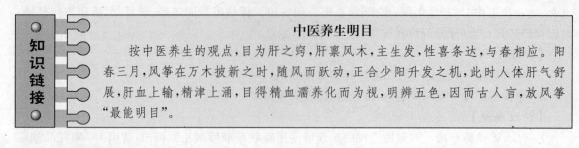

知识链接

中医养生明目

按中医养生的观点,目为肝之窍,肝禀风木,主生发,性喜条达,与春相应。阳春三月,风筝在万木披新之时,随风而跃动,正合少阳升发之机,此时人体肝气舒展,肝血上输,精津上涌,目得精血濡养化而为视,明辨五色,因而古人言,放风筝"最能明目"。

二、远视

【概述】

远视(hyperopia)指眼在调节静止时,平行光线经眼的屈光系统屈折后,聚焦于视网膜之后的一种屈光状态。远视患者的远点位于视网膜之后(图Ⅰ-4-11)。

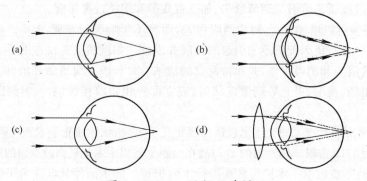

图Ⅰ-4-11 远视及其矫正

(a)正视眼 (b)远视屈光状态 (c)远视使用调节代偿 (d)远视戴凸透镜矫正

【病因】

1. 眼轴较短 是形成远视的主要原因。婴幼儿眼球小,眼轴短,呈生理性远视状态。随着年龄的增长,眼轴逐渐延长,到学龄前基本达到正视。如果发育受到影响,眼轴不能达到正常长度,即成为轴性远视。

2. 屈光力较弱 常见原因有角膜或晶状体弯曲度降低,如扁平角膜、晶状体向后脱位或无晶状体眼及屈光间质的屈光指数降低等。

【护理评估】

(一)健康史

询问患者远视发生的时间、进展程度、有无治疗或配镜治疗情况,有无视疲劳及弱视,了解患者有无远视家族史等。

(二)症状与体征

1. 视力下降 远视按屈光度数分为:+3.00D以下者为轻度远视;+3.00D~+6.00D者为中度远视;+6.00D以上者为高度远视。轻度远视的青少年,通过调节视力可达到正常;中度远视者,远视力正常,近视力下降;高度远视者则远、近视力均下降,常伴有弱视。

2. 视疲劳　是远视患者的主要症状，表现为眼球、眼眶及眉弓部胀痛，甚至恶心、呕吐，休息后症状缓解或消失。

3. 眼位偏斜　幼儿高度远视者因过多地调节，伴随过度的集合，常易发生调节性内斜视。

4. 眼底改变　高度远视患者的眼球小，前房浅，眼底视盘小，颜色发红，边界微模糊稍隆起，但矫正视力正常，视野无改变，长期观察眼底情况无变化，称为假性视盘炎。

（三）辅助检查

进行验光、眼底、角膜曲率计等检查以确定远视及度数。

（四）并发症

远视患者的眼轴多偏短，常伴有前房浅、房角窄，容易发生闭角型青光眼。

（五）心理社会状况

评估患者的年龄、学习、生活和工作环境，对远视的认知程度等。

【护理诊断】

1. 舒适改变（眼酸胀、头痛等）　与远视引起的视疲劳有关。

2. 知识缺乏　缺乏远视的相关防治知识。

【护理措施】

1. 指导患者及其家属掌握远视的相关防护知识，能主动配合远视治疗，正确配戴合适的凸透镜。轻度远视如无症状不需矫正，如有视疲劳和斜视，即使远视度数低也应戴镜。中度远视或中年以上远视者应戴镜矫正视力，以消除疲劳及避免发生内斜视。

2. 注意观察患者视力和屈光度的改变，观察有无眼位偏斜等。如发现视力和屈光度改变，应及时调整眼镜度数。

3. 远视患者如伴有弱视，在治疗远视的同时还应进行弱视的治疗。

三、散光

【概述】

散光（astigmatism）是由于眼球屈光系统各子午线的屈光力不同，平行光线进入眼内不能形成焦点的一种屈光状态。

【病因】

最常见的原因是由于角膜各径线的曲率半径大小不一致，通常以水平及垂直两条主径线的曲率半径差别最大。晶状体虽也可产生散光，但不是主要原因。临床上常将散光分为规则散光和不规则散光两类。

1. 规则散光　最大屈光力和最小屈光力主子午线相互垂直者为规则散光。规则散光又分为顺规散光、逆规散光和斜向散光。最大屈光力主子午线在 $90°\pm30°$ 位置的散光称为顺规散光；最大屈光力主子午线在 $180°\pm30°$ 称为逆规散光；其余为斜向散光。规则散光根据各子午线的屈光状态分为以下5种。

（1）单纯近视散光：一条主径线为正视，另一主径线为近视。

（2）单纯远视散光：一条主径线为正视，另一主径线为远视。

（3）复合近视散光：两条互相垂直的主径线均为近视，但近视的度数不同。

（4）复合远视散光：两条互相垂直的主径线均为远视，但远视的度数不同。

（5）混合散光：一条主径线为近视，另一条与其垂直的主径线为远视。

2. 不规则性散光　眼球的屈光状态不但表现为各径线的屈光力不相同，在同一径线上各部分的屈光力也不同,没有规律可循,不能形成前后两条焦线,也不能用柱镜片矫正。常见于圆锥角膜、角膜云翳或晶状体疾病等所致的角膜或晶状体屈光面不规则。

【护理评估】

（一）健康史

询问患者有无视疲劳、视物模糊、重影,是否配戴眼镜、矫正视力及舒适度情况。

（二）症状与体征

1. 视力减退 散光性质、屈光度高低及轴的方向等因素对视力有不同程度的影响。低度数散光对视力影响不大;高度数散光,视近视远均模糊不清,似有重影,常眯眼视物,以达到针孔或裂隙的作用来减少散光。

2. 视疲劳 高度散光患者无此症状或症状较轻,轻度散光患者此症状较明显。

（三）辅助检查

1. 验光 经客观验光法和主观验光法检查,可以确定散光轴向和度数。

2. 角膜曲率计 通过测定角膜中央两条主要子午线上的屈光力来确定角膜散光的轴向和度数。

3. 角膜地形图 较角膜曲率计更能全面地反映角膜前表面的屈光状态,尤其对圆锥角膜等不规则散光可精确测定。

（四）心理社会状况

评估患者的年龄,受教育水平,学习、生活和工作环境,对散光的认知程度。

【护理诊断】

知识缺乏 缺乏散光相关防护知识。

【护理措施】

1. 向患者及家属解释散光的相关知识,使其能主动配合矫治。规则散光用柱镜矫正,应注意度数和轴向。不规则散光不能用柱镜矫正,可试用角膜接触镜矫正。

2. 注意观察患者的视力和屈光度的变化。高度散光常伴有弱视,在矫正散光的同时还应进行弱视的治疗。

3. 指导患者掌握正确的配戴眼镜或角膜接触镜的方法和护理养护知识,尤其是硬性透氧性角膜接触镜的配戴和保养方法。

4. 避免用眼过度,定期检查视力,及时调整眼镜度数,合理饮食,锻炼身体,增强体质。

四、老视

【概述】

老视(presbyopia)是指由于年龄所致的生理性调节功能减弱,俗称"老花眼",多从 40~45 岁开始。远视者老视出现得较早,近视者出现得较晚或不发生。

【病因】

随着年龄的增长,晶状体逐渐硬化,弹性降低,睫状肌的功能也逐渐减弱,从而引起眼的调节功能减弱,近视力减退,使近距离工作或阅读发生困难。

【护理评估】

（一）健康史

询问患者有无视疲劳及将近距离读物移远的现象。老视初期,常将注视目标放远才能看清,随着年龄的增加,虽然注视目标尽量移远也无法看清。

（二）症状与体征

1. 近距离阅读或工作困难　表现为阅读时看不清楚小的字体,不自觉地将阅读物移到远处或放在强光下阅读,随着年龄的增长,这种现象逐渐加重,以致虽将目标放远也不能看清。

2. 视疲劳　近距离阅读或工作时需要增加调节,从而因过度调节及过度集合,而出现头痛、眼胀等视疲劳症状。

（三）辅助检查

屈光检查可确定老视的度数。

（四）心理社会状况

评估患者的年龄,受教育水平,学习、生活及工作环境,对老视的认知程度。

【护理诊断】

1. 舒适改变(头痛眼胀等)　与老视有关。

2. 知识缺乏　缺乏老视配镜知识。

【护理措施】

1. 验光配戴凸透镜进行矫正　向患者解释老视的相关知识,使其能正确进行老视矫治。

2. 指导患者随年龄改变调整老视眼镜　一般 45 岁左右约需＋1.50D 的眼镜,50 岁左右约需＋2.00D 的眼镜,60 岁左右约需＋3.00D 的眼镜。避免长时间近距离工作或阅读。

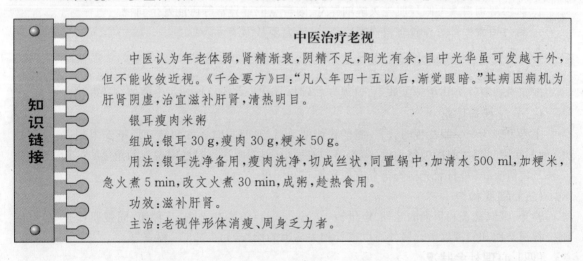

知识链接

中医治疗老视

中医认为年老体弱,肾精渐衰,阴精不足,阳光有余,目中光华虽可发越于外,但不能收敛近视。《千金要方》曰:"凡人年四十五以后,渐觉眼暗。"其病因病机为肝肾阴虚,治宜滋补肝肾,清热明目。

银耳瘦肉米粥

组成:银耳 30 g,瘦肉 30 g,粳米 50 g。

用法:银耳洗净备用,瘦肉洗净,切成丝状,同置锅中,加清水 500 ml,加粳米,急火煮 5 min,改文火煮 30 min,成粥,趁热食用。

功效:滋补肝肾。

主治:老视伴形体消瘦、周身乏力者。

第九节　斜视与弱视疾病患者的护理

【案例导入】

患儿,男性,4 岁,近日妈妈发现他喜欢斜眼看东西,遂来医院眼科就诊。检查:左眼裸视力 0.6,右眼裸视力 0.2。散瞳验光结果:左眼＋2.50DS＋1.0DC×90°→0.9,右眼＋4.00DS＋1.0DC×90°→0.3。角膜光点反应法检查眼位:右眼映光点偏向瞳孔颞侧,位于瞳孔缘,左眼映光点在角膜中央。未见其他异常。初步诊断:共同性内斜,右眼弱视。

思考:

(1) 该患者的主要护理诊断有哪些?

(2) 对该患者应采取哪些护理措施?

69

正常情况下,两眼同时注视同一目标,目标在双眼视网膜对应部位(对应点)所形成的像,经大脑视觉中枢融合为一个单一的具有三维空间的完整的像,这种功能称为双眼单视。如果视觉中枢融合功能失调,眼外肌力量不平衡,两眼不能同时注视目标,一眼注视目标时,另一眼出现眼位偏斜称为斜视。能通过正常的融合控制偏斜眼位者为隐斜;如果融合失去控制,使双眼位于间歇性或恒定性偏斜状态时则称为显斜。斜视可分为共同性斜视与麻痹性斜视两种类型。

一、共同性斜视

【概述】

共同性斜视(concomitant strabismus)是指眼的某一对拮抗肌力量不平衡引起的眼位偏斜,而眼外肌本身及其支配神经无器质性病变。一般分为共同性内斜视和共同性外斜视两类。

【病因】

1. 调节因素　调节和辐辏不协调可引起斜视。远视眼经常使用调节,引起过度辐辏,可发生共同性内斜;近视眼一般不用调节,集合常不足,可发生共同性外斜。

2. 融合功能障碍　双眼视力相差较大时,可阻碍双眼融合功能发育,若发生在婴幼儿时期,由于不能双眼注视,容易出现斜视。

3. 中枢神经因素　中枢神经控制失调,眼外肌力量不平衡,导致斜视。

4. 肌肉解剖因素　眼外肌先天解剖异常、附着点位置异常等可能发生斜视。

5. 遗传因素　部分患者有斜视家族史,可能为多基因遗传。

【护理评估】

(一) 健康史

询问患者有无外伤史及家族史,斜视发病年龄、诱因,有无复视和头位偏斜及诊断治疗经过。

(二) 症状与体征

主要表现为当一眼注视时,另一眼的视线偏离目标;两眼向各方向转动均不受限制;第一斜视角(健眼注视时斜视眼的偏斜角度)等于第二斜视角(斜视眼注视时健眼偏斜的角度);一般无复视、头晕及代偿头位;进行屈光检查常伴有屈光不正和弱视。

(三) 辅助检查

验光、眼底检查和斜视的定性、定量检查(遮盖试验、角膜映光法、三棱镜、同视肌检查等)可以确定斜视类型和斜视度数。另外可以进行相关病因的检查;如头部 CT 检查等。

(四) 心理社会状况

由于眼位偏斜,影响面容,患者容易产生焦虑、自卑心理。多数患者为未成年儿童,应评估患者及家属的年龄、受教育水平、生活环境和生活方式、对共同性斜视的认识和心理障碍程度等。

【护理诊断及医护合作性问题】

1. 自我形象紊乱　因眼位偏斜、偏头等影响面容所致。

2. 知识缺乏　缺乏共同性斜视的治疗知识。

【护理措施】

1. 共同性斜视治疗的目的不单为了美容,更重要的是提高斜视眼的视力,增加获得双眼单视的机会。因此,明确诊断后,应及时进行治疗。向患者及其家属做好解释工作,积极配合治疗。

2. 指导患者正确散瞳验光,配戴合适眼镜矫正屈光不正。

3. 积极治疗弱视。

4. 手术治疗。对于斜视角已稳定,或经以上治疗眼位仍有偏斜以及有交替性注视者,应及早进行手术。按外眼手术和护理常规护理。

5. 对患者及家属进行斜视知识的宣传教育,讲解出院后的注意事项及康复训练内容,消除其对斜视的错误认识。

二、麻痹性斜视

【概述】

麻痹性斜视(paralytic strabismus)是指一条或数条眼外肌完全或不完全麻痹所引起的眼位偏斜。

【病因】

麻痹性斜视有先天性因素和后天性因素之分。先天性麻痹性斜视在出生时或出生后早期发生,主要由于先天发育异常、产伤和眼外肌缺如等因素造成。多由代偿性头位引起两颊不对称,很少出现复视。后天性麻痹性斜视多表现为急性发病,可因头部外伤、炎症、病毒、血管性疾病、肿瘤及代谢性疾病引起。

【护理评估】

(一) 健康史

询问患者有无复视、代偿性头位偏斜、外伤、感染、肿瘤等全身性疾病史及家族史;询问诊断和治疗经过。

(二) 症状与体征

常突然发病,以单眼发病多见。表现为眼球向麻痹肌作用方向运动时受限,眼球斜向麻痹肌作用方向的对侧。第二斜视角大于第一斜视角。可出现复视。由于复视的干扰,患者常伴有头晕、恶心、呕吐以及步态不稳等症状,遮盖一眼后症状消失。为减轻复视症状,患者常出现代偿性头位,头向麻痹肌作用方向偏斜。

(三) 辅助检查

红波片试验法和 Parks 三步法是常用的比较精确的检查麻痹性斜视的方法。

(四) 心理社会状况

评估患者的年龄、受教育水平、对麻痹性斜视的认知程度和心理障碍程度等。

【护理诊断及医护合作性问题】

舒适改变(复视、眩晕)　与眼外肌麻痹有关。

【护理措施】

1. 病因治疗　帮助患者查找病因并进行治疗。

2. 药物治疗　遵医嘱给予口服或肌内注射维生素 B_1、B_{12}、三磷酸腺苷、肌苷等,以促进神经功能的恢复;对神经炎和肌炎引起的麻痹性斜视可应用类固醇激素和抗生素。

3. 光学疗法　可采用三棱镜消除复视。

4. 手术治疗　经过上述治疗 6 个月仍未恢复者,可考虑手术治疗。按眼科手术常规对患者进行护理。

三、弱视

【概述】

弱视(amblyopia)是指眼部无器质性病变,而矫正视力≤0.8 者,是严重危害儿童视觉发育和身

71

心健康的常见眼病,如不及时治愈将造成视力低下,无完善的立体视觉,严重影响学习和工作。

【病因】

弱视可以分为以下 5 种类型。

1. 斜视性弱视 患者有斜视或曾有过斜视,由于两眼不能同时对同一目标协同聚焦,可引起复视和视混淆,大脑皮质中枢主动抑制斜视眼传入的视觉信息,黄斑功能长期被抑制而形成弱视。

2. 屈光参差性弱视 一眼或两眼有屈光不正,两眼屈光参差差别在 2.50D 以上,致使两眼视网膜成像大小不等,融合困难,屈光不正较重的一眼受到抑制,日久便形成弱视。

3. 屈光不正性弱视 两眼有明显的屈光不正,如远视、散光及少数高度近视,未经过及时矫正,无法使影像集焦在视网膜上,引起弱视。

4. 形觉剥夺性弱视 在婴幼儿期,由于角膜混浊、先天性或外伤性白内障、上睑下垂或一眼遮盖过久,妨碍了外界物体对光觉的刺激,发生弱视。

5. 先天性弱视 包括器质性弱视,如新生儿视网膜或黄斑部病变、出血等;先天性全色盲等。

【护理评估】

(一)健康史

询问家长患儿出生时的情况及有无眼病、盖眼史及目前视力状况,有无诊断和治疗经过。

(二)症状与体征

1. 视力减退 最佳矫正视力 0.6~0.8 者为轻度弱视,矫正视力 0.2~0.5 者为中度弱视,矫正视力低于 0.1 者为重度弱视。

2. 拥挤现象 对排列成行的视标分辨力较单个视标差,即用单个"E"字测量比常规视力表检查视力可提高 2~3 行。

3. 异常固视 弱视眼可有固视不良,多为旁中心固视,即用黄斑中心凹以外的某点注视目标。

4. 其他 也可表现为眼位偏斜和眼球震颤等。

(三)辅助检查

视觉诱发电位检查表现为潜伏期延长,波幅下降。

(四)心理社会状况

弱视治疗是一个漫长、枯燥、重复的过程。多数患者及家长早期对疾病的危害性不了解,不能及时或坚持治疗。随着治疗时间的延长,尤其当效果不明显时易出现烦躁、忧虑和担心。由于弱视多为学龄前患儿,应注意评估患儿及家长的受教育的水平、对弱视知识的认知及心理障碍的程度等。

【护理诊断】

1. 感知改变(视力低下) 与弱视、无立体视有关。

2. 知识缺乏 缺乏弱视的防治知识。

【护理措施】

弱视的疗效与开始治疗的年龄、注视性质、类型、依从性等多种因素有关。6 岁以下弱视儿童的治愈率高且疗效容易巩固。年龄愈小、中心注视性弱视者疗效愈高;一般 15 岁以上患者的治疗难以奏效。故应告诉家长治疗应及早进行。弱视的治疗包括两个方面,首先是消除抑制;其次是弱视眼的训练,提高黄斑部的固视和融合能力,以恢复双眼的视功能。

1. 原发性疾病的治疗 如先天性白内障、上睑下垂等应尽早手术矫治。

2. 矫正屈光不正 多数弱视患儿存在屈光不正,首先应准确验光,配戴眼镜,去除病因。

3. 视功能训练 弱视眼有中心注视和旁中心注视两种。

（1）中心注视性弱视：可采用遮盖健眼，强迫弱视眼注视的方法，并结合精细目力训练。为防止健眼发生弱视，应根据患儿的年龄、两眼的视力情况适当调整遮盖时间和程度。对于年龄较大的儿童，弱视眼视力低于 0.1 不能坚持遮盖或对遮盖法无效者可使用压抑疗法，即利用镜片（过矫或欠矫）或睫状肌麻醉剂抑制健眼的视力，促进弱视眼的功能。

（2）旁中心注视性弱视：先矫正注视类型，使之转化为中心注视后再采取光栅疗法、红光闪烁刺激疗法、后像疗法等。

4. 定期随访观察　以巩固疗效。

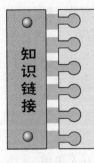

关注斜视、弱视

　　斜视、弱视是儿童的常见疾病。斜视不仅影响儿童的立体视觉形成，而且由于外观的改变，儿童易产生自卑感，从而影响正常的心理发育。人类视觉发育的关键期为出生后 24 个月，而敏感期一直持续至 9～12 岁。敏感期是弱视发病的危险期，也是治疗的关键期。因此，家长和老师应注意孩子的眼位，定期为孩子检查视力，以便早期发现病情，及时治疗，避免弱视的发展。

第十节　视神经疾病患者的护理

【案例导入】

患者，女性，62 岁，左眼视力急剧下降 2 日。检查：左眼瞳孔正常，直接对光反射迟钝。眼底检查：左眼视盘充血、水肿，边界模糊；视网膜水肿、条索状出血渗出，波及黄斑区，以视盘周围更明显。未见其他异常。

思考：

（1）该患者的初步诊断是什么？

（2）该患者的主要护理诊断有哪些？

（3）对该患者应采取哪些护理措施？

视神经为中枢神经系统的一部分。视神经外面的三层鞘膜分别与颅内相延续，因此，中枢神经系统的病变常累及视神经。视神经疾病包括视盘至视交叉以前的视神经疾病。

一、视神经炎

【概述】

视神经炎（optic neuritis）指视神经的炎症、蜕变及脱髓鞘性疾病。根据病变部位不同分为球内段的视乳头炎和球后视神经炎。

【病因】

病因多而且复杂。全身及局部炎症（如脑膜炎、肺炎、流行性感冒、中耳炎、牙周炎、葡萄膜炎等）、铅及某些药物中毒、性病、哺乳、遗传等均可导致本病。

【护理评估】

（一）健康史

询问疾病发生的时间、治疗经过及有无引起疾病发生的相关原发疾病及目前的现状等。

73

（二）症状与体征

本病以视力损害和瞳孔异常为特征。起病急，可一眼或双眼同时发病。由全身或局部病变引起者，常伴有原发病的表现。

1. 症状 视力急剧下降，部分患者出现患眼胀痛或周侧头痛，转动眼球时加重。急性视神经炎在 1～2 d 内仅剩光感或失明。慢性视神经炎则在数周至数月内视力逐渐减退。

2. 体征 患眼瞳孔正常，直接对光反射迟钝或消失，视力严重障碍者瞳孔散大。

3. 眼底检查 视乳头炎时视盘充血、水肿，水肿程度一般不超过 3D，边界模糊；视网膜可有水肿、条索状出血渗出，可波及黄斑区，以视盘周围更明显。球后视神经炎时眼底可无异常；视野检查可见生理盲点扩大，中心暗点和周边视野向心性缩小，视力严重损害者视野无法检查。

（三）并发症

视神经炎如不及时治疗，可导致视神经萎缩。

（四）辅助检查

视野及眼电生理（VEP）检查有助于诊断。

（五）心理社会状况

评估患者的性别、年龄、性格特征和对本病的认知程度；评估患者的情绪状况，有无焦虑、悲伤等心理表现。

【护理诊断】

1. 感知改变（视力下降） 与视神经炎有关。
2. 焦虑 与担心预后有关。
3. 潜在并发症 视神经萎缩。
4. 知识缺乏 缺乏视神经炎有关知识。

【护理措施】

1. 病因治疗 明确病因后积极治疗。
2. 支持疗法 遵医嘱及时给予大剂量的糖皮质激素和 B 族维生素以及血管扩张剂，辅以肌苷、ATP、辅酶 A 等药物治疗。
3. 心理护理 注意做好患者的心理疏导，消除紧张、焦虑情绪，积极配合治疗。

二、视乳头水肿

【概述】

视乳头水肿（papilledema）又称视盘水肿，是视盘的非炎性阻塞性水肿。视神经外面的 3 层鞘膜分别与颅内的 3 层鞘膜相延续，当颅内压力增高时，可经脑脊液传达至视盘处。视盘位于颅内压与眼内压两个不同压力的临界面之间，眼内压通常大于颅内压，如颅内压增高或眼压下降，就会引起视盘水肿。

【病因】

最常见的原因为颅内肿瘤、炎症、外伤及先天畸形等神经系统疾病引起的颅内压增高；也可由恶性高血压、肺心病、眶内肿瘤、葡萄膜炎、眼压过低引起本病。

【护理评估】

（一）健康史

询问患者的年龄、发病的原因、有无引起颅内压增高或引起眼压降低的病史以及治疗经过等。

(二) 症状与体征

常为双眼发病,视力无明显下降或有一过性黑矇,伴有头痛、恶心、呕吐等症状。典型的视乳头水肿可分为4期。早期:视盘出现水肿,边界模糊,盘周有线性出血;进展期:水肿明显时可呈菌状,伴有火焰状出血及棉绒斑,黄斑区渗出;慢性期:视乳头圆形隆起,视杯消失,出现黄白色硬性渗出;萎缩期:视乳头灰白,视力严重损害。

(三) 辅助检查

有颅压增高者进行X线、CT、脑脊液压力等检查有助于确诊。

(四) 心理社会状况

发病早期视力不受影响,常因头痛、恶心、呕吐等症状使患者出现紧张、烦躁等情绪改变。随着病情的进一步发展,视力严重受到损害时,患者表现出焦虑、悲观以及担心预后不良等心理表现。

【护理诊断】

1. 疼痛(眼痛) 与疾病引起的颅内压增高有关。
2. 感知改变(视力下降) 与视乳头明显水肿有关。
3. 焦虑 与担心预后不良有关。
4. 知识缺乏 缺乏视乳头水肿的有关知识。

【护理措施】

1. 病因治疗 去除病因,治疗原发性疾病。
2. 对症治疗 原因不明者,可用高渗脱水剂或进行视神经鞘膜减压术,以防止发生视神经萎缩。
3. 心理护理 注意做好患者的心理疏导,消除紧张、焦虑情绪,积极配合治疗。
4. 生活护理 视力严重障碍者,协助做好生活护理。

三、视神经萎缩

【概述】

视神经萎缩(optic atrophy)系指各种原因引起的视网膜神经节细胞及其轴突发生病变引起的轴突变性,是多种眼病及全身病变造成视神经损伤的最终结果。临床上分为原发性视神经萎缩和继发性视神经萎缩两大类。

【病因】

视神经萎缩的原因复杂多样,高颅压或颅内炎症、视网膜病变、视神经病变、炎症、肿瘤、中毒或营养缺乏、外伤、眼压升高、代谢性及遗传性疾病等都可引起视神经萎缩。

【护理评估】

(一) 健康史

询问患者发病的时间、治疗经过、有无引起疾病发生的相关眼病及全身病变,如眼底视网膜和视神经病变、青光眼及肿瘤、外伤、颅内炎症及遗传性疾病等。

(二) 症状与体征

以视功能损害及眼底视盘颜色改变为主。出现视力明显下降,重者可无光感,病情进展缓慢,可有原发疾病的表现。

1. 原发性视神经萎缩 为筛板后的视神经、视交叉、视束及外侧膝状体的损害,其萎缩是下行的过程。表现为视盘色淡或苍白,视盘边界清楚,视网膜及血管均无异常。
2. 继发性视神经萎缩 原发病变在视盘、视网膜、脉络膜,其萎缩是上行的过程。视盘色灰

75

白,边界模糊,动脉变细,血管旁可有白鞘、生理凹陷消失等,可有原发疾病的表现。

（三）辅助检查

1. 视觉诱发电位(VEP)检查　P波潜时延长、波峰下降。

2. CT 检查　颅脑占位性病变等引起者有相应改变。

3. 基因检查　属家族性遗传性视神经萎缩者基因检查有相应的异常。

（四）心理社会状况

视神经萎缩的病因复杂,视力下降的同时常伴有原发疾病的表现,给患者带来很大的痛苦,易出现焦虑、失眠甚至悲观等心理表现。应注意评估患者的年龄、性格特征和对本病的认知程度。

【护理诊断】

1. 感知改变(视力下降)　与视神经萎缩有关。

2. 焦虑　与担心预后不良有关。

【护理措施】

1. 病因治疗　协助患者进行全身检查,发现病因进行针对性治疗,如脑瘤等。

2. 支持疗法　遵医嘱应用神经营养剂和血管扩张药物,如维生素 B_1、维生素 B_{12}、曲克芦丁、肌苷等,也可应用能量合剂。

3. 心理护理　做好患者的心理疏导工作,消除不良心理,积极配合治疗。

4. 治疗原发病　告知患者原发性疾病治疗的重要性和必要性,积极配合治疗。

5. 防护措施　严重视功能障碍的患者外出时应由家人陪同,防止发生意外。

第十一节　眼外伤患者的护理

【案例导入】

患者,男性,62 岁,因在公园散步时意外被弹珠射中左眼,自觉左眼剧烈疼痛,来医院眼科就诊。检查:左眼睑水肿,皮下淤血,眼睑皮肤裂伤。未见其他异常。

思考:

(1) 该患者的初步诊断是什么?

(2) 该患者的主要护理诊断有哪些?

(3) 对该患者应采取哪些护理措施?

机械性、物理性和化学性等因素直接作用于眼部,引起眼的结构和功能发生损害,统称为眼外伤(ocular trauma)。由于眼的位置显露,结构精细脆弱,功能复杂,眼外伤往往会造成视力障碍,甚至眼球丧失,是单眼失明的最主要原因。如威胁健眼,可造成双眼视功能的严重损害。因此积极预防和及时正确治疗、护理眼外伤,对保护和最大限度地挽救患者的视力具有重要意义。

眼外伤根据致伤原因可分为机械性和非机械性两大类。机械性眼外伤包括眼钝挫伤、穿通伤和异物伤等;非机械性眼外伤包括热烧伤、化学伤、辐射伤等。

一、眼表异物伤

【概述】

眼表异物伤是指异物黏附于角膜、结膜表层,以眼部异物感、疼痛、畏光、流泪为主要临床特征的常见眼外伤。一般及时处理预后较好;若异物位于角膜深层或处理不当,易继发感染,如并发角膜溃疡、虹膜睫状体炎或角膜遗留瘢痕,则影响视力。

【病因】

多因不慎使异物溅入眼部,附着于结膜或角膜上。异物种类包括金属异物和非金属异物。金属异物如铁屑、铜屑等,非金属异物如灰尘、煤屑、飞虫、沙粒、木刺及稻谷壳等。

【护理评估】

(一) 健康史

询问患者是否有明确的异物溅入史,异物的种类、性质,并详细了解患者致伤的经过及诊治过程等。

(二) 症状与体征

患者多有眼部异物感、疼痛、畏光、流泪、视力下降等。结膜异物多位于睑板下沟或穹隆部;角膜异物轻者黏附在角膜表层,重者嵌入角膜实质层。铁锈异物周围可见铁锈环,合并感染者可见灰白色浸润。

(三) 并发症

角膜溃疡、虹膜睫状体炎等。

(四) 心理社会状况

通过与患者的交流,了解患者是否有紧张、恐惧等心理表现。注意评估患者的年龄、性别、职业及对本病的认知程度等。

【护理诊断】

1. 舒适改变(眼部疼痛、畏光、流泪等)　与异物引起的刺激有关。

2. 有感染的危险　与异物停留时间较长、处理不当及异物的性质有关。

3. 知识缺乏　缺乏角膜、结膜异物的防治知识。

【护理措施】

1. 结膜异物的护理　对结膜异物,遵医嘱用生理盐水冲洗或用消毒棉签蘸生理盐水拭出,然后用抗生素眼药水滴眼。

2. 角膜异物的护理　角膜异物时应严格执行无菌操作,以防化脓性角膜溃疡的发生。先滴0.5%丁卡因眼药水3次,用消毒的角膜异物刀或针尖剔除异物,术毕涂抗生素眼膏,包盖伤眼。爆炸伤所致的多发性细小异物,应分批剔除。嘱患者不要揉眼,治疗后第2日务必复查。如患眼疼痛剧烈,应及时来院就诊。

3. 密切观察　注意观察角膜和结膜有无异物遗留、角膜伤口愈合情况及视力变化等,尤其对植物性异物的患者,应密切注意有无角膜感染的发生。

【健康教育】

1. 加强安全教育,提高自我防范意识,注意劳动时配戴防护眼镜,以减少眼外伤的发生。

2. 若发现异物溅入眼内,切忌揉擦眼睛或自行剔除异物,应及时到医院诊治。

二、眼钝挫伤

【概述】

眼钝挫伤(ocular blunt trauma)为机械性钝力引起的眼外伤,可造成眼球或眼附属器损伤,引起眼内多种结构和组织的病变。眼钝挫伤占眼外伤发病总数的1/3以上,严重影响视功能。

【病因】

石块、木棍、铁块、玩具、球类、拳头打击、交通事故以及爆炸产生的气浪冲击等是眼钝挫伤的常见原因。钝力除在眼部打击部位造成直接损伤外,可向眼球内和眼球壁传递,引起多处间接损伤。

【护理评估】

(一)健康史

询问患者有无明确的外伤史,外伤发生的时间、地点、致伤物等,并详细了解患者致伤的过程。

(二)症状与体征

根据眼球、眼附属器挫伤部位的不同,表现有不同程度的视力障碍及相应的症状和体征。

1. 眼睑挫伤　轻者可引起眼睑水肿、皮下出血,重者可出现眼睑皮肤裂伤、泪小管断裂或提上睑肌损伤。

2. 结膜挫伤　可引起结膜水肿、充血、结膜下淤血及结膜裂伤。

3. 角膜挫伤　可引起角膜上皮擦伤,角膜基层水肿、增厚及混浊,后弹力层出现皱褶。

4. 巩膜挫伤　可引起巩膜破裂,伤口多发生于角巩膜缘或眼球赤道部。

5. 虹膜睫状体挫伤　可引起外伤性虹膜睫状体炎、虹膜根部断离(瞳孔呈"D"形)、外伤性瞳孔散大、前房积血、房角后退等。

6. 晶状体挫伤　可引起晶状体脱位、半脱位或外伤性白内障。

7. 眼钝挫伤损伤视网膜、脉络膜或睫状体血管　可发生玻璃体积血、视网膜振荡或脱离以及视神经损伤。

(三)并发症

继发性青光眼、前房积血、玻璃体积血、视网膜脱离等。

(四)辅助检查

裂隙灯显微镜、检眼镜、X线、CT及超声波等检查可发现眼球、眼附属器损伤部位的相应体征。

(五)心理社会状况

眼钝挫伤多为意外损伤,轻者出现眼痛、畏光、流泪,视力下降,影响工作、学习和生活,重者视力严重障碍或致眼部外形改变。了解患者有无焦虑、紧张及悲伤等心理表现。注意评估患者的年龄、职业、家庭状况及对本病的认知程度。

【护理诊断】

1. 感知改变(视力障碍)　与眼内积血和眼内组织损伤等因素有关。

2. 潜在并发症　继发性青光眼、前房积血、玻璃体积血、视网膜脱离等。

3. 焦虑　与担心预后有关。

【护理措施】

1. 治疗的护理　按医嘱及时用药及观察用药反应。为需手术的患者做好手术前后的护理工作。

2. 配合各项治疗操作　眼睑水肿及皮下淤血者,冷敷,1~2 d后热敷;皮肤裂伤者,给予缝合;提上睑肌断裂者应给予修复;角膜上皮擦伤者,可涂抗生素眼膏后包扎,以促进上皮愈合;角膜基质层水肿者,可选用糖皮质激素治疗;角巩膜缘裂伤者,应在显微镜下手术缝合;外伤性虹膜睫状体炎者,应用散瞳剂、糖皮质激素滴眼和涂眼;前房积血者,取半卧位卧床休息,给予双眼包扎,遵医嘱及时给予止血药物;伴眼压升高者,予以降眼压药物治疗,并注意眼压变化和每日积血的吸收情况;有较大血凝块,眼压仍不能控制者,应行前房穿刺冲洗,切开前房取出血凝块,避免角膜血染;必要时给予止痛药物,并严密观察患者的视力和局部伤口的变化。

3. 心理护理　耐心向患者解释病情,给予心理疏导,使患者消除顾虑,配合治疗与护理。如患者双眼视力受损,应协助生活护理。

【健康教育】

加强社区安全教育,严格执行安全生产制度,改善劳动条件和环境,提高自我防护能力。发生眼钝挫伤应及时到医院就诊,以免延误治疗时间。

三、眼球穿通伤

【概述】

眼球穿通伤(perforating injury of eyeball)是指眼球被锐器刺入或异物碎片击穿眼球壁所致。预后和穿通伤的部位、程度、致伤物的性质、是否合并感染等有密切关系。眼球穿通伤按其损伤部位分为角膜穿通伤、巩膜穿通伤和角巩膜穿通伤3类。异物击穿眼球可致球内异物。

【病因】

多见于各种锐器如刀、针、剪等刺入眼球或由金属碎片溅入眼内而发生损伤。眼球穿通伤的损害复杂而严重,是致盲的主要因素。

【护理评估】

(一)健康史

询问患者有无明确的外伤史,并详细了解外伤发生的时间、地点、致伤过程、致伤物的性质、损伤部位、受伤后的诊治经过及患者以往的健康状况等。

(二)症状与体征

根据致伤物的性质、大小、损伤发生的时间、部位、受污染的程度及是否有眼内容物脱出和球内异物存留,而出现不同程度的视力下降、眼痛、畏光、流泪等症状。

1. 角膜穿通伤　较小的角膜穿通伤,伤口一般比较规则,常可自行闭合。检查见角膜呈点状或线状混浊;较大创口的角膜穿通伤常伴虹膜、晶状体损伤,前房变浅或消失,有时可有前房积血,常有虹膜嵌顿于角膜伤口。

2. 巩膜穿通伤　较小的巩膜穿通伤伤口一般不易被发现,伤口处可有结膜下出血。较大的巩膜穿通伤常伴有脉络膜、视网膜及玻璃体的损伤或出血,黄斑部受损可造成永久性视力丧失。位于睫状体区的巩膜穿通伤,常伴有葡萄膜组织嵌顿于创口;有球内异物存留的眼球穿通伤可引起交感性眼炎的发生。

3. 角巩膜穿通伤　常引起眼内组织(虹膜睫状体、晶状体和玻璃体)损伤、脱出及眼内出血。

4. 异物碎片击穿眼球壁　异物可存留于眼内。

(三)并发症

外伤性白内障、虹膜睫状体炎、眼内炎、继发性青光眼、交感性眼炎等。

(四)辅助检查

可进行X线、CT、超声波及MRI检查。

(五)心理社会状况

意外性眼部损伤,直接影响视功能和眼部外形,患者一时很难接受。注意评估患者的年龄、性别、职业、家庭状况及对本病的认知程度,了解患者的情绪状况,有无焦虑、绝望及自卑心理。

【护理诊断】

1. 感知改变(视力下降)　与眼内组织损伤及眼内积血有关。

2. 潜在并发症　外伤性白内障、虹膜睫状体炎、眼内炎、继发性青光眼、交感性眼炎等。

3. 焦虑　与担心预后有关。

【护理措施】

眼球穿通伤需急诊处理,治疗原则是及时缝合伤口以恢复眼球的完整性,局部及全身应用抗生素防止感染与并发症的发生,必要时行二期手术。视功能及眼球外形恢复无望者,行眼球摘除术。

1. 按医嘱及时用药并观察用药反应。需手术的患者做好手术前后护理工作。

2. 严格执行各项无菌操作,治疗和检查时动作要轻,避免施加任何压力,以免加重眼内组织脱出和出血。

3. 密切观察病情。对行眼球摘除术者,应向患者及家属详细解释进行手术的理由、手术方式及术后安装义眼等事宜,并做好患者的心理护理。

【健康教育】

1. 工作中注意安全,远离致伤物,必要时戴防护眼镜。教育儿童不玩耍刀、剪等利器。

2. 向患者及家属介绍交感性眼炎的临床表现及预后,嘱患者一旦健眼出现不明原因的眼部充血、疼痛、视力下降时,应及时就诊。

3. 出院后遵医嘱按时用药并定期复查,有眼内异物未取出者,择期行异物取出术。可能发生交感性眼炎者应及时到医院就诊。

四、眼化学伤

【概述】

眼化学伤(ocular chemical injury)是指化学物品的溶液、粉尘或气体进入或接触眼部,引起眼部损伤,也称眼化学性烧伤,其中最常见的是酸碱烧伤。

【病因】

眼化学伤多发生于化工厂、实验室或施工场所,损伤的程度取决于化学物质的性质、浓度、量及与眼部的接触时间。酸性烧伤常见于硫酸、盐酸、硝酸等,酸性物质低浓度时,对患眼仅有刺激作用;强酸能使组织蛋白凝固坏死,以阻止酸性物质继续向组织深层渗透,损伤较碱性烧伤轻。碱性烧伤多见于氢氧化钠、石灰、氨水等,碱能溶解脂肪和蛋白质,与组织接触后很快渗透到组织深层和眼内,使细胞分解坏死,可导致角膜溃疡、穿孔及眼内炎症。

【护理评估】

(一) 健康史

询问眼化学伤发生的时间,有无化学物质进入眼内,致伤物的性质、浓度、量与眼部接触的时间及是否进行眼部冲洗或其他急救处理等。

(二) 症状与体征

可出现不同程度的眼痛、畏光、流泪、视力下降等。根据伤后组织损伤的程度,可将酸碱烧伤分为轻、中、重3级。

1. 轻度　一般由弱酸、弱碱引起。表现为眼睑、结膜轻度充血、水肿,角膜上皮可有点状脱落或水肿,数日后恢复,一般无并发症发生。

2. 中度　强酸和低浓度碱引起。眼睑皮肤形成水疱或糜烂,结膜水肿,部分坏死,角膜混浊,上皮完全脱落呈白色凝固,愈后可留有角膜斑翳。

3. 重度　多由强碱引起。结膜广泛缺血性坏死,角膜全层混浊或呈瓷白色,形成溃疡甚至穿孔,可引起虹膜睫状体炎、继发性青光眼及并发性白内障。晚期可致眼睑畸形。

(三) 并发症

眼睑内翻、眼睑外翻、睑球粘连、结膜干燥症、角膜溃疡、虹膜睫状体炎、继发性青光眼、并发性白内障、眼球萎缩等。

(四) 辅助检查

视力、眼部和裂隙灯显微镜检查等,提示有相应眼部损伤的体征。对不知致伤物的性质和名称者,可进行结膜囊 pH 的测定,确定是酸性烧伤还是碱性烧伤。

(五) 心理社会状况

眼化学伤为意外伤,患者出现视力障碍的同时伴有剧烈眼痛,常有焦虑及悲伤心理。评估患者的年龄、性别、职业、情绪状况、对本病的认知程度及对疼痛的耐受力等。

【护理诊断】

1. 感知改变(视力障碍)　与化学物质引起的眼组织损伤有关。

2. 疼痛(眼痛)　与化学物质刺激眼部组织有关。

3. 恐惧　与突然眼化学伤、视力下降甚至丧失及担心预后有关。

4. 知识缺乏　缺乏眼化学伤的相关防治知识。

5. 潜在并发症　角膜溃疡、穿孔、虹膜睫状体炎、继发性青光眼、并发性白内障及眼睑畸形等与化学物质进入眼内有关。

【护理措施】

1. 现场急救　眼化学伤是眼科急诊,应争分夺秒地在现场进行彻底冲洗,立即就地取材,用大量清水或其他水源反复冲洗伤眼。冲洗时要翻转上、下眼睑,嘱患者转动眼球,充分暴露穹隆部,彻底冲洗化学物,至少冲洗 30 min,尽快清除结膜囊内残留的化学物质。如有块状化学物质嵌入眼部组织内,可切开结膜行结膜下冲洗或行前房穿刺术。

2. 进一步中和处理　严重酸性化学伤,可用 2‰碳酸氢钠溶液冲洗,球结膜下注射 5‰磺胺嘧啶钠溶液 1～2 ml;碱性化学伤,用 3‰硼酸溶液冲洗,结膜下注射维生素 C 注射液 1～2 ml。病情重者局部和全身应用抗生素控制感染。

3. 其他治疗　用 1‰阿托品眼药水或眼膏散瞳防止虹膜后粘连。局部应用胶原酶抑制剂如 0.2‰半胱氨酸滴眼液等,防止角膜溃疡及穿孔。适时应用糖皮质激素,可减轻炎症反应和抑制新生血管的形成。病情重者局部或全身应用抗生素控制感染。为防止睑球粘连,可安放隔膜,换药时用玻璃棒分离睑球粘连区,并大量涂抗生素眼膏,坏死组织应尽早剪除。

4. 后期并发症的处理　可进行手术治疗,按眼科手术患者的常规护理。

5. 病情观察　密切注意患者的视力、眼睑、结膜、角膜及眼内结构等组织病变的变化,如出现眼压升高,及时遵医嘱应用降眼压药物。注意观察有无并发症的发生。

6. 心理护理　多与患者沟通,进行心理疏导,耐心向患者解释病情及治疗效果,消除患者紧张、悲观等心理,使患者情绪稳定,配合治疗和护理。如患者双眼视力受损,应协助做好生活护理。

【健康教育】

1. 指导患者及家属掌握用药的方法,定期门诊随访。如发现并发症,及时到医院就诊,配合医护人员积极治疗和控制。

2. 加强卫生宣传教育,使患者及家属了解眼化学伤的防护及急救知识,在进行化学物质操作时要戴防护眼镜,提高自我保护能力,以避免或减少眼化学伤的发生。

81

五、电光性眼炎

【概述】

电光性眼炎(electric ophthalmia)是机械工业中最常见的一种职业病,任何接触紫外线辐射而无防护者均可发生。在高原、冰川雪地、海面或沙滩上作业和旅游而发病者称日光性眼炎或雪盲。

【病因】

多由电焊、紫外线灯、雪地及水面反光等发出的紫外线被组织吸收,产生光化学反应,而引起眼部损伤。紫外线照射引起的组织损伤取决于组织吸收紫外线的总量,即辐射的强度和持续时间。

【护理评估】

(一)健康史

询问患者有无紫外线接触史、接触时间、是否接受治疗及经过等。

(二)症状与体征

潜伏期一般为3～8 h。表现为双眼异物感、剧痛、畏光、流泪、眼睑痉挛、结膜水肿和充血、角膜上皮点状剥脱或大片剥脱、瞳孔缩小。

(三)并发症

角膜感染。

(四)心理社会状况

评估患者的年龄、性别、职业、工作环境和对本病的认知程度。

【护理诊断】

1. 疼痛(眼痛)　与角膜上皮受损有关。

2. 知识缺乏　缺乏电光性眼炎相关防治知识。

【护理措施】

1. 止痛　眼部刺激症状明显者,可局部应用丁卡因,但应注意用药浓度及用药次数,以免影响角膜上皮再生。也可采用冷敷、针刺合谷穴等措施减轻疼痛。如无感染,24 h后症状减轻或痊愈。

2. 预防感染　遵医嘱滴用抗生素眼药水,涂眼膏并包扎。

【健康教育】

(1)嘱患者勿用手揉眼,防止角膜上皮损伤、感染。

(2)加强卫生宣教,注意劳动安全,电焊、紫外灯、野外强太阳光下作业时注意戴防护眼罩或眼镜。

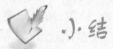

小结

本章详细地介绍了眼部常见疾病的概述、病因、护理评估、护理诊断、护理计划、护理措施及护理评价。通过本章的学习要求学生能够熟悉常见眼部疾病的护理程序,做到认真、积极、耐心地护理患者,并且能够在护理过程中及时发现可能出现的并发症,以便更好地配合医生做好眼科患者的治疗及护理工作,促使患者顺利康复。

复　习　题

【简答题】

1. 如何鉴别内、外麦粒肿？
2. 睑板腺囊肿患者该如何护理？
3. 急性细菌性结膜炎患者该如何护理？
4. 简述病毒性结膜炎与细菌性结膜炎的区别。
5. 简述沙眼患者的护理措施。
6. 简述干眼症患者的护理措施。
7. 简述细菌性角膜炎的护理措施。
8. 简述年龄相关性白内障的护理措施。
9. 急性闭角型青光眼在急性发作期应采取哪些护理措施？
10. 高血压性视网膜病变患者应如何护理？
11. 弱视患者应如何护理？
12. 眼化学伤患者应如何紧急抢救及护理？

【案例分析】

1. 患者,男性,16 岁,因双眼红痛、分泌物增多、怕光、流泪 1 日,到医院眼科就诊。患者近日游泳健身多次。检查:双眼远视力 1.0,结膜高度充血,有点状出血点,结膜囊有较多黏液脓性分泌物。未见其他异常。

   思考:

   (1) 该患者的初步诊断是什么？

   (2) 该患者的主要护理诊断有哪些？

   (3) 对该患者应采取哪些护理措施？

2. 患者,女性,43 岁,右眼流泪 2 年,加重 3 日,来医院眼科就诊。检查:右眼结膜充血明显,泪囊区发红、稍隆起,压迫泪囊部有脓液自下泪点流出。未见其他异常。

   思考:

   (1) 该患者的初步诊断是什么？

   (2) 该患者的主要护理诊断有哪些？

   (3) 对该患者应采取哪些护理措施？

3. 患者,男性,72 岁,因右眼渐进性视物模糊不清、眼前有黑影 6 年,加重 1 个月,到医院眼科就诊。检查:右眼视力眼前数指/10 cm,右眼晶状体完全混浊,呈乳白色,眼底不能窥入。未见其他异常。

   思考:

   (1) 该患者的初步诊断是什么？

   (2) 该患者的主要护理诊断有哪些？

   (3) 对该患者应采取哪些护理措施？

4. 患者,女性,52 岁,昨晚与邻居发生剧烈冲突,半夜自觉右眼疼痛剧烈,伴头痛、呕吐 1 次,今晨发现右眼视物不清,急来医院眼科就诊。检查:右眼视力眼前数指/20 cm,角膜雾状水肿,前房变浅,瞳孔 6.5 mm,眼压 66 mmHg。未见其他异常。

思考:

(1) 该患者的初步诊断是什么?

(2) 该患者的主要护理诊断有哪些?

(3) 对该患者应采取哪些护理措施?

5. 患者,男性,12 岁,因学习坐姿不正确致双眼视力逐渐下降,来医院眼科就诊。检查视力:左眼 0.7,右眼 0.3。未见其他异常。

思考:

(1) 该患者的初步诊断是什么?

(2) 该患者的主要护理诊断有哪些?

(3) 对该患者应采取哪些护理措施?

(李军改　梁德军　范亚敏)

第二篇

耳鼻咽喉科患者的护理

学习目标

能力目标：能够熟练地对耳鼻咽喉科患者进行各项检查和护理。

知识目标：学会耳鼻咽喉科常用的护理操作技术及护理的相关知识。

素养目标：要有强烈的责任感并具有严肃、认真的工作态度，无菌观念强，能体谅患者的疾苦。

第一章

耳鼻咽喉的应用解剖生理

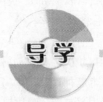

导学

掌握：外耳、鼓室、咽鼓管、鼻腔、鼻窦、喉　　　　熟悉：耳鼻咽喉各部位的生理功能。
管的解剖及咽的分布。　　　　　　　　　　　　　　了解：内耳、外鼻的解剖。

第一节　耳的应用解剖生理

一、耳的应用解剖

耳(ear)是听觉和位觉感受器。耳共分为三部分，由外向内依次为外耳、中耳、内耳(图2-1-1)。

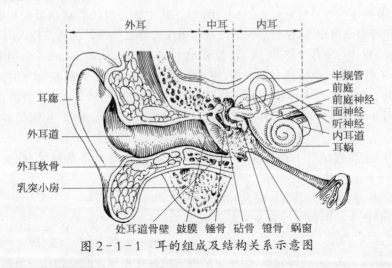

图2-1-1　耳的组成及结构关系示意图

(一) 外耳

外耳(extemal ear)包括耳郭及外耳道。

1. 耳郭　耳郭(auricle)借韧带、肌肉、软骨和皮肤附着于头颅两侧颞部。耳郭主要由软骨作支架，软骨与外耳道软骨部相连。除耳垂由脂肪和结缔组织构成外，其余部分被覆软骨膜、皮肤和极少的皮下组织。因皮下组织较少，炎症时压迫或牵拉耳郭可发生剧痛。

耳郭血液供应由耳后动脉及颞浅动脉供给，由于该处血管位置表浅，血液供应差，加上皮肤

87

薄,皮下组织少,天气寒冷时易被冻伤,损伤后易感染;炎症时,局部抗感染能力较差,炎症不易控制,易形成血肿,若软骨感染形成软骨炎,则软骨容易坏死,如处理不当,会造成耳郭畸形。

2. 外耳道　外耳道(external acoustic meatus)始于外耳道口,向内止于鼓膜。成人全长 2.5～3.5 cm。外侧 1/3 为软骨部,内侧 2/3 为骨部,骨和软骨交界处称外耳道峡部。成人的外耳道略呈"S"形弯曲,故检查外耳道深部及鼓膜时,需向后上外方提起耳郭将耳道拉直,方能观察清楚。小儿的外耳道因骨部尚未发育成熟,较狭小,故检查时应向后外下方牵拉耳郭。

外耳道皮肤几乎与软骨膜和骨膜相贴。软骨部皮肤内含有丰富的毛囊、皮脂腺和耵聍腺,易发生耳疖;而骨性外耳道的皮肤菲薄,无毛囊及腺体存在。外耳道的皮下组织甚少,故当感染肿胀时易致神经末梢受压而引起剧痛。

外耳道的血液供应主要来自颈外动脉的分支上颌动脉。

外耳道的神经由三叉神经、面神经及迷走神经的相应分支支配,主要为下颌神经的耳颞支和迷走神经耳支。下颌神经的耳颞支分布于外耳道前半部,故口腔及颞下颌关节疾病可放射至外耳道,引起反射性耳痛。迷走神经耳支分布于外耳道后半部,故刺激外耳道皮肤可引起反射性咳嗽和恶心。

(二) 中耳

中耳(middle ear)包括鼓室、鼓窦、乳突和咽鼓管。

1. 鼓室　鼓室(tympanic cavity)又名中耳腔,为鼓膜与内耳外侧壁之间的含气空腔,位于颞骨内,是颞骨内最大的不规则的含气空腔。鼓室借鼓膜与外耳道分隔,通过鼓窦与乳突小房相连,经咽鼓管与鼻咽部相通。以鼓膜紧张部上、下缘水平为界,将鼓室分为上鼓室(epitympanum)、中鼓室(mesotympanum)、下鼓室(hypoty mpanum)三部分。

(1) 鼓室内容物:鼓室内有听小骨、肌肉及韧带等,腔内被覆黏膜。

1) 听小骨:共有 3 块,即锤骨(malleus)、砧骨(incus)和镫骨(stapes),是人体中最小的一组骨头,借韧带与关节相连构成听骨链(ossicular chain)。其中锤骨以锤骨柄与鼓膜相贴,镫骨以镫骨底板通过环韧带与前庭窗相连,砧骨居两者之间。听小骨将鼓膜振动的能量传入内耳。

2) 鼓室内的肌肉:共有 2 条肌肉,鼓膜张肌(tensor tympanic muscle)和镫骨肌(stapedius muscle)。鼓膜张肌收缩时牵拉锤骨柄向内,可增加鼓膜张力,减小鼓膜及听骨链振幅,防止鼓膜震破或损伤内耳。镫骨肌是人体最小的一块肌肉,起自鼓室后壁锥隆起内,肌腱止于镫骨颈,肌收缩时牵拉镫骨小头以减少内耳压力。镫骨肌通过限制镫骨的活动度,起到保护内耳及鼓膜的作用。

3) 鼓室内的韧带:连接听小骨的韧带有锤骨上韧带、前韧带和外侧韧带,砧骨上韧带和后韧带,镫骨环韧带等 6 条韧带。

4) 鼓室内的神经:主要为鼓室神经丛和鼓索神经。

5) 鼓室的血管:主要来自颈外动脉系统。

(2) 鼓室壁:鼓室约似一竖立的小火柴盒,有上、下、内、外、前、后 6 个壁(图 2-1-2)。

1) 上壁:又称鼓室盖,为一薄骨板,与颅中窝的大脑颞叶相隔。此壁损伤可致脑脊液耳漏或颅内感染。顶上有岩鳞裂,婴幼儿期常未闭合,是化脓性中耳炎引起耳源性颅内感染的途径。

2) 下壁:又称颈静脉壁,为一薄骨板,将下鼓室与颈内静脉和颈静脉球相隔。先天性缺损时,颈静脉球突入鼓室,颈静脉球的蓝色即可透过鼓膜下部隐约可见。

3) 前壁:又称颈动脉壁,其下部通过极薄的骨板与颈内动脉相隔。前壁的上部有 2 个开口,上有鼓膜张肌半管的开口及咽鼓管的鼓室口。

4) 后壁:面神经垂直段在此通过。上部有鼓窦入口(aditus),鼓室借此与鼓窦及乳突相通。

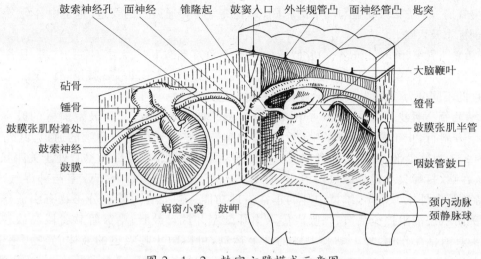

图 2-1-2 鼓室六壁模式示意图

5)内壁:又称迷路壁,即内耳的外侧壁。正中为鼓岬(promontory),其后上方为前庭窗(又称卵圆窗)(vestibular window),后下方为蜗窗(又称圆窗)。前庭窗的上方为外半规管凸和面神经管凸。面神经的水平部管凸,位于前庭窗上方。外半规管凸位于面神经管凸后上方,易被胆脂瘤破坏引起眩晕。

6)外壁:由骨部及膜部两部分组成。骨部包括上鼓室的外壁和骨性鼓环,膜部即鼓膜。鼓室的外壁主要为鼓膜。鼓膜介于鼓室与外耳道之间,为椭圆形珠白色有弹性的半透明薄膜。由后外上向前内下方斜置于外耳道内,略向内凹入,呈浅漏斗状。鼓膜分为紧张部与松弛部两部分。正常鼓膜有鼓膜脐、锤骨柄、光锥等解剖标志。鼓膜的中心部最凹处相当于锤骨的柄尖端,称之为鼓膜脐;自鼓膜脐斜向前上有一白色条纹,称锤纹,为锤骨柄透过鼓膜表面的映象;锤纹达紧张部上缘处,有一灰白色小突起,名锤骨短突;自锤骨短突向前至鼓切迹前端有锤骨前襞,向后至鼓切迹后端有锤骨后襞,两襞均为锤骨短突挺起鼓膜所致,是紧张部与松弛部的分界线。在锤骨柄的前下方可见一向前下达鼓膜边缘的三角形反光区,称之为光锥,系外来光线被鼓膜的凹面集中反射而成(图 2-1-3)。

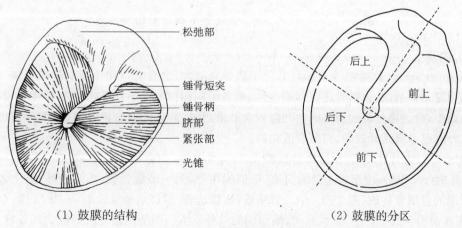

(1)鼓膜的结构   (2)鼓膜的分区

图 2-1-3 正常鼓膜示意图

89

2. 鼓窦 鼓窦(tympanic antrum)为鼓室后上方较大的含气骨性腔。鼓窦向前与鼓室相通,向后通乳突气房。上方以鼓窦盖与颅中窝相隔,是乳突气房相通鼓室的要道,也是中耳乳突手术的重要解剖标志及入路。

3. 乳突 乳突(matoid process)腔似蜂窝状,内含许多形态不一、大小不等的气房,且各气房彼此相互连通,其内被无纤毛的黏膜覆盖。乳突后壁借骨板与乙状窦和颅后窝相隔。根据乳突气房发育程度的不同分为气化型、板障型、硬化型和混合型。

4. 咽鼓管 咽鼓管(pharyngotympanic tube, eustanchian tube)起自鼓室前壁的鼓室口,向前、内、下方斜行,止于鼻咽侧壁的咽鼓管咽口。咽鼓管是沟通鼓室与鼻咽的通道,其外 1/3 为骨部,内 2/3 为软骨部,骨部与软骨部交界处最窄,称为峡部。软骨部静息时处于关闭状态,仅在张口、吞咽、打呵欠或捏鼻鼓气时开放,使外界空气进入鼓室,以调节鼓室与外界气压的平衡,保持鼓膜内外压力平衡,维持中耳的正常生理功能。咽鼓管对鼓室分泌物有引流作用;咽鼓管的关闭状态能阻挡说话声、呼吸声传入中耳鼓室并振动鼓膜;咽鼓管软骨段黏膜较厚,表面的皱襞具有活瓣作用,加上黏膜上皮的纤毛运动,可以防止呼吸道的液体、异物、感染病灶传入中耳。

咽鼓管鼓室口和咽口不在同一水平面,成人咽鼓管鼓室口高于咽口 15～25 mm;而小儿的咽鼓管较成人而言则接近水平位,且较成人的短而宽,因此小儿的咽部炎症易经此管侵入鼓室而引起化脓性中耳炎(图 2-1-4)。

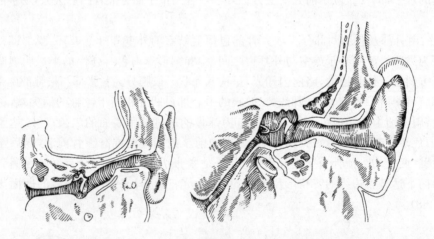

图 2-1-4 成人、小儿咽鼓管解剖的对比示意图

(三) 内耳

内耳(inner ear)又称迷路(labyrinth),位于颞骨岩部内,含有听觉和位置觉的感受装置。内耳的解剖结构复杂而精细,包括骨迷路和膜迷路,两者结构相似。骨迷路是内耳的骨性结构,膜迷路位于骨迷路中,骨迷路与膜迷路之间的间隙内含外淋巴液,膜迷路内含内淋巴液,两种淋巴系统互不相通。外淋巴系统是开放的,与脑脊液相通。

1. 骨迷路 为骨性结构,由致密骨板构成,可分为耳蜗、前庭和半规管(图 2-1-5)。

(1) 耳蜗(cochlea):位于骨迷路的前部,形似蜗牛壳,为一螺旋骨管,内含膜迷路,主要由中央蜗轴和周围的骨蜗管构成(图 2-1-6)。骨蜗管(蜗螺旋管)围绕蜗轴旋转 2.5～2.75 周,全长 21～33 mm,底部突出于鼓室内壁,形成鼓岬,蜗顶朝向前外下方。围绕蜗轴突入管腔的螺旋状骨板,称为骨螺旋板,与基底膜(膜螺旋板)一同将骨蜗管分为上、下两腔。上腔又被前庭膜一分为二,因此骨蜗管共有 3 个管腔,即前庭阶、中阶和鼓阶。前庭阶起自前庭窗;鼓阶起自蜗窗;中阶即膜蜗管,位于前庭阶内,属膜迷路。前庭阶和鼓阶的外淋巴液通过蜗孔与耳蜗相通(图 2-1-7)。

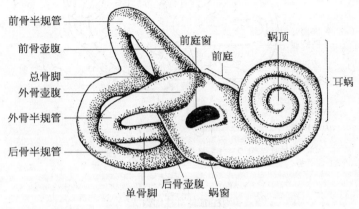

图 2-1-5 骨迷路示意图

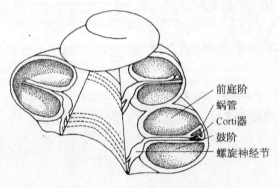

图 2-1-6 耳蜗示意图

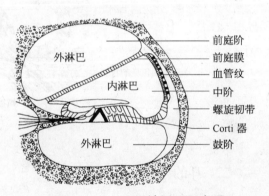

图 2-1-7 耳蜗横切面示意图

(2) 前庭(vestibule):位于耳蜗与半规管之间,略呈椭圆形,后上部与 3 个骨半规管的 5 个开口相通,其外侧为鼓室内壁的一部分,上有前庭窗和蜗窗。

(3) 骨半规管:位于前庭的后上方,为 3 个呈弓状弯曲的骨管,彼此相互垂直。依其所在位置,分别称为外半规管、前半规管和后半规管。每个半规管的两端均开口于前庭,近前庭处膨大部分称壶腹。前半规管内端与后半规管上端合成总脚通向前庭。因此,3 个半规管共有 5 孔与前庭相通。

2. 膜迷路 膜迷路借网状纤维束固定于骨迷路内,由膜蜗管、椭圆囊、球囊和 3 个膜半规管构成,各部之间相互连通(图 2-1-8)。整个膜迷路系统是密闭的,内充满内淋巴液。膜迷路悬浮于外淋巴液中。

椭圆囊和球囊内的椭圆囊斑和球囊斑,以及膜半规管内的壶腹嵴均有前庭神经末梢的感受器,为位觉感受器,感受位觉,亦称位觉斑。膜蜗管有外、上、下 3 个壁。外侧壁为螺旋韧带,上壁为前庭膜,底壁为基底膜。在基底膜上有支柱细胞、内毛细胞、外毛细胞和胶状盖膜组成的螺旋器(spiral organ),又称 Corti 器,为听觉感受器(图 2-19)。

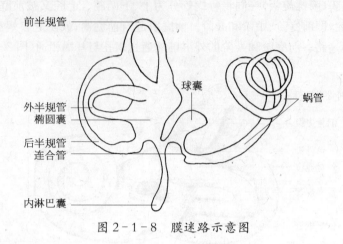

图 2-1-8　膜迷路示意图

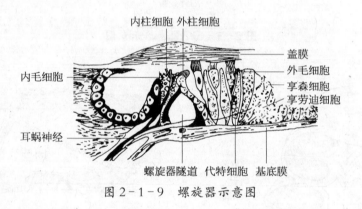

图 2-1-9　螺旋器示意图

二、耳的生理

耳主司听觉和平衡觉。

(一) 听觉生理

声音通过空气传导和骨传导传入内耳,通常在正常情况下以空气传导为主。声波在介质内以机械能的形式传播,最终将能量传至内耳 Corti 器,换能后以生物电的形式传导至大脑皮质听觉中枢并产生听觉。人耳听觉的声波频率在 20～20 000 Hz 之间,但对 1 000～3 000 Hz 的声波最敏感。声音的强度称为声强,声强级以分贝(dB)为单位。引起人耳听觉的某一最小声强值称为听阈,人耳的听阈随声波频率的不同而各异。

1. 空气传导　空气传导过程可简示如下:声波→耳郭→外耳道→鼓膜→听骨链→前庭窗→外淋巴液→内淋巴液→Conti 器→蜗神经→听神经→大脑皮层听觉中枢。

2. 骨传导　声波直接振动颅骨,使外、内淋巴液发生相应波动,并激动耳蜗的螺旋器产生听觉。在正常听觉功能中,通过骨传导传入耳蜗的声能甚微,几乎无实际意义,但由于骨传导听觉在耳聋的鉴别诊断中很重要,故应予足够的重视。

(二) 平衡生理

人体维持平衡主要依靠前庭、视觉和本体感觉 3 个系统的协调作用来完成,其中前庭系统最为重要。前庭主司感知头位及其变化;半规管主要感受人体以及头部旋转运动的刺激;球囊斑和椭圆囊斑主要感受直线加速或减速运动的刺激。内耳前庭感受器在调节身体平衡方面起着重要的作用。

第二节　鼻的应用解剖生理

一、鼻的应用解剖

鼻（nose）由外鼻、鼻腔及鼻窦三部分构成。

（一）外鼻

外鼻（external nose）突出于颜面中央，呈三棱锥体状，由骨及软骨构成支架（图 2-1-10），外被覆皮肤而成（图 2-1-11）。外鼻鼻骨（nasal bones）左右成对，上端窄厚，下端宽薄，故外伤时易造成骨折。鼻尖、鼻翼及鼻前庭的皮肤较厚，与其下软骨膜深部组织粘连较紧密，富含皮脂腺、汗腺及毛囊，是鼻部疖肿、痤疮和酒渣鼻的好发部位。

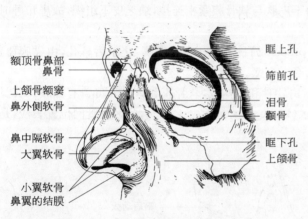

额顶骨鼻部
鼻骨
上颌骨额窦
鼻外侧软骨
鼻中隔软骨
大翼软骨
小翼软骨
鼻翼的结膜

眶上孔
筛前孔
泪骨
颧骨
眶下孔
上颌骨

图 2-1-10　外鼻骨与软骨示意图

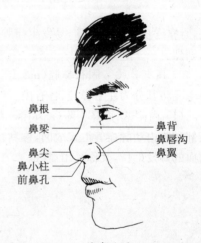

鼻根
鼻梁
鼻尖
鼻小柱
前鼻孔

鼻背
鼻唇沟
鼻翼

图 2-1-11　外鼻各部名称示意图

为什么不能挤压面部危险三角区内的感染病灶？

知识链接

外鼻血液供应丰富。由眼动脉与颌外动脉的分支供给血液，主要经面静脉、内眦静脉与眼静脉汇入颈内静脉。内眦静脉可经眼上、下静脉与颅内海绵窦相通，且面部静脉缺少或无静脉瓣，血液可反流，故对在鼻部或上唇等面部危险三角区内的感染病灶，挤压或治疗不当时可引起致命的海绵窦血栓性静脉炎（图 2-1-12）。

（二）鼻腔

鼻腔（nasal cavity）位于两侧面颅之间，为顶窄底宽、前后开放的狭长不规则腔隙。左右各一。前端起于前鼻孔，经后鼻孔与鼻咽部相通，并以鼻中隔为界分为左右两腔。鼻腔以鼻内孔为界分为鼻前庭和固有鼻腔两部分。

1. 鼻前庭　鼻前庭（nasal vestibule）位于鼻腔前段，即鼻翼内面所对应的空间，与固有鼻腔以鼻内孔（又称鼻阈）为界。鼻前庭和固有鼻腔黏膜的交接处称为鼻阈。鼻前庭由皮肤覆盖，长有鼻

93

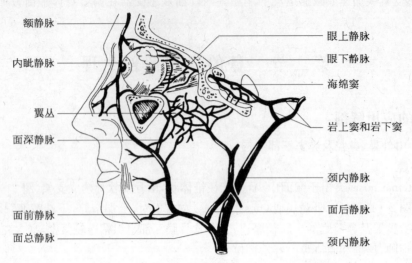

图 2-1-12　外鼻静脉与海绵窦关系示意图

毛,且富含皮脂腺和汗腺,易发生疖肿。由于皮肤与软骨膜紧密连接,缺乏皮下组织,故患疖肿时疼痛剧烈。

2. 固有鼻腔　固有鼻腔(nasal fossa proper)简称鼻腔。起自鼻阈,止于后鼻孔,由黏膜覆盖。鼻中隔将其分为左右鼻腔,各有内、外、顶、底 4 个壁。

(1) 内侧壁:即鼻中隔(nasal septum),由软骨和骨构成,软骨膜和骨膜外覆盖有黏膜。其最前下部黏膜内动脉血管汇聚成网,称利特尔区(Little area)(图 2-1-13),此区血管网位置表浅,是鼻出血的好发部位,又称易出血区。

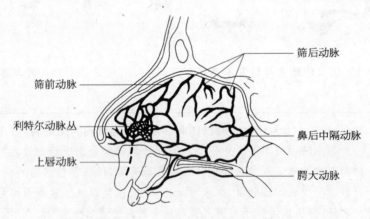

图 2-1-13　利特尔区示意图

(2) 外侧壁:为鼻腔的重要部位,组成上颌窦和筛窦的内壁。外侧壁表面有 3 个阶梯状纵行排列的长条骨片,外有黏膜及骨膜覆盖,构成鼻甲,从下向上依次称为下鼻甲、中鼻甲、上鼻甲,其大小依次缩小 1/3,前端位置依次后退 1/3。各鼻甲外下方的间隙为鼻道,自下而上依次为下鼻道、中鼻道及上鼻道。鼻甲与鼻中隔之间的间隙为总鼻道(图 2-1-14)。

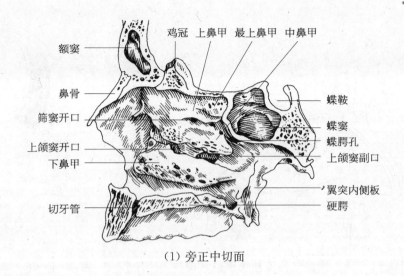

（1）旁正中切面

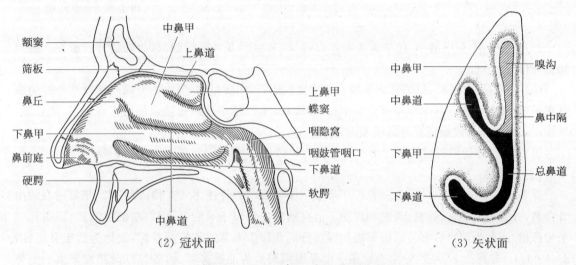

（2）冠状面　　　　　　　　　　　　　　（3）矢状面

图 2-1-14　鼻腔外侧壁示意图

1）下鼻甲：下鼻甲最大，前端接近鼻阈，后端距咽鼓管咽口仅 1.0～1.5 cm，故下鼻甲肿胀或肥大时常引起鼻塞，也可压迫咽鼓管咽口导致咽鼓管通气引流障碍而出现耳鸣、听力下降等耳部症状。下鼻道的顶端有鼻泪管开口。下鼻道外侧壁前段近下鼻甲附着处骨壁最薄，是上颌窦穿刺冲洗的最佳进针部位。在下鼻道的后端近鼻咽处的黏膜下有一表浅扩张的鼻后静脉丛，又称鼻-鼻咽静脉丛，是鼻腔后部出血的主要位置，老年人鼻腔后部的出血常发生在此处。

2）中鼻甲：中鼻甲附着于筛窦的顶壁，筛骨水平板或眶骨纸样板是鼻内镜筛窦手术的重要解剖标志。中鼻道外侧壁（图 2-1-15）有两个隆起，前下为钩突，后上为筛泡，两者之间为半月裂孔。半月裂孔向前下和外上逐渐扩大为筛漏斗，前组鼻窦开口于此。额窦经鼻额管开口于中鼻道最上部，向后下依次为前组筛窦开口和上颌窦开口。现代鼻科学将中鼻甲、中鼻道及其附近区域称为窦口鼻道复合体（图 2-1-16）。中鼻甲游离缘与鼻中隔之间的间隙称嗅裂（又称嗅沟），嗅裂以上的鼻腔黏膜分布有嗅觉感觉神经末梢，为嗅区黏膜。其余部分的鼻腔黏膜为呼吸区黏膜。鼻甲与鼻中隔之间的间隙称为总鼻道。

95

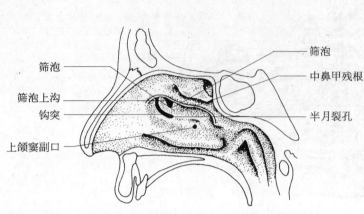

图 2-1-15 鼻腔中鼻道外侧壁示意图

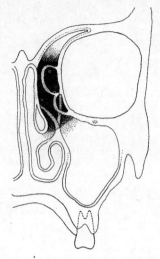

图 2-1-16 窦口鼻道复合体
（阴影部分）示意图

3) 上鼻甲：上鼻甲最小，前鼻镜检查难以窥见，其后上方有蝶筛隐窝，为蝶窦开口所在。后组筛窦开口于上鼻道。

（3）顶壁：呈穹隆状，借筛骨水平板与颅中窝相隔，其中段呈水平状，为分隔颅前窝与鼻腔的筛骨水平板，又名筛板。其上分布有许多细孔，称筛孔，嗅神经穿过筛孔进入颅内。该板窄、薄且脆，外伤或手术误伤易致脑脊液鼻漏或颅内感染。

（4）底壁：即硬腭的鼻腔面。由上颌骨腭突和腭骨水平部构成，借此与口腔相隔。

（三）鼻窦

鼻窦（accessory nasal sinuses）是位于鼻腔周围颅骨内的骨性含气空腔，共 4 对。依其所在的颅骨命名，分别是上颌窦、筛窦、额窦和蝶窦。借自然窦口开口于鼻腔。上颌窦、前组筛窦、额窦开口于中鼻道，通称为前组鼻窦。后组筛窦和蝶窦分别开口于上鼻道和蝶筛隐窝，统称为后组鼻窦（图2-1-17）。临床上，若脓性分泌物聚集于中鼻道则提示为前组鼻窦炎，若脓性分泌物聚集于上鼻道或嗅裂后段，则提示为后组鼻窦炎（图2-1-18）。

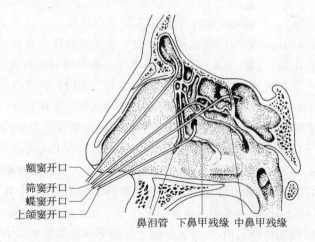

图 2-1-17 鼻窦开口部位示意图

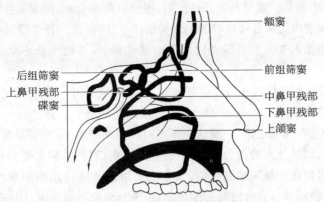

额窦

后组筛窦 ———— 前组筛窦
上鼻甲残部 ———— 中鼻甲残部
碟窦 ———— 下鼻甲残部
———— 上颌窦

图 2-1-18 鼻窦及其引流示意图

1. 上颌窦 上颌窦(maxillary sinus)位于上颌骨体内,为鼻窦中最大者。有5个壁:①前壁:有眶下孔和尖牙窝,后者为常用的上颌窦手术的入路。②后外侧壁:与翼腭窝和颞下窝毗邻,近翼内肌,上颌窦病变破坏此壁可致张口困难。③上壁:即眶底壁,故上颌窦疾病与眶内疾病可相互影响。④底壁:即上颌骨牙槽突,根尖感染可引起牙源性上颌窦炎。⑤内侧壁:即鼻腔外侧壁下部,由上颌窦窦口通中鼻道。因上颌窦窦口位置较高,不易引流,故感染机会较多。

2. 筛窦 筛窦(ethmoid sinus)位于鼻腔外侧壁上部的筛骨中,介于鼻腔和眼眶之间,为蜂窝状结构。前组开口于中鼻道,后组开口于上鼻道。筛窦顶壁借薄骨板与颅前窝相隔。以中鼻甲基板为界分前、后2组。筛窦外侧壁即眼眶内侧壁,称纸样板,薄如纸。故筛窦病变、外伤及手术可造成眶内或颅内并发症。

3. 额窦 额窦(frontal sinus)位于额骨下部内、外板之间。前壁为额骨外骨板,含骨髓,炎症或外伤可致额骨骨髓炎;后壁较薄,为额骨内骨板,颅前窝前壁的一部分,有导静脉或骨裂隙存在,故额窦炎可侵入颅内引起脑膜炎或额叶肿胀;底壁相当于眼眶内上角,甚薄,炎症时压痛明显。底壁内下方有额窦开口,经鼻额管引流到中鼻道前端。

4. 蝶窦 蝶窦(sphenoid sinus)位于蝶骨体内。外侧壁与颅中窝、海绵窦、颈内动脉和视神经管毗邻。顶壁为蝶鞍底,前壁有窦口,下壁即鼻咽顶。故蝶窦病变常累及上述结构。

二、鼻的生理

(一) 鼻腔的生理功能

1. 呼吸功能 鼻腔位于呼吸道的起始,不仅对空气进出起呼吸功能,而且可对吸入的空气有过滤、清洁及调节空气温度及湿度的作用。

(1) 清洁和过滤作用:空气中较大的尘粒为鼻毛阻挡,微小的尘埃和微生物可为黏膜表面的黏液毯黏附,借纤毛运动送入咽部咽下或吐出。酸性黏液及溶菌酶对微生物有一定的抑制和溶解作用。反射性喷嚏可排出吸入的异物或刺激物等。

(2) 温度调节作用:鼻腔黏膜下丰富的血管组成的海绵窦,可散发热量,加温吸入鼻腔的空气,调节吸入气流的温度使其保持相对恒定,并使之接近正常体温,减少其对肺部的刺激。

(3) 湿度调节作用:鼻黏膜富含杯状细胞、浆液腺和黏液腺,每昼夜的分泌液总量可达1 000 ml,其中大部分用以提高吸入气体的湿度,便于肺泡的气体交换和维持呼吸道黏膜的正常纤毛运动。

2. 嗅觉功能 含有气味的空气进入鼻腔嗅区后,刺激嗅觉感受器引起神经冲动,经嗅神经通

97

路传至嗅觉中枢而产生嗅觉。嗅觉具有条件反射,嗅觉可影响食欲、辨别某些有害物质。

3. 共鸣作用 喉发出的声音经鼻腔的三维构筑产生共鸣,使声音变得洪亮、清晰、悦耳。若共鸣作用受到影响,则音质改变。如鼻阻塞时出现闭塞性鼻音,鼻腔闭合不全或腭裂时则出现开放性鼻音。

4. 反射作用 受到刺激性气体或粉尘刺激时,通过喷嚏反射,可清除鼻腔内的刺激物。

(二)鼻窦的生理功能

鼻窦的生理功能迄今尚无定论,一般认为鼻窦对鼻腔的呼吸、共鸣等功能有辅助作用。另外,鼻窦可减轻头颅总量,缓冲外来冲击力,保护颅脑免受损伤,对机体的重要器官起到一定的保护和保温作用,如上颌窦可以防止鼻腔热量丧失,其余鼻窦可以使眶内组织和颅内组织不受鼻腔温度变化的影响。鼻窦黏膜同样具有分泌黏液的功能,鼻窦分泌物可通过窦口引流至鼻腔。

第三节 咽的应用解剖生理

一、咽的应用解剖

咽(pharynx)是呼吸道和消化道的共同通道,上起颅底,下至第 6 颈椎,成人全长约 12 cm。咽腔前后扁平,上宽下窄,呈漏斗形,内衬黏膜,为垂直的肌性管道。其前方与鼻腔、口腔及喉腔相通;后方经椎前筋膜与颈椎毗邻;下端相当于环状软骨下缘处与食管入口连接;两侧与大血管和神经相邻(图 2-1-19)。

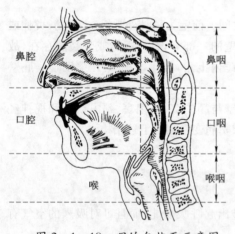

图 2-1-19 咽的矢状面示意图

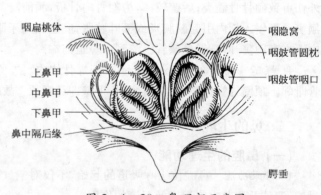

图 2-1-20 鼻咽部示意图

(一)咽的分部

咽自上而下分为鼻咽、口咽和喉咽三部分。

1. 鼻咽 鼻咽(nasopharynx)又称上咽。位于颅底与软腭游离缘平面之间,自硬腭向后作一假想的水平线,此线平面之上的咽部即为鼻咽(图 2-1-20)。鼻咽前方经后鼻孔与鼻腔相通。后方正对第 1、第 2 颈椎。顶部由蝶骨体、枕骨底部构成,呈穹隆状。顶部与后壁交界处黏膜内有丰富的淋巴组织集聚,称腺样体(adenoid),亦称咽扁桃体。左右两侧壁有咽鼓管咽口及咽隐窝。若腺样体肥大,可影响鼻通气,或阻塞咽鼓管咽口引起听力减退。咽鼓管咽口位于下鼻甲后端后方约

1 cm 处，咽口周围有散在的淋巴组织，称咽鼓管扁桃体。咽口上方有一隆起的部分称咽鼓管圆枕，咽鼓管圆枕后上方与咽后壁之间有一凹陷区称为咽隐窝，是鼻咽癌的好发部位，其上方与颅底破裂孔接近，鼻咽癌易经此处侵及颅内。鼻咽的下方与口咽相通。正常生理吞咽时，软腭上抬与咽后壁接触，将鼻咽与口咽暂时隔开。软腭功能异常时可出现进食反呛。

2. 口咽　口咽（ompharynx）又称中咽，介于软腭与会厌上缘平面之间，后壁平对第 2、第 3 颈椎，前方经咽峡与口腔相通。咽峡系指由上方的腭垂和软腭游离缘、下方的舌背、两侧的腭舌弓和腭咽弓共同构成的环形狭窄部分（图 2 - 1 - 21）。口咽部淋巴组织丰富，两侧有腭扁桃体和咽侧索，后壁黏膜下有散在的淋巴滤泡。

3. 喉咽　喉咽（laryngopharynx）又称下咽，上接口咽，下界为食管入口，前方通喉腔，后方相当于第 4、第 5、第 6 颈椎。舌根与会厌之间有一对浅窝，称会厌谷，在喉入口两侧各有一个较深的隐窝称为梨状窝，两者均是咽部异物容易存留的部位。喉上神经内支经梨状窝入喉，分布于梨状窝黏膜下，在此做表面麻醉可达理想效果。两侧梨状窝之间、环状软骨板之后称环后隙。

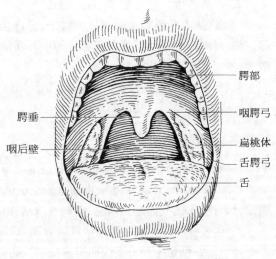

图 2 - 1 - 21　口咽部示意图

（二）咽的淋巴组织

咽部黏膜下有丰富的淋巴组织，淋巴管彼此相通，较大的淋巴组织团块呈环状排列称为咽的淋巴环。咽的淋巴环分为咽淋巴内环和咽淋巴外环。咽淋巴内环主要由咽扁桃体（腺样体）、咽鼓管扁桃体、腭扁桃体、咽侧索、咽后壁淋巴滤泡及舌扁桃体等构成。内环淋巴流向颈部淋巴结，后者又互相交通，形成咽的淋巴外环。淋巴外环主要由咽后淋巴结、胸锁乳突肌前缘及后缘淋巴结、下颌下淋巴结、颏下淋巴结、舌下淋巴结等组成（图 2 - 1 - 22）。咽淋巴内环的淋巴组织在儿童时期发育比较明显，常增生肥大，有重要的免疫生理功能，青春期后开始退化萎缩。

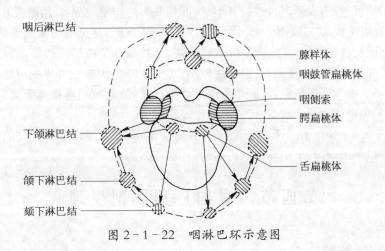

图 2 - 1 - 22　咽淋巴环示意图

1. **腭扁桃体**　腭扁桃体（tonsilla palatina）习称扁桃体，左右各一，位于舌腭弓和咽腭弓之间的扁桃体窝内,是咽部最大的淋巴组织团。扁桃体内侧面朝向咽腔,覆盖复层鳞状上皮。上皮组织向扁桃体实质内陷入形成 6～20 个隐窝,最上面的一个隐窝深而大,接近扁桃体被膜称为扁桃体上隐窝。其他隐窝形成一些分枝状小盲管。细菌易存留于上述隐窝中繁殖,形成感染"病灶"。扁桃体外侧面由结缔组织被膜包绕,故易于手术彻底剥离。

2. 咽扁桃体　咽扁桃体(pharyngeal tonsil)又称腺样体,位于鼻咽顶后壁交界处,表面不平,有 5～6 条纵形沟隙,形如半个剥皮的橘子,易存留细菌,其基底无结缔组织被膜,故手术不易彻底切除。腺样体如过度肥大,可引起鼻腔和中耳功能障碍。腺样体出生后即存在,6～7 岁时最显著,一般 10 岁以后逐渐退化萎缩。

3. 舌扁桃体　舌扁桃体(tonsilla lingualis)位于舌根,呈颗粒状聚积。舌扁桃体炎症肥大时,影响呼吸、吞咽及语言功能。

二、咽的生理

咽为呼吸和消化的共同通道,具有以下常见的生理功能。

1. 呼吸功能　咽是上呼吸道的重要组成部分。咽黏膜内或黏膜下含有丰富的腺体,空气经过咽部时,对吸入的气体起到调温、湿润及清洁作用,但其作用弱于鼻腔。

2. 吞咽功能　吞咽过程包括口腔前期、口腔期、咽期、食管期 4 个时相。吞咽参与吞咽活动的多个环节。吞咽是一种由多块肌肉参加的反射性协同运动。当食物进入咽部,吞咽动作由反射活动来完成,可引起反射性软腭上抬,关闭鼻咽,防止食物进入鼻腔;喉头上升,会厌后倾覆盖喉入口,声门暂时关闭,呼吸暂停,从而隔绝了喉腔与咽部的交通;在咽缩肌的作用下,食物越过会厌经梨状窝进入食道。

3. 防御保护功能　主要通过咽反射来完成。咽部淋巴组织具有重要的防御功能。咽黏膜内富有黏液腺和杯状细胞,所分泌的黏液中含有溶菌酶,可吞噬和消灭细菌,具有抑菌和杀菌作用。来自鼻腔、鼻窦和咽鼓管的分泌物可借咽的反射作用而吐出。在吞咽或呕吐时,由于反射性地关闭鼻咽和声门,从而避免食物反流入鼻腔或呛入气管。异物误入咽腔,可引起咽反射以利于异物排出,从而对机体发挥保护作用。

4. 言语形成和共鸣功能　由软腭、口、舌、唇、齿等协同作用发出不同声音构成各种语言。咽腔作为一可变的肌性管腔,发音时可改变其形状,起到共鸣的作用,使声音清晰悦耳。

5. 扁桃体的免疫功能　扁桃体为外周免疫器官,在儿童期,其免疫功能尤为活跃。含有 B 细胞、T 细胞、浆细胞及吞噬细胞,并能产生抗链球菌素、干扰素和免疫球蛋白等,具有细胞免疫和体液免疫的功能。腺样体也是免疫器官,但作用较小。3～5 岁时,因接触外界变应原的机会较多,扁桃体显著增大,不应视为病理现象,可能是免疫活动的征象,故儿童期扁桃体肥大是正常征象。青春期后,扁桃体的免疫活动趋于减退,组织本身也逐渐缩小。

6. 调节中耳气压功能　由于咽部不断进行吞咽动作,咽鼓管经常获得开放的机会,使中耳气压与外界气压得以平衡,有利于中耳传音机构的自由振动。

第四节　喉的应用解剖生理

一、喉的应用解剖

喉(larynx)位于颈前正中,舌骨之下,上通喉咽,下连气管。在成人,相当于第 3～6 颈椎平面。

喉由软骨、肌肉、韧带、纤维组织和黏膜等组织构成,形如倒锥体的管状器官,其上界为会厌软骨上缘,下方以环状软骨下缘为界(图2-1-23)。喉是呼吸的重要通道以及发音的器官。

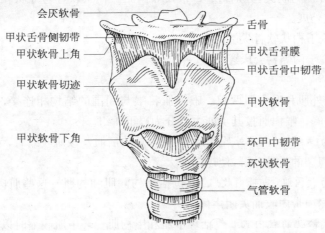

图2-1-23　喉的前面观

(一) 喉的软骨

喉由软骨构成支架。喉的软骨共9块。单个的有3个,分别为会厌软骨、甲状软骨、环状软骨;成对的有3对,分别为杓状软骨、小角软骨和楔状软骨。喉软骨间由纤维韧带连接(图2-1-24)。

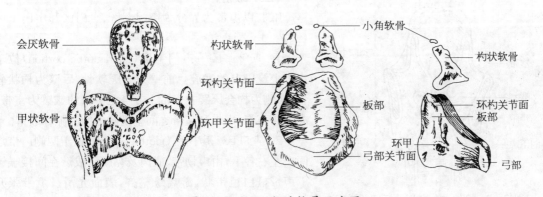

图2-1-24　喉的软骨示意图

1. 甲状软骨　甲状软骨(thyroid cartilage)为喉部最大的软骨。由两侧对称的四边形软骨在颈前正中线融合而成,构成喉支架的前壁和大部分侧壁。成人男性切迹处向前突出,称为喉结;女性近似钝角,喉结不明显。两侧甲状软骨板后缘分别向上、下延伸,形成上角和下角,上角较长,下角较短。甲状软骨正中上方呈"V"形切迹,为颈前正中线的标志。

2. 会厌软骨　会厌软骨(epiglottic cartilage)位于喉的上部,扁平如叶状,上缘游离呈弧形,下端较窄,附着于甲状软骨切迹内面的后下方,表面覆盖黏膜,由后上向前下方倾斜。会厌分舌面与喉面,舌面的黏膜下组织疏松,急性炎症时肿胀明显,可发生呼吸困难。儿童时期会厌软,呈卷叶状,检查时不易抬起,影响观察喉内结构。成年后,多近于平坦,质较硬。

3. 环状软骨　环状软骨(cricoid cartilage)位于甲状软骨下,下接气管。环状软骨是喉软骨中唯一呈完整环形的软骨,对保持喉腔通畅甚为重要。其前部较窄,称为环状软骨弓;后部较宽,称为环状软骨板。若因病变或外伤而致环状软骨缺损时,可造成喉狭窄。

4. 杓状软骨　杓状软骨(arytenoid cartilage)呈三角锥形,左右各一,位于环状软骨板上缘,其底部前端有声带突,外侧为肌突,分别附着声带及喉内肌。杓状软骨与环状软骨构成环杓关节,运动时可使声带内收或外展。

5. 小角软骨　位于杓状软骨尖端的上方。

6. 楔状软骨　位于两侧杓会厌襞中。

(二)喉肌

喉部肌肉分为喉外肌和喉内肌两组。喉外肌将喉与周围的结构相连接,其作用是使喉固定,并牵拉喉体上升或下降。喉内肌按其功能主要分为以下 4 组。

1. 使声门张开的喉内肌(声带外展肌)　主要为环杓后肌。该肌收缩时,可使杓状软骨的声带突向外侧转动,使声门裂的后端分开,使声门变大。

2. 使声门关闭的喉内肌(声带内收肌)　包括环杓侧肌和杓肌。这些肌肉的收缩可使两侧杓状软骨互相接近,两侧声带内收而关闭声门。

3. 使声带紧张或松弛的喉内肌　包括环甲肌和甲杓肌。环甲肌收缩时以环甲关节为支点,使甲状软骨和环状软骨弓接近,将甲杓肌拉紧,致声带紧张度增加。甲杓肌收缩可使声带松弛,而且发音的音调与该肌的紧张度有关。

4. 使会厌活动的喉内肌群(会厌活动肌)　控制喉入口的关闭和开放。包括使喉入口关闭的杓会厌肌和使喉入口开放的甲状会厌肌。

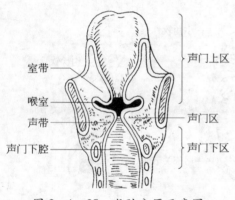

室带
喉室
声带
声门下腔

声门上区
声门区
声门下区

图 2 - 1 - 25　喉腔分区示意图

(三)喉腔

喉腔以声带为界分为声门上区、声门区和声门下区(图 2 - 1 - 25)。

1. 声门上区　声门上区(supraglottic portion)位于声带上缘以上的喉腔。前壁为会厌软骨,后壁为杓状软骨,两侧为杓会厌襞。声带上方与之平行的皱襞为室带,亦称假声带,声带和室带之间呈椭圆形的腔隙称喉室。

2. 声门区　声门区(glottic portion)位于两侧声带之间。左右各一,由声韧带、肌肉及黏膜组成。在间接喉镜下声带呈白色带状,游离缘整齐,表面光滑。声带张开时,出现一等腰三角形的裂隙称为声门裂,简称声门,为喉腔最狭窄处。炎症或外伤时,声带易水肿,影响发声。

3. 声门下区　声门下区(infraglottic ponion)为声带以下的喉腔部分,介于声带下缘至环状软骨下缘之间,与气管相连。该腔上小下大。幼儿期此区的黏膜下组织疏松,炎症时易水肿,常引起喉阻塞。

(四)喉的神经

由喉上神经和喉返神经支配,两者均为迷走神经的分支。

1. 喉上神经　位于舌骨大角平面,分为内、外两支。内支为感觉神经,支配喉腔黏膜。外支属运动神经,支配环甲肌,维持声带张力。

2. 喉返神经　主要为运动神经,支配除环甲肌以外的喉内肌,其感觉支分布于声门下区黏膜。分左、右两支,左支较右支行程长,故临床上左侧喉返神经受累及机会较多。凡在单侧喉返神经的径路上侵犯和压迫神经的各种病变都可以引起声带麻痹或声音嘶哑。

二、喉的生理

喉具有以下生理功能。

1. 呼吸功能　喉是下呼吸道的门户,声门裂是呼吸道的最狭窄处。声带的内收和外展,可调节声门裂的大小,以调节呼吸气流量,维持正常的呼吸功能。呼吸时声门张开的大小是依据机体的需求,通过中枢神经来进行调节的。呼气时声门相对变窄,以增加呼吸阻力,利于肺泡内的气体交换;吸气时声门相对增宽,以减少呼吸道阻力,利于吸入空气。

2. 发声功能　发音是一个复杂的过程。与声带振动及咽、口、鼻的共鸣作用密切相关。肺部呼出的气流冲击内收的声带,使之振动而发出基音。其音调的高低取决于声带的长度、厚度、紧张度和声带振动的频率。如声带短而薄,张力大,振动频率高,则音调高;反之则音调低。声音的强度与肺部呼出之气流量和声门下气压成正比。基音经喉腔、咽腔、鼻腔及胸腔的共鸣,并在舌、软腭、牙、唇及颈部的协调作用下,发出不同的声音和语音。

3. 保护功能　喉的杓状会厌襞、室带、声带具有括约肌作用,形成三道防线,对下呼吸道起保护作用。吞咽时,喉被上提,会厌向后下倾,倒盖住喉入口,以保护下呼吸道,形成第一道防线;两侧室带内收向中线靠拢,形成第二道防线;声带内收,声门闭合,形成第三道防线。在吞咽时,这三道防线同时关闭,食管口开放,食物从梨状窝进入食管。喉上部黏膜异常敏感,受刺激时引起反射性咳嗽,利于痰和异物排出,若有食物进入喉腔或下呼吸道,则会引起剧烈的反射性咳嗽。另外,喉腔对吸入空气有加温和湿润的作用。

4. 屏气作用　屏气时声门紧闭,呼吸暂停,控制膈肌活动,胸部固定,使胸腔和腹腔内的压力增加,以利于完成某些生理功能,如排便、分娩、上肢用力、跳跃、咳嗽、呕吐、排便、分娩等。

第五节　气管及支气管的应用解剖生理

一、气管及支气管的应用解剖

气管(trachea)由软骨、平滑肌、黏膜及结缔组织构成,始于环状软骨下缘,平对第 6 颈椎水平;下端于隆突处分为左、右两主支气管。成人男性的气管平均长度约 12 cm,女性约 10 cm。气管腔的左右径略大于前后径,其黏膜层为假复层纤毛柱状上皮,含有杯状细胞,与黏膜下层的腺体共同分泌浆液和黏液。气管由 10～20 个"C"形透明软骨环构成支架,其软骨环缺口向后,各软骨环间有结缔组织连接。气管后壁由纤维结缔组织和平滑肌构成。

气管上段位于颈部,又称颈段气管,有 7～8 个软骨环,位置较浅,前面覆有皮肤、筋膜和肌肉等。在第 2～4 气管环前面有甲状腺峡部越过,进入胸腔后,则位置较深。气管腔末端偏左有一纵形尖锐的嵴,为左、右主支气管的分界,称为隆嵴,为支气管镜检查时的重要解剖标志。

支气管(bronchus)的结构与气管相似,只是分支越细,软骨环数目逐渐减少,且软骨环也更不完整。大约在第 5 胸椎上缘水平,气管分成左、右两主支气管,分别进入两侧肺门后,继续分支如树枝状。其分支顺序为:①主支气管(一级支气管),进入左、右两肺;②肺叶支气管(二级支气管),分别入各肺叶;③肺段支气管(三级支气管),进入各肺段。右主支气管较粗且短,长约 2.5 cm,与气管纵轴之延长线约成 25°角,因此异物易落入右主支气管。右主支气管有上、中、下 3 个肺叶支气管。左主支气管较右侧细而长,其长度约为 5 cm,与气管纵轴延长线约成 45°角。左主支气管有上、下两个肺叶支气管。

二、气管及支气管的生理功能

1. 呼吸调节功能 气管、支气管是进行气体交换的主要通道,并有呼吸调节作用。由于气管、支气管有"C"形软骨作为支架而保持管状,从而可保证呼吸道通畅。吸气时,气管、支气管扩张,刺激位于管壁平滑肌中的感受器,通过迷走神经传至延髓呼吸中枢,抑制吸气中枢,使吸气转为呼气;呼气时,管腔缩小,对感受器的刺激减弱,减少了对吸气中枢的抑制,故吸气中枢又逐渐处于兴奋状态。如此周而复始。此外,吸气时由于气管、支气管管腔增宽、胸腔扩张、膈肌下降,呼吸道内压力低于外界,有利于吸入气体;反之,呼气时呼吸道内压力高于外界,将气体排出。故气管、支气管是吸入氧气、排出二氧化碳、进行气体交换的主要通道。

2. 清洁作用 呼吸道的清洁作用,主要依靠气管、支气管内纤毛和黏液的协同作用。气管及支气管的黏膜层为假复层纤毛柱状上皮,表面有黏液层。正常情况下气道每日分泌 100～200 ml 黏液,以保持呼吸道黏膜湿润,并维持纤毛的正常活动。在呼吸道内有黏液的情况下,纤毛呈节律性自下而上摆动,向外排出细菌或异物,以净化和保护呼吸道。

3. 免疫功能 呼吸道分泌物中含有与抗感染有关的免疫球蛋白,如 IgA、IgG、IgM、IgE 等。目前大多认为这些免疫球蛋白来自气管、支气管黏膜层内的浆细胞,由其发挥免疫功能。呼吸道分泌物中,尚含有溶菌酶和补体,与分泌型 IgA 共同起溶菌作用。

4. 防御性咳嗽反射 气管、支气管黏膜下存在丰富的传入神经末梢,受到机械性或化学性刺激,通过刺激神经末梢,可引起咳嗽反射。咳嗽时先做深吸气,继而关闭声门,并发生强烈的呼气动作,同时肋间肌、腹肌收缩,膈肌上升,胸腔缩小,肺内压、胸内压升高,接着声门突然开放,呼吸道内气体急速呼出,同时排出呼吸道内异物或分泌物,维持呼吸道通畅。

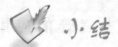 小结

耳鼻咽喉的应用解剖是学习耳鼻咽喉科疾病的基础。本章的主要内容包括:①耳的应用解剖。②鼻的应用解剖。③咽的应用解剖。④喉的应用解剖。通过本章的学习要求学生熟练掌握婴幼儿咽鼓管的特点;外壁静脉血循环的特点、鼻出血的好发部位;咽的分部及各部重要的解剖结构;小儿喉腔的特点及临床意义。熟悉耳的结构、鼻腔外侧壁及鼻窦的应用解剖及临床意义、咽淋巴环及临床意义、喉软骨支架及喉腔的分区。以便学生能更好的理解疾病的发生、发展,有助于开展临床护理工作。

复习题

【简答题】

1. 小儿与成人咽鼓管的解剖各有何特点?
2. 试述外鼻静脉的解剖特点及临床意义。
3. 简述咽淋巴环的组成及生理功能。
4. 简述咽腔的分区。喉肌瘫痪为何以左侧多见?
5. 为何上颌窦发生化脓性炎症的概率比其他鼻窦多?

6. 婴幼儿为何易患中耳炎？

7. 鼻或上唇患疖肿时为何禁止挤压？请阐述鼻腔、鼻窦的生理功能变化对全身的影响。

8. 咽部感染和恶性肿瘤（鼻炎癌）为何会引起颈淋巴结肿大？

9. 小儿急性喉炎为什么易发生喉阻塞？

（王英敏）

第二章

耳鼻咽喉科的检查

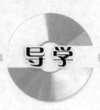

导学

掌握：耳鼻咽喉各部位的检查。　　　　了解：耳鼻咽喉部的影像学检查。
熟悉：耳鼻咽喉科常用的器械、设备。

第一节　耳鼻咽喉检查常用的器械、设备

耳鼻咽喉科应设有专用的检查室，检查室功能区内，应避免强光直接照射。检查室应配备检查台、座椅、酒精灯、痰盂、盛放消毒器械和污染器械的器械盘以及光源。光源以 100 W 的聚光灯为佳，置于受检者头一侧耳郭的稍后上方。有条件的可配备耳鼻咽喉科多功能综合检查台、鼻内镜、纤维鼻咽喉镜、耳显微镜、图像显示及处理系统。检查时，根据需要随时调整检查者和被检者的位置，并且必须借助专门光源、额镜、特殊器械及设备将光线反射到欲检查的部位，才能进行符合临床要求的规范检查。

一、常用的检查器械

耳鼻咽喉检查常用的检查器械包括鼓气耳镜、耳镜、音叉、膝状镊、枪状镊、喷雾器、压舌板、鼻镜、盯聍钩、间接鼻后孔镜和间接喉镜（图 2-2-1）。

二、耳鼻咽喉科多功能综合检查台

耳鼻咽喉科多功能综合检查台（图 2-2-2）是将常用检查器械、基本设备集中于一体，并可根据需要配置耳鼻咽喉内镜系统、图像显示及处理系统。该设备的出现和逐步普及是近些年来本专科诊查治疗工作环境得到根本改善的标志之一，对于提高工作效率，快捷准确地为患者服务提供了一个多功能的现代化工作平台。

耳鼻咽喉科多功能综合检查台的基本结构和主要功能由工作台主体、电动检查椅或治疗椅组成。

（一）工作台主体

基本结构包括控制面板、聚光照明灯、喷雾枪、冷光源、自感应加温器以及根据临床需要而设置的阅片灯、监视器等。

工作台主体的主要功能如下：①喷雾：诊治工作台上的喷枪可将液体药物雾化成微小液滴，喷

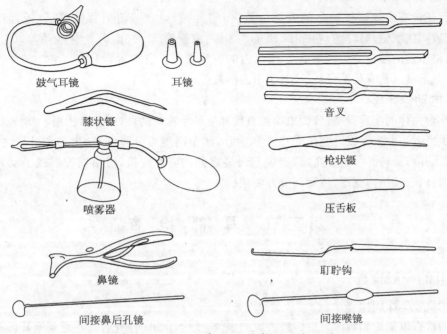

鼓气耳镜　　耳镜　　音叉

膝状镊

喷雾器　　枪状镊

压舌板

鼻镜　　盯聍钩

间接鼻后孔镜　　间接喉镜

图 2-2-1　耳鼻咽喉科常用检查器械

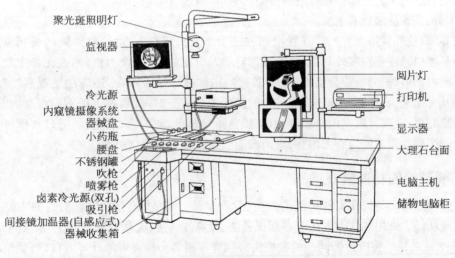

聚光斑照明灯

监视器

冷光源
内窥镜摄像系统
器械盘
小药瓶
腰盘
不锈钢罐
吹枪
喷雾枪
卤素冷光源(双孔)
吸引枪
间接镜加温器(自感应式)
器械收集箱

阅片灯

打印机

显示器

大理石台面

电脑主机

储物电脑柜

图 2-2-2　耳鼻咽喉科多功能检查台

注于腔体或体表上,可全面代替常规的简易喷雾器。②吸引:工作台上有负压吸引,用于外耳道、鼻咽部的分泌物、脓血的吸出。负压可根据需要自行调节。③吹气:吹气系统为咽喉管吹气和恒温射流装置提供正压气源,用于咽喉管通气和外耳道的脓血、分泌物、异物和上颌窦的冲洗。④聚光照明灯:提供检查光源,用以代替传统使用的立式照明灯。⑤自感应加温:主要用于间接鼻咽镜和间接喉镜检查前的加温预热。当镜面放入加温器感应区时,加温器自动吹出热风,完成加热后自动停机。⑥冷光源:为内镜检查提供光源,亮度可调。⑦自动排污:将在吸引过程中储存在污物瓶内的污物自动排出,自动清洗,以达到清洁、清除、再工作的目的。⑧阅片:可通过工作台控制的阅片

107

灯观看 X 线、CT、MRI 等影像胶片。

工作台还设有常规器械物品的分类放置区:①器械盘:放置清洁器械(压舌板、前鼻镜等)。②插筒:放置间接喉镜、叮聍钩、卷棉子、镊子。③罐:放置棉球、纱布、凡士林纱条等。④污染器械收集装置:将用过的器械分类放置在工作台内的收集箱内。⑤放置常用药品:如 70%乙醇溶液、3%过氧化氢溶液、1%麻黄碱、1%~2%丁卡因溶液等。

(二) 电动诊疗椅

为工作台主体的配套设施,分为电动检查椅和电动治疗椅两种,供患者使用。其特点有:

①可供患者采取坐姿或卧姿接受检查和治疗,坐垫高度可升降调节,坐姿和卧姿之间的姿态可连续调节,并可旋转。②坐姿高度、坐姿与卧姿之间的姿态变换,可由遥控器或手动开关控制。③头枕由两杆、三铰结构支撑,位置调节方便快捷。

第二节 耳 部 检 查

一、耳的一般检查

(一) 耳郭及耳周检查

耳郭的检查以望诊和触诊为主。患者取侧坐位,受检耳朝向检查者。注意观察耳郭有无畸形、囊肿,耳郭及耳周有无红肿、瘘口、瘢痕、赘生物、皮肤损害以及有无牵拉痛,耳屏、乳突有无压痛,耳周淋巴结是否肿大。遇有瘘口,应以探针探查其深度及瘘管走向。

(二) 外耳道及鼓膜检查

牵拉耳郭,使外耳道变直。检查者用光源置于患者头部左上方,调整额镜的反光焦点投照于患者的外耳道口。注意观察外耳道有无叮聍、异物及分泌物,皮肤是否红肿,有无新生物、狭窄等。清除外耳道内的叮聍、异物或分泌物,观察鼓膜的正常标志是否存在,还应注意观察鼓膜的色泽、活动度以及有无充血、穿孔、内陷、瘢痕等。鼓膜或中耳病变时,鼓膜可出现不同程度的变化,急性炎症时鼓膜充血、肿胀。鼓室内有积液时,鼓膜色泽呈黄色、琥珀色、灰蓝色,透过鼓膜可见液面或气泡。此外还应注意鼓室内有无肉芽、息肉或胆脂瘤以及鼓膜钙化斑等。

二、咽鼓管的功能检查

咽鼓管功能障碍与许多中耳疾病的发生、发展及预后有关,检查咽鼓管的目的主要是查明咽鼓管的通气功能。常用的检查方法有吞咽试验法、捏鼻鼓气法、波利策法、导管吹张法等。

1. 吞咽试验法　将听诊器两端的橄榄头分别置于患者和检查者的外耳道口,当受检者做吞咽动作时,检查者可听到轻柔的"嘘嘘"声。亦可通过耳镜观察鼓膜随吞咽动作产生的运动,如果鼓膜向外运动,则功能正常。咽鼓管功能不良者吞咽时从其外耳道听不到声音,鼓膜运动差。

2. 捏鼻鼓气法　嘱受检者捏鼻闭口,用力向鼻腔做呼出动作,正常时,检查者用听诊器可听到鼓膜震动声,或用耳镜可看到鼓膜向外运动。

3. 波利策法　适用于咽鼓管功能差的患者或小儿。检查者将波氏球前端的橄榄头塞于受检者一侧前鼻孔,并压紧对侧前鼻孔。当受检者吞咽时,在软腭上举、鼻咽腔关闭、咽鼓管开放的瞬间,检查者迅速挤压橡皮球,将气流压入咽鼓管达鼓室,检查者从听诊器内可听到鼓膜振动声和观察到鼓膜的运动情况。

4. 导管吹张法　此法最常用。嘱受检者清除鼻腔及鼻咽部分泌物,用 1%麻黄碱和 1%

丁卡因溶液收缩、麻醉鼻腔黏膜。检查时,将咽鼓管导管沿鼻底缓缓伸入鼻咽部,当导管前端抵达鼻咽后壁时,将原向下的导管口向受检侧旋转 90°,并向外缓缓退出少许,进入咽鼓管咽口。然后向外上方旋转约 45°,用橡皮球向导管内鼓气,同时经听诊器听诊判断咽鼓管是否通畅。咽鼓管通畅时,检查者可听到轻柔的"嘘嘘"声及鼓膜振动声。咽鼓管完全阻塞或闭锁,则听不到声音。

三、听功能检查

临床听力检查是通过观察受检者对声刺激产生的反应来了解其听觉功能状态和确定听觉疾患的一种诊断方法,分为主观测听法和客观测听法两类。前者包括语音检查法、表试验、音叉试验、纯音听阈及阈上功能测试、言语测听等,后者包括声导抗测试、电反应测听以及耳声发射测试等,其中音叉试验、纯音测试、声导抗测试较为常用。

1. 音叉试验 是最常用的基本听力检查法。每套音叉有 5 个倍频程频率音叉,C128、C256、C512、C1024、C2048,最常用的是 C256 和 C512。用于初步判定耳聋性质,鉴别传导性或感音神经性耳聋,但不能判断听力损失的程度。

(1)林纳试验(Rinne test,RT):又称气骨导比较试验,通过比较同侧耳气导和骨导听觉时间来判断耳聋的性质。

(2)韦伯试验(Weber test,WT):又称骨导偏向试验,用于比较受试者两耳的骨导听力。

(3)施瓦巴赫试验(Schwabach test,ST):又称骨导比较试验,用于比较受检者与正常人的骨导听力。

(4)盖莱试验(Gelle test,GT):用于检查受检者的镫骨底板是否活动。

2. 纯音测试 通过音频振荡发出不同频率的纯音,其强度可以调节。用于测试听觉范围内不同频率的听敏度,判断有无听觉障碍,估计听觉损害的程度,对耳聋的类型和病变部位作出初步诊断。

3. 声导抗测试 一种临床最常用的客观听力测试的方法之一。当外耳道压力变化时可产生鼓膜张力变化,对声能传导能力发生改变,利用这一特性,能够记录鼓膜反射回外耳道的声能大小。通过计算机分析结果,反应中耳传音系统和脑干听觉通路的功能。

四、前庭功能检查

通过一些特殊的测试方法,了解前庭功能状况,并为定位诊断提供依据。前庭功能检查包括两个主要方面:一是前庭眼动反射弧的眼震反应,如自发性眼震检查法、位置性眼震检查法、温度试验、旋转试验、眼震电图描记法等;另一方面是前庭脊髓反射系统的平衡功能检查,如闭目直立检查法、过指试验、行走试验、姿势描计法及指鼻试验、跟膝胫试验、轮替运动等。

五、耳部影像学检查

影像学检查是耳部疾病重要的辅助检查方法,包括:①耳部 X 线检查:颞骨岩部、乳突部的 X 线摄片是耳部疾病的传统检查方法之一,有助于了解中耳乳突骨质破坏的部位及范围。②颞骨 CT 扫描:颞骨 CT 扫描能清晰地显示颞骨的细微解剖结构。对先天性耳畸形、颞骨骨折、各种中耳炎症、肿瘤等具有较高的诊断价值。③磁共振成像(MRI):具有较高的软组织分辨能力,可显示内耳和内听道软组织的结构变化,如肿瘤、脓肿、出血等。

第三节 鼻部检查

一、外鼻及鼻腔的检查

(一) 外鼻检查

观察外鼻的形态(如有无外鼻畸形、皮肤有无红肿、前鼻孔是否狭窄)、颜色(如早期酒渣鼻时皮肤潮红等)、活动(如面神经瘫痪时鼻翼塌陷及鼻唇沟变浅)等。触诊时注意有无压痛、皮下气肿,鼻骨有无骨折、移位及骨擦音(如鼻骨骨折时鼻骨下陷、移动,鼻窦炎时的压痛点及鼻窦囊肿时的乒乓球样弹性感)等。听其发音,了解有无"闭塞性鼻音"或"开放性鼻音"。同时还应注意是否嗅到特殊的腥臭味。

(二) 鼻腔检查

1. 鼻前庭检查法　用拇指将鼻尖抬起,观察鼻前庭皮肤有无红肿、皲裂、糜烂、隆起、结痂,有无鼻毛脱落等。

2. 前鼻镜检查法　左手持前鼻镜,与鼻腔底平行,伸入鼻前庭,不可超越鼻阈,以免引起疼痛或损伤鼻中隔黏膜而出血。右手扶持受检者头部,随检查需要变动头部。缓缓展开镜叶,依次检查鼻腔各部。注意鼻甲有无充血、水肿、肥大、息肉、干燥及萎缩,各鼻道及鼻底是否有分泌物及了解分泌物的性状,鼻中隔有无偏曲、穿孔、出血、溃疡糜烂或黏膜肥厚,鼻腔内有无息肉、肿瘤、异物等。如有鼻甲肥大,可用1%麻黄碱生理盐水收缩鼻腔黏膜后再进行检查。检查完毕,取出前鼻镜时勿将镜叶闭拢,以免钳夹住鼻毛而引起疼痛。

3. 后鼻镜检查法　也称间接鼻咽镜检查法,可同时检查鼻咽部及后鼻孔。检查时,右手持间接鼻咽镜或后鼻镜,左手持压舌板将舌前2/3下压,右手以握笔姿势将镜从左侧口角送到软腭与咽后壁之间,适当转动和倾斜镜面分别观察各部分,注意鼻咽顶有无新生物、溃疡、出血点、痂皮、腺样体残余,后鼻孔有无畸形、下鼻甲及下鼻道有无脓液,咽隐窝有无肿瘤以及软腭背面有无脓液流出。注意检查时不要把压舌板伸入太深,并尽量不触及周围组织,必要时也可用1%～2%丁卡因溶液咽部喷雾做表面麻醉。

(三) 鼻窦检查

鼻窦位置深而隐蔽,常规用前鼻镜和后鼻镜检查,配合体位引流、上颌窦穿刺等可以直接或间接地发现许多病变。检查时注意观察面颊部、内眦及眉根附近的皮肤有无红肿,局部有无隆起;中鼻道、嗅沟或后鼻孔有无分泌物;面颊部或眶内上角处有无压痛,额窦前壁有无叩痛等。

二、鼻腔及鼻窦的内镜检查

鼻内镜分硬管镜和软管镜,可清晰地观察鼻腔深部、鼻窦开口、鼻咽及鼻窦的细小病变,还可在直视下取活组织检查及凝固止血等。

1. 硬管鼻内镜检查法　检查前先用1%丁卡因及麻黄碱溶液麻醉并收缩鼻黏膜,将鼻内镜沿鼻底插入,越过鼻中隔后缘,转动镜窗检查鼻咽各壁及鼻腔情况,注意鼻腔深部的出血部位及早期肿瘤,确定颅底骨折及脑脊液鼻漏的瘘孔部位,还可以在直视下取活组织检查,采用电凝止血等。

2. 软管鼻内镜检查法　属冷光源纤维导光,管径很细,可进入各鼻道清晰地观察鼻腔各部、鼻咽、各鼻窦的开口及邻近组织的病变等。

三、鼻腔及鼻窦的影像学检查

1. X线检查法 X线是鼻窦最常用的辅助检查方法,一般采用鼻颏位及鼻额位。前者主要用以观察上颌窦,后者用以检查额窦与筛窦。必要时尚可加拍侧位、视神经孔位、颅底位等影像。鼻窦在正常情况下,充气良好,X线片上的密度与眼眶的密度相近,如果显示窦腔密度高,提示有病变。此外,还可以根据窦内的阴影及是否有骨质破坏,判断有无囊肿、息肉、异物或肿瘤等。

2. 计算机X线断层摄影术(CT) 鼻部CT扫描可以清楚地显示窦口鼻道复合体的黏膜改变和解剖变异,是诊断鼻腔、鼻窦疾病首选的影像学检查方法。常用冠状位和水平位两种方法。

四、鼻功能检查

鼻功能检查是通过鼻通气测量板检查两鼻腔的通气功能和鼻测压计测量呼吸时气流的阻力。此外,还有嗅觉检查,常用乙醇、醋、水三物进行测试,一般认为均能分清者为正常,说出1~2种为减退,不能辨别者为嗅觉丧失。

第四节 咽部检查

一、口咽检查

受检者端坐,放松,自然张口,用压舌板轻压舌前2/3处,嘱其发"啊"音,观察口咽黏膜有无充血、溃疡或新生物;软腭有无下塌或裂开,双侧运动是否对称;悬雍垂是否过长、分叉;双侧扁桃体、腭舌弓及腭咽弓有无充血、水肿、溃疡;扁桃体表面有无瘢痕、隐窝口是否有脓栓或干酪样物;咽后壁有无淋巴滤泡增生、肿胀和隆起。咽部触诊可以了解咽后、咽旁肿块的范围、大小、质地及活动度。

二、鼻咽检查

1. 间接鼻咽镜检查 常用而简便。咽反射较敏感者,可经口喷1%~2%丁卡因溶液,使咽部黏膜表面麻醉后再进行检查。受检者端坐,用鼻呼吸以使软腭松弛。检查者左手持压舌板,压下舌前2/3,右手持加温而不烫的鼻咽镜,镜面朝上,伸入口内,置于软腭与咽后壁之间,勿触及周围组织,以免因咽反射而妨碍检查。调整镜面角度,依次观察鼻咽各壁、软腭背面、鼻中隔后缘、后鼻孔、咽鼓管咽口、咽鼓管圆枕、咽隐窝及腺样体;观察鼻咽黏膜有无充血、粗糙、出血、溃疡、分泌物及新生物等。

2. 鼻咽内镜检查 有硬质镜和纤维镜两种。硬质镜可经口或鼻腔导入;纤维镜是一种软性内镜,其光导纤维可弯曲,从鼻腔导入后,能随意变换角度,全面观察鼻咽部。

3. 鼻咽触诊 主要用于儿童。助手固定患儿。检查者立于患儿的右后方,左手示指紧压患儿颊部,用戴好手套的右手示指经口腔伸入鼻咽,触诊鼻咽各壁,注意后鼻孔有无闭锁及腺样体大小。

三、喉咽检查

检查时患者端坐、张口、伸舌,检查者坐在患者对面,先将额镜反射光的焦点调节到患者悬雍垂处,然后用纱布裹住舌前1/3,用左手拇指和中指捏住舌前部,并将其向前下方拉,示指抵住上唇,以求固定。右手持间接喉镜,将镜面稍加热,以防止检查时起雾,放入患者咽部前先在检查者手

111

背上试温,确认不烫时,才可将间接喉镜放入患者口咽部。镜面朝向前下方,镜背将悬雍垂和软腭推向后上方,此时先检查舌根、会厌谷、会厌舌面、喉咽后壁及侧壁。然后瞩患者发"一"声,使会厌抬起而暴露声门,此时可检查会厌喉面、杓区、杓间区、杓会厌皱襞、室带、声带、声门下,有时还可见到气管上段的部分气管软骨环。在发声时可见到两侧声带内收,吸气时两侧声带外展。注意观察黏膜有无红肿、溃疡、增厚、新生物或异物等。

四、咽的影像学检查

一般的临床检查和内镜检查只能发现咽部表面的各种病变,而要诊断咽部侧壁和后壁深部的结构病变,则需要进行影像学检查。主要包括 X 线、CT 及 MRI 等检查。

第五节 喉 部 检 查

一、喉的外部检查

喉的外部检查主要是视诊和触诊,先观察喉的甲状软骨是否在颈部正中,两侧是否对称等,然后进行喉部触诊。主要触诊甲状软骨、环状软骨、环状间隙,注意有无肿胀、触痛、畸形,颈部有无肿大的淋巴结或皮下气肿等。然后用手指捏住甲状软骨两侧向左右摆动,并稍加压力使之与颈椎发生摩擦,正常时应有摩擦音。

二、喉镜检查

1. 间接喉镜检查　同咽部检查中的间接喉镜检查。

2. 直接喉镜检查　亦称喉直达镜检查,其类型包括普通直接喉镜、前联合喉镜、侧开式喉镜、薄片形喉镜。直接喉镜检查适用于间接喉镜检查不能查清的喉部病变,或需要进行喉部活检者,或声门下腔、梨状窝等处病变者。严重的颈椎病变,如脱位、外伤、结核等不能进行直接喉镜检查;危重病身体虚弱、高血压、心脏病患者应慎用。

3. 显微喉镜检查　系利用手术显微镜通过支撑式或悬吊式直接喉镜进行更细致、更精确的检查方法。可观察一些细微的病变,如癌前病变、轻度上皮增厚、黏膜下充血以及声带小结、息肉或其他新生物等。

4. 纤维喉镜和电子喉镜检查　纤维喉镜的优点是可弯曲,将鼻、口咽及喉咽黏膜表面麻醉后,将纤维喉镜从鼻腔导入,通过鼻咽、口咽到达喉咽,可对喉部及喉咽部进行检查,还可进行活检、息肉摘除、异物取出等手术。电子喉镜其外形和纤维喉镜相似,但图像质量明显优于纤维喉镜。

5. 动态喉镜检查　又名频闪喉镜,它能发出不同频率的闪光,照在声带上,用于观察声带运动。当频闪光的频率和声带振动一致时,声带似乎静止不动,如果频闪光的频率和声带振动有差别时,声带就会出现慢动相,并可观察到声带振动的黏膜波,从而观察到声带黏膜的上皮增生、小囊肿或癌变等情况。该方法被广泛用于喉部病变的诊断、术中监控和疗效观察等。

三、喉的影像学检查

影像学检查在喉部疾病的诊断中有重要作用,目前所采用的方法有常规的 X 线检查、CT、MRI 等检查方法。颈部侧位 X 线检查可判断喉肿瘤病变,亦可观察喉部软骨有无骨折、喉黏膜有无水肿及术后皮下气肿等。CT 和 MRI 检查有助于肿瘤、异物的诊断。

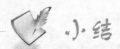 小结

　　耳鼻咽喉科检查是耳鼻咽喉科疾病诊断的依据。本章的主要内容包括：①耳部检查：耳的一般检查、咽鼓管功能检查、听功能检查、前庭功能检查、耳部的影像学检查。②鼻部检查：外鼻及鼻腔检查、鼻腔及鼻窦的内镜检查、鼻腔及鼻窦的影像学检查、鼻功能检查。③咽部检查：口咽检查、鼻咽检查、喉咽检查、咽影像学检查。④喉部检查：喉的外部检查、喉镜检查、喉的影像学检查等。通过本章的学习要求学生熟练掌握耳部的一般检查、外鼻及鼻腔检查、咽部的检查以及间接喉镜使用方法；熟悉各种检查方法，以便主动配合医生做好耳鼻咽喉科患者的检查。

复　习　题

【简答题】

1. 听功能检查包括哪几个方面？
2. 检查鼓膜时要注意观察些什么？
3. 检查鼻窦时要注意观察哪几个方面？
4. 耳部的影像学检查有哪几个方面？各有何特点？
5. 主观测听法包括哪些检查？
6. 鼻咽部检查时应注意观察什么？

（潘雪迎）

第三章
耳鼻咽喉科常用的护理技术

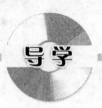

掌握：耳鼻咽喉科常用护理技术操作的注意事项和步骤。 熟悉：耳鼻咽喉科患者术前、术后的护理。

第一节　耳鼻咽喉科患者术前、术后的护理

（一）心理护理

对患者进行必要的心理评估和护理是手术前后护理的重要环节。手术前后全面评估患者的心理状况，与患者耐心交谈，注意倾听，让其倾诉紧张焦虑的原因，针对患者的焦虑、紧张、恐惧的心理，给予正确的心理疏导。耐心地解释手术治疗的必要性和重要性，讲解手术过程、麻醉方式、术前准备的目的及内容、术前用药的作用、术中配合和术后注意事项等。让患者有充分的心理准备，解除顾虑，减轻紧张、焦虑情绪，促进患者术后的康复。对于个别过度紧张者，可遵医嘱给予镇静剂。

（二）术前护理

1. 一般准备　术前1日做好手术区皮肤准备（如剃须、剪鼻毛或耳部头发）、鼻腔冲洗、上颌窦穿刺冲洗、理发、剪指（趾）甲、沐浴及更换清洁衣裤等。遵医嘱做抗生素皮内试验，记录结果。对于皮内试验阳性者，应在医嘱单、护理记录单中注明，并在患者床头贴上过敏标识，及时通知医生更改用药，完善术前常规检查。

2. 呼吸道准备　有吸烟习惯者，术前停止吸烟，鼓励患者练习并掌握深呼吸运动、有效咳嗽和排痰等方法。注意保暖，预防感冒。必要时给予含漱剂漱口。

3. 胃肠道准备　全麻手术患者需禁食12 h、禁饮4 h，防止全身麻醉或术中呕吐所导致的吸入性肺炎、窒息等。

4. 监测生命体征　注意患者有无发热、感冒、咳嗽、月经来潮（女患者）等情况，如有异常及时通知医生。

5. 术日晨护理

（1）嘱患者取下义齿、眼镜、发夹、手表、首饰等。入手术室前应排空两便。

（2）手术前遵医嘱给予术前针，并准备手术中需要的物品，如病历、CT片、药等，并随患者带入手术室。

（3）与手术室接诊人员仔细核对患者、手术部位及名称等，做好交接。

（4）根据患者情况准备全麻床、输液架、血压表、听诊器、氧气、心电监护仪、冰袋、污物袋等。

（三）术后护理

1. 体位　手术结束后，患者回病房，根据不同手术和麻醉的要求采取不同的体位。全麻患者，术后应去枕平卧，头偏向一侧，以免呕吐物误吸入呼吸道而发生窒息；鼻部手术患者，一般采取半卧位；扁桃体手术患者，采取平卧或半卧位；乳突手术患者，一般采取平卧或侧卧位，手术侧朝上。

2. 对症护理　了解患者术中情况，根据术后的具体情况及可能出现不适的原因及处理方法，耐心细致地做好患者及家属的解释工作，以取得患者及家属的理解与配合。根据患者情况，给予对症护理。避免不良刺激，做好针对性的心理疏导，使患者树立战胜疾病的信心。保持病房安静，为患者创造舒适的病区环境，保证患者有足够的休息和睡眠。

3. 病情观察　密切观察患者的病情变化，如生命体征、出血、渗血、渗液、敷料脱落，以及局部红、肿、热、痛等情况。如出现呕吐、出血、呼吸困难等异常情况，应及时通知医生给予适当处理。嘱患者尽量避免打喷嚏和咳嗽，指导患者利用张口呼吸来抑制。

4. 口腔护理　术后患者应保持口腔清洁，可给予口腔护理，包括滴鼻剂滴鼻、含漱液漱口等。

5. 呼吸道护理　气管切开的患者按气管切开护理，应及时清理呼吸道分泌物和痰液，保持气管套管通畅。

6. 饮食与活动　鼻部手术患者进食温凉、易消化、清淡食物；扁桃体手术后患者3 h无出血可进食冷流质，以后视情况改为半流质和软食，7～10日忌坚硬和油炸食物，以免刺激、损伤伤口；乳突手术患者3～5日进食半流质；喉部疾病且插有胃管的患者开始鼻饲高热量流质，2周拔除胃管后，由流质过渡到半流质或软食。术后除特殊情况需卧床者，应鼓励患者早期下床活动，以促进伤口愈合，预防肺部感染和褥疮的发生。

7. 特殊患者的护理　对于喉部手术后，语言沟通障碍者，应给予关心体贴，教会患者用其他的方式表达需要，并准备好纸、笔或黑板，让患者把自己的要求表达出来，尽可能满足其所需。

8. 药物治疗　遵医嘱给予抗炎、止血等治疗。

9. 做好健康教育及出院指导　指导患者合理进食，恢复期患者合理摄入均衡饮食；注意休息，劳逸结合；术后继续药物治疗者，应遵医嘱按时、按量服用；嘱定期到门诊随访。

第二节　耳鼻咽喉科常用的护理技术操作

一、外耳道清洁法

【目的】

清除外耳道内的耵聍或异物，为耳部检查及治疗做准备。

【物品】

棉签、耳镜、耳镊、耵聍钩、3％过氧化氢溶液。

【操作步骤】

1. 外耳道清洁前，应向患者说明清洁的目的与注意事项。

2. 协助患者取侧坐位，患耳朝向操作者。

3. 用耵聍钩或耳镊将耵聍轻轻取出，耵聍碎屑用棉签清除。

4. 向外耳道内滴入3％过氧化氢溶液3～5滴，待其起泡沫溢出，用干棉签拭净。

【注意事项】

动作要轻柔,不可损伤外耳道皮肤和鼓膜。

二、外耳道冲洗法

【目的】

利用水流冲出阻塞外耳道的耵聍、表皮栓或小块异物等,保持外耳道清洁通畅。

【物品】

外用生理盐水适量(视患者情况而定)、额镜、光源、治疗碗、注射器或洗耳球、耳科专用棉签、治疗巾、弯盘、纱布。

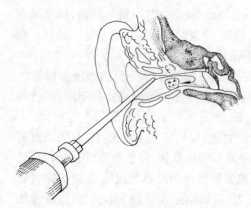

图 2-3-1　外耳道冲洗法示意图

【操作步骤】

1. 操作前向患者解释操作目的及配合要点。

2. 患者取侧坐位,患耳朝向操作者,肩上垫治疗巾。操作者戴额镜,对光源,检查患侧外耳道及鼓膜。

3. 将外用生理盐水倒入治疗碗中,将弯盘置于患耳耳垂下方,嘱患者手扶弯盘,头稍向患侧倾斜。操作者左手向后上外方牵拉耳郭(小儿向后下外方),右手持注射器或洗耳球将温生理盐水沿外耳道后上壁注入,借回流力量冲出耵聍或异物(图 2-3-1)。

4. 冲洗完后用纱布擦干耳郭周围,用耳科专用棉签擦净外耳道内残留的水,检查外耳道是否冲洗干净。记录患者的反应及冲出物的性状。

5. 操作完毕,整理用物。

【注意事项】

1. 冲洗液温度以接近体温为宜,一般在 37℃左右,弯盘要紧贴颊部,以减少液体渗漏污染颈部和衣物。

2. 鼓膜穿孔、急性中耳炎、急性外耳道炎和湿疹等不宜进行外耳道冲洗。

3. 冲洗时,注意掌握水流的方向和压力,不可对准鼓膜,用力不宜过大,以免造成损伤。

4. 冲洗过程中观察患者有无眩晕、恶心、呕吐、耳部突发疼痛及耳鸣症状,如出现不适,应立即停止冲洗并检查外耳道,必要时请医生共同处理。

三、外耳道滴药法

【目的】

软化耵聍,清洁外耳道,治疗外耳道、鼓膜和中耳疾病。

【物品】

棉球(1～2个)、耳科专用棉签、滴耳液(遵医嘱)、3％过氧化氢溶液、滴管、适量外用生理盐水。

【操作步骤】

1. 向患者解释操作的目的及配合要点。

2. 检查外耳道情况,外耳道有脓液或分泌物时,分别用3％过氧化氢溶液及外用生理盐水清洁外耳道,并用棉签拭干或吸干。

3. 嘱患者将患耳朝上,检查者向后上方牵拉耳郭,将药液沿外耳道后壁缓慢滴入 3～5 滴(如滴入耵聍软化液,滴入的药液量要适当增多)。用手指轻拉耳郭或轻按耳屏数次,使药液流入耳道四壁或中耳腔内,保持原体位 5～10 min,外耳道口塞入棉球。

4. 观察患者用药后反应,注意是否有眩晕、恶心、呕吐等不适,记录患者用药后反应。

5. 协助患者取舒适体位。

【注意事项】

1. 药瓶、滴管口不能触及耳部,以免污染。

2. 药液温度宜接近体温,不宜过冷或过热,以免刺激内耳引起眩晕。患者如出现眩晕、恶心、呕吐等不适,应就地休息,必要时请医生共同处理。

3. 牵拉耳郭或按压耳屏动作需轻柔。

4. 应教会患者及家属掌握滴药方法,以便能在家中自行滴药。

四、咽鼓管吹张法

【目的】

检查咽鼓管功能情况和治疗咽鼓管阻塞和分泌性中耳炎。

【物品】

咽鼓管吹张导管、橡皮球、听诊器、1%麻黄碱溶液和1%丁卡因溶液及棉片。

【操作步骤】

1. 向患者解释操作目的及配合方法。

2. 嘱患者擤尽鼻涕,取坐位,面向护士,头稍低。

3. 分别用含有 1%麻黄碱和 1%丁卡因溶液的棉签从下鼻道直插至鼻咽部,以收缩和麻醉鼻腔黏膜。选择适当的咽鼓管导管,检查导管是否通畅,嘱患者头部不能动。将导管前端弯曲部朝下,沿鼻底缓缓伸入鼻咽部,导管触及鼻咽后壁时,将导管向患耳外侧旋转 90°,并向外缓缓退出,此时导管滑入咽鼓管口,向外上方旋转约 45°,并用左手固定导管。

4. 用橡皮球对准导管吹气数次,气体经咽鼓管进入鼓室,同时经听诊器听诊从外耳道方向传来的轻柔"嘘嘘"声的大小,作为判断咽鼓管通畅度的标准。咽鼓管完全阻塞或闭锁,则听不到声音。如听到有气过水泡声,提示鼓室有积液,必要时检查患者鼓膜的情况,然后拔管。观察拔出的导管前端有无血迹。

5. 判断咽鼓管通畅度,并准确记录吹张结果;观察患者鼻腔有无因操作而导致出血。

【注意事项】

1. 插管动作要轻柔,避免损伤黏膜;患者呛咳厉害时,要迅速将导管拔出,嘱患者休息片刻,再行操作。

2. 吹气力量不可过大,忌用猛力,以防吹破鼓膜。

3. 上呼吸道急性感染,鼻腔或鼻咽部有脓液、溃疡、肿瘤,严重的原发性高血压及脑动脉硬化患者不宜作咽鼓管吹张检查。

117

五、鼓膜穿刺法

【目的】

诊断及治疗分泌性中耳炎、鼓室内积液。

【物品】

75％乙醇、治疗盘、膝状镊、1 ml 或 2 ml 注射器、7 号针头、干棉球、1％丁卡因溶液、糖皮质激素、α-糜蛋白酶、抗生素、耳镜、额镜等。

【操作步骤】

1. 向患者解释操作的目的及注意事项。患者取侧坐位,将患耳朝向操作者。

2. 持棉签蘸 75％乙醇消毒外耳道皮肤及鼓膜表面。

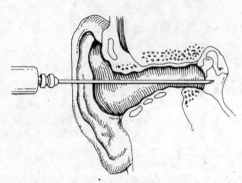

图 2-3-2　鼓膜穿刺法示意图

3. 用小棉片蘸 1％丁卡因溶液贴在鼓膜表面,约 10 min 后用膝状镊取出。

4. 左手置入耳镜并固定,右手持 1 ml 或 2 ml 注射器接 7 号针头,在鼓膜紧张部前下方刺入鼓室,固定针头,用注射器抽吸鼓室内液体。抽液后可通过穿刺针注入糖皮质激素、α-糜蛋白酶进行局部治疗。抽出液体后按需要送常规检查、细菌培养(图 2-3-2)。

5. 穿刺拔针后,从外耳道口放入无菌干棉球,防止继发感染。

6. 操作后在病历中详细记录抽出物的性状、颜色、量。

【注意事项】

1. 注意无菌操作,防止继发感染。

2. 穿刺部位要正确,穿刺时针头勿刺入过深,以免误伤鼓室黏膜及听骨。穿刺过程中密切注意观察患者的面色及表情,若有面色苍白、眩晕、休克征象,立即停止操作,卧床休息。

3. 刺入鼓室后,一定要固定好针头,以防抽液时针头顺势脱出。

4. 穿刺后嘱患者 1 周内患耳勿进水,勿滴药,防止中耳感染,造成鼓膜穿孔不愈。

六、鼻腔滴药法

【目的】

收缩和湿润鼻腔黏膜,用于检查及治疗鼻腔、鼻窦疾病。

【物品】

滴管、滴鼻药物。

【操作步骤】

1. 向患者解释操作的目的及配合要点。嘱患者擤出鼻腔分泌物。

2. 患者常取仰卧头低位。如取侧卧位,患侧应向下;而坐位时,头后仰稍偏患侧。滴入药液 3～5 滴,轻捏鼻翼,使药液与鼻腔黏膜广泛接触。嘱患者保持 5～10 min 后恢复体位。

3. 观察患者滴药后情况,有异常做好记录。

【注意事项】

1. 注意体位正确,以减少药液流入咽部,引起不适。

2. 滴药时滴管勿接触鼻翼和鼻毛,距离鼻孔约 2 cm,以防污染。

3. 应教会患者或家属,使其能在家中自行滴药。

七、鼻腔冲洗法

【目的】

清洁鼻腔,湿润鼻黏膜,用于鼻腔、鼻咽部较多分泌物或干痂的清除。

【物品】

灌洗桶、接水器、橡皮管、橄榄头、外用生理盐水 500~1 000 ml(遵医嘱)、治疗巾等。

【操作步骤】

1. 向患者解释冲洗的目的及配合方法。

2. 患者胸前铺治疗巾,取坐位,头稍低,张口呼吸,颏下置接水器。操作者将灌洗桶挂在患者头顶上约 1 m 的高度,将连接灌洗桶的橄榄头塞入患侧前鼻孔。开放控制夹,冲洗液进入鼻腔,将鼻腔内分泌物或痂皮冲出。同法冲洗对侧。也可用鼻腔冲洗器冲洗。

【注意事项】

1. 冲洗液的温度在 37~38 ℃为宜,如果双侧冲洗,应先冲洗病变较重一侧,再冲洗病变较轻一侧,然后交替,嘱患者冲洗时不要用鼻吸气。

2. 灌洗桶不宜悬挂得过高,液面距患者头部约 1 m。

3. 急性炎症时禁止冲洗,以防炎症扩散。

4. 冲洗时如有鼻腔出血,应立即停止冲洗并报告医生进行相应处理。

八、上颌窦穿刺冲洗法

【目的】

用于诊断和治疗上颌窦疾病。

【物品】

前鼻镜、枪状镊、上颌窦穿刺针、冲洗管、20~50 ml 注射器、橡皮管及接头、弯盘、小纱布、棉片、棉签、治疗碗、治疗巾、一次性手套、外用生理盐水(500~1 000 ml)、1%麻黄碱和1%~2%丁卡因溶液适量、额镜、聚光灯。

【操作步骤】

1. 向患者解释操作的目的、穿刺过程中可能出现的情况以及配合要点。

2. 检查鼻腔,先用 1%麻黄碱溶液收缩鼻腔黏膜,5 min 后再用 1%~2%丁卡因溶液麻醉下鼻道上颌窦穿刺进针处黏膜,即下鼻道外侧壁距下鼻甲前端 1~1.5 cm 的下鼻甲附着处稍下的部位。此处骨壁最薄,易于穿透。麻醉时间 10~15 min。

3. 患者颌下铺治疗巾,操作者戴额镜及一次性手套,对好光源,置入鼻镜,将穿刺针刺入穿刺部位。取出前鼻镜,一手固定患者头部,另一手拇指与示指持穿刺针,针栓抵住大鱼际肌,控制力量刺入,进入窦腔时有落空感。取出针芯,将连接冲洗管的注射器接于穿刺针上,先回抽检查,若有空气或脓液,证实针头在窦腔。嘱患者头前俯、偏向健侧,颌下接弯盘,缓缓注入外用生理盐水连续冲洗,直至将脓液冲洗干净为止。必要时可在冲洗结束后注入抗生素,拔出穿刺针。用枪状镊夹棉片压迫下鼻道,用于压迫止血(图 2-3-3)。

4. 冲洗中注意观察患者的全身反应及局部情况,观察冲出液体的性质、量、气味,并做好记录,交代注意事项。

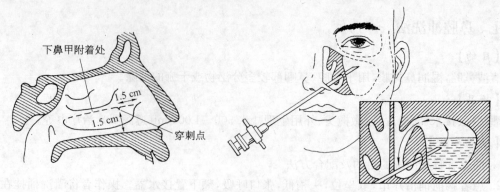

图 2 - 3 - 3　上颌窦穿刺冲洗法示意图

【注意事项】

1. 老幼体弱、空腹、高血压、心脏病、血液病及急性炎症期患者不宜穿刺。

2. 穿刺部位和方向应正确,用力要适中,一有落空感即应停止。

3. 确定针尖在窦腔内,切忌注入空气。

4. 针头斜面朝向鼻中隔,经前鼻孔深入下鼻道顶端,动作要轻柔,以免针头脱出。注入生理盐水时如遇阻力,则说明针尖可能不在窦腔内,或在窦壁黏膜中,此时不应勉强冲洗,应调整针尖位置和深度,再行试冲,如仍有阻力应停止冲洗。

5. 生理盐水的温度应接近体温,冲洗时还应密切观察患者的眼球和颊部,如患者述眶内肿胀或眼球有被挤压的感觉及发现面颊部肿胀时,应立即停止冲洗。

6. 操作过程中要注意观察鼻腔内有无活动性出血。拔出穿刺针后,若出血不止,可用0.1%肾上腺素棉片紧贴下鼻道止血。

7. 穿刺过程中若出现晕厥,应立即停止穿刺,拔出穿刺针,让患者平卧,告知医生,遵医嘱给予必要的处理。

8. 若疑发生气栓,应立即让患者取头低位和左侧卧位(以免气栓进入颅内血管和动脉系统、冠状动脉),并立即给氧,采取其他急救措施。

九、鼻窦负压置换疗法

【目的】

治疗慢性鼻窦炎。

【物品】

棉签、治疗碗、带橡皮管橄榄头、负压装置、生理盐水、1%麻黄碱、糖皮质激素、α-糜蛋白酶和抗生素溶液、滴管。

【操作步骤】

1. 向患者解释冲洗的目的及配合方法。

2. 嘱患者擤尽鼻涕,有活动义齿者先取下,仰卧,肩下垫枕,头尽量后仰,使下颌颏部与外耳道呈一垂直线。

3. 两侧鼻腔滴入1%麻黄碱溶液3～5滴,收缩鼻腔黏膜,以利窦口开放。

4. 向治疗侧鼻孔滴入抗生素、糖皮质激素和α-糜蛋白酶的混合溶液2～3 ml,调整吸引器的负压,一手压紧一侧鼻腔,另一手持连接负压瓶的橄榄头,塞入已滴药的鼻孔。嘱患者连续发"开、开、开"音,同步开动吸引器抽吸(图2-3-4),每次持续1～2 s,重复6～8次。同法操作另一侧。

5. 注意观察患者的鼻腔有无出血,全身有无不适,以及吸出物的颜色、性质及量,有特殊情况做好记录。

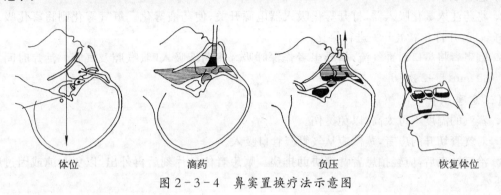

| 体位 | 滴药 | 负压 | 恢复体位 |

图2-3-4　鼻窦置换疗法示意图

【注意事项】

1. 接触鼻孔的负压不能过大(不超过24 kPa),吸引时间不宜过长。

2. 对老年患者应特别注意患者的反应,发现有不适,立即停止操作。

3. 急性鼻炎、急性鼻窦炎、鼻出血、鼻部手术伤口未愈、高血压患者不宜进行此操作。

十、咽部涂药法

【目的】

治疗咽部疾病。

【物品】

额镜、压舌板、咽喉卷棉子或长棉签、相关药品(10%～20%硝酸银、碘甘油、冰硼散等)。

【操作步骤】

1. 涂药前向患者做好解释工作,取得配合。

2. 患者取坐位,张口发"啊"音,使舌部和腭部完全放松。

3. 操作者用左手持压舌板轻轻压低舌背或舌前2/3,充分暴露口咽部,右手持长棉签或卷棉子将药液直接涂布于病变处,2～3次/d。

【注意事项】

1. 涂药时,棉签上的棉花应缠紧,以免脱落后落入喉和气道而发生危险。

2. 所蘸药液(尤其是腐蚀性药物)不宜过多、过湿,以免流入喉部造成黏膜损伤甚至喉痉挛;涂药不宜太广,以免损伤正常组织。

3. 嘱患者涂药后尽可能暂不吞咽,也不要将药物立刻咳出。

4. 长期或需反复用药者(为非腐蚀性药物),应教会家属或患者在家自行用药。

十一、雾化吸入疗法

【目的】

治疗咽喉部及下呼吸道疾病,促进痰液排出。

【物品】

超声雾化吸入器或氧气雾化吸入器、注射器及各种治疗药物(如复方安息香酊、抗生素、糖皮质激素等)、氧气。

【操作步骤】

1. 患者取坐位。

2. 将药注入雾化吸入器,打开雾化吸入器电源开关,使药液雾化。氧气雾化则将雾化吸入器连接好氧气,并打开氧气开关进行雾化。

3. 嘱患者将鼻口对准气流,指导患者作深呼吸。将药液吸入咽、喉腔及气管。治疗时间为每次 20～30 min,1～2 次/d。

【注意事项】

1. 蒸汽的温度不可太高,以免烫伤。

2. 对气管切开的患者,蒸汽应从气管套管口吸入。

3. 治疗结束后,应轻拍患者背部协助排痰。嘱患者休息片刻后再外出,以免受凉或因过度换气而头晕。

4. 清洗雾化吸入器并进行消毒。

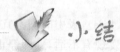 小结

掌握耳鼻咽喉科常用的护理技术是做好耳鼻咽喉科护理工作的前提。本章的主要内容包括:①术前、术后护理:心理护理、手术前护理、手术后护理。②各种常用的护理技术:外耳道清洁法、外耳道冲洗法、外耳道滴药法、咽鼓管吹张法、鼓膜穿刺法、鼻腔滴药法、鼻腔冲洗法、上颌窦穿刺冲洗法、鼻窦负压置换疗法、咽部涂药法、雾化吸入疗法。通过本章的学习要求学生熟练掌握耳鼻咽喉科患者手术前后的护理方法以及常用的护理技术,以便为患者提供全面、周到的护理,促进患者早日康复。

复 习 题

【简答题】

1. 入院评估时发现一患者焦虑严重,你如何进行心理疏导?

2. 上颌窦穿刺冲洗时的穿刺部位在哪里?

3. 外耳道冲洗时应注意些什么?

4. 鼻腔滴药法的目的是什么?

5. 患者在什么情况下不宜进行咽鼓管吹张?

6. 咽部涂腐蚀性药物时应注意什么?

7. 上颌窦穿刺冲洗时,如何判断针头在窦腔?

8. 进行鼻腔冲洗时应注意什么?

(潘雪迎)

第四章

耳鼻咽喉科疾病患者的护理

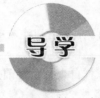

导学

掌握: 耳鼻咽喉科常见疾病的护理诊断及护理措施。

熟悉: 耳鼻咽喉科常见疾病的护理评估

要点。

了解: 耳鼻咽喉科常见疾病的健康史及病因。

第一节　耳科疾病患者的护理

【案例导入】

患者,女性,25岁,经常性发生眩晕,发作前无明显征兆,发作时眩晕剧烈,呈强迫体位,有恶心、呕吐,但意识清醒,能自行缓解。

思考:

(1) 判断此患者发生了什么情况?

(2) 对此患者如何做好护理工作?

一、先天性耳前瘘管

【概述】

先天性耳前瘘管(comgenital preaurichlar fistula)为胚胎期形成的耳郭第一、第二腮弓的小丘样结节融合不良或第一鳃沟封闭不全所致的一种先天性畸形。是常见的耳科疾病。据国内统计,其发病率达1.2%,单侧多于双侧,约4∶1,且女性多于男性。

【病因】

本病属于外显不全的常染色体显性遗传性疾病。是第一鳃沟在胚胎期融合不全造成的遗迹。瘘口常位于耳轮脚前。另一端为盲管,可分支,管壁衬以鳞状上皮,管内有脱落的上皮及角化物。感染时形成有臭味的分泌物,反复感染可形成囊肿或脓肿。

【护理评估】

(一) 健康史

了解是否有遗传性疾病,查看耳屏前是否有瘘口,并可排出分泌物。

123

（二）症状与体征

一般无症状，检查可见皮肤上有一个小凹，挤压时可有少量白色黏稠性或干酪样分泌物自管口溢出，微臭。感染时，局部皮肤红肿、疼痛，有脓液溢出，严重者周围组织肿胀，皮肤溃破。脓液排出后炎症消退，局部皮肤可暂时愈合，如反复发作，可形成瘢痕，多见于耳屏前上方发际附近。

（三）心理社会状况评估

患者不愿让他人发现有耳前瘘管，常有自卑感。反复复发又增加了患者的焦虑心理，同时担心感染或手术产生瘢痕而影响美观。

（四）辅助检查

经瘘口插入泪道探针探查，可发现漏管。在漏管口注入40％碘油，乳突X线检查可显示瘘管走向。

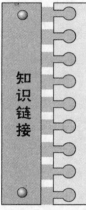

知识链接

怎样自查孩子耳前瘘管有无感染？

有的小儿出生后，父母就会发现他（她）的耳前鬓角旁有一小眼，民间俗称"仓眼"，有的老年人甚至把它说成是"前仓粮"，预示着将来富贵，当然这纯属愚昧迷信。其实这是一种先天性畸形，称为耳前瘘管。平时除仅感到局部刺痒外，一般无其他症状，有时轻轻挤压小眼周围常可流出少许有些微臭的白色分泌物。而一旦继发感染，则局部发生红、肿、热、痛、化脓，脓肿破溃后很难愈合，父母可以根据以上特点进行自查。耳前瘘管最根本的治疗方法是将瘘管及其连接的囊一并切除。如已继发感染，则应控制感染后立即手术。未曾感染的瘘管应注意不要用手去挤压，应用70％的乙醇擦拭瘘管口，保护局部清洁，防止发生感染。

【护理诊断】

1. 皮肤完整性受损　由耳前瘘口所致。
2. 有感染的危险　机体抵抗力下降，细菌侵入有化脓的可能。
3. 潜在的并发症　反复感染可形成囊肿或脓肿。
4. 自我形象紊乱　由耳前瘘口、反复发作或手术产生的瘢痕引起。

【护理措施】

1. 对于无症状的瘘管，平时注意不要对它揉抚、挤压或用异物掏挖，要保持清洁，防止感染。
2. 合并感染时按医嘱应用抗生素。
3. 有脓肿形成需切开引流时，向患者说明手术的必要性，做好心理护理，消除紧张心理，并做好伤口换药。
4. 对需手术切除瘘管者，做好各项术前准备和术后护理工作。
5. 出院后嘱患者要保持局部清洁、干燥，如有异常，如红、肿、痛等情况及时门诊就医。

二、外耳道炎及疖

【概述】

外耳道炎（otitis externa）是由细菌感染所引起的外耳道弥漫性炎症。外耳道炎可分为两类：一类为局限性外耳道炎，又称外耳道炎疖（furuncleofextrnalauditorycanal）；另一类为外耳道皮肤的弥散性炎症，又称弥散性外耳道炎（diffuseotitisexterna）。

【病因】

外耳道皮肤外伤或局部抵抗力降低时易发病，如挖耳、游泳进水、化脓性中耳炎长期脓液刺激等。此外,变应体质和糖尿病患者易反复发作。

【护理评估】

(一) 健康史

了解是否有外耳道皮肤易发生感染的原因,是否患外耳道湿疹或全身性疾病使机体抵抗力下降。

(二) 症状与体征

1. 疼痛剧烈呈跳动性,张口咀嚼时加重,可放射到颞部,常伴头痛、发热和全身不适。

2. 外耳道炎疖时疖肿局限于外耳道外 1/3,呈丘状隆起,成熟时顶部有脓点。破溃后,外耳道内积脓流出耳外,此时耳痛减轻。

3. 弥散性外耳道炎急性者表现为外耳道皮肤呈弥散性充血、糜烂、结痂。

4. 外耳道壁上可积聚分泌物,外耳道腔变窄。当肿胀严重堵塞外耳道时,可有耳鸣及听力减退。

(三) 心理社会状况评估

患者由于疼痛剧烈而影响睡眠,又伴有听力下降,会产生烦躁不安、焦虑心理,影响正常的生活,需做好安慰、解释工作。

(四) 辅助检查

检查时发现有耳郭牵引痛及耳屏压痛,乳突皮肤红肿、压痛,耳周淋巴结可肿大伴压痛。

【护理诊断】

1. 疼痛(耳痛) 由炎症引起。

2. 有体温改变的危险 由细菌感染引起。

3. 焦虑 由剧烈疼痛或听力下降引起。

【护理措施】

1. 心理护理 向患者做好解释工作,消除其紧张、焦虑心理。

2. 用药护理

(1) 用 3‰双氧水或 1‰硫汞酊清洁外耳道后,应用含有可的松的抗生素溶液滴耳,如复方新霉素滴耳液。

(2) 也可用 5‰～8‰醋酸铝纱条敷塞外耳道,并每隔 3～4 h 滴入前述药液,需每日更换纱条。

3. 分泌物培养 取分泌物做细菌培养,选择使用敏感抗生素。

4. 止痛 疼痛剧烈者可适当给予镇静剂和止痛剂。

5. 加强某些相关疾病的诊治 如贫血、维生素缺乏症、内分泌紊乱、糖尿病、化脓性中耳炎等。

6. 做好健康教育 禁止使用不洁净的器械如发夹、锐利的耳勺挖耳,以免损伤外耳道皮肤。保持外耳道干燥,急性期禁止游泳。外耳道有破溃时,应及时治疗。

知识链接

外耳道炎及疖的生活小常识

得了外耳道炎及疖之后,如外耳道有污秽或痂皮堆积,可先用植物油涂擦,待其疏松之后,再用纱布或消毒过的软纸轻轻擦净。切忌水洗。痒时用食盐水滴在痒处,其浓度以达到止痒为标准。患病期间,忌酒类、辛辣食品(如葱、蒜、韭菜、辣椒、胡椒、芥菜、雪里蕻、姜、咖喱)、海腥发物等。

三、鼓膜外伤

【概述】

鼓膜外伤(injury of tympanic membrane)是指鼓膜受到直接或间接的外力作用所致的损伤。

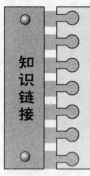

鼓膜穿孔的危害

1. 中耳的保护作用受到了损害。鼓膜是中耳的一侧门户,由它把外耳与中耳隔开,保护着中耳腔。穿孔后外界的细菌、污水、异物可经穿孔处进入中耳引起感染。

2. 使听力下降。声音首先振动鼓膜,然后经中耳听骨链传到耳蜗,进而引起神经反射形成听力,鼓膜穿孔后,鼓膜的有效振动面积减少,外界声波传入内耳的能量减弱,出现听力下降。

【病因】

可分为器械伤(如用火柴杆、毛线针等挖耳伤及鼓膜,或矿渣、火花等戳伤或烧伤)及气压伤(如掌击耳部、爆破、炮震、放鞭炮、高台跳水等)。其他尚有颞骨纵行骨折、异物等引起。

【护理评估】

(一) 健康史

了解是否有过器械伤或气压伤史。

(二) 症状与体征

鼓膜破裂后,可突感耳痛、听力减退、耳鸣,出现少量出血和耳内闷塞感。爆震伤除引起鼓膜破裂外,还可由于镫骨强烈运动而致内耳受损,出现眩晕、恶心或耳聋。

(三) 心理社会状况评估

鼓膜外伤患者多有紧张、恐惧心理,担心鼓膜破裂后听力受损、听力不能恢复到正常状态。

(四) 辅助检查

检查可见鼓膜多呈裂隙状穿孔,穿孔边缘有少量血迹,外耳道有时可见血迹或血痂。若有水样液流出,示有颅底骨折所致的脑脊液耳漏。耳聋属传导性或混合性耳聋。

【护理诊断】

1. 疼痛(耳痛) 由外伤引起。

2. 感知觉改变 由鼓膜穿孔,听力损失所致。

3. 组织完整性受损 鼓膜破例所致。

【护理措施】

1. 保持外耳道清洁干燥。外伤后可每日用75%乙醇消毒外耳道,然后用干净的干棉球塞在外耳道口。

2. 外伤后3周内禁止在耳道滴药、冲洗,防止进水。如有出血,则不可阻塞外耳道,防止逆行感染或继发中耳感染。

3. 注意保暖,避免感冒,教会患者正确的擤鼻方法。

4. 根据医嘱应用抗生素。

5. 外伤性穿孔的鼓膜多在2~3周愈合。当超过3个月不愈合者,可做鼓膜修补手术。需行鼓膜修补术者,术前应向患者介绍手术的相关内容。

6. 做好卫生宣教。不可用锐器挖耳,远离爆炸现场或佩戴防护耳罩。

四、分泌性中耳炎

【概述】

分泌性中耳炎(secretory otitis media)是以传导性耳聋及鼓室积液为主要特征的中耳非化脓性炎性疾病。小儿发病率较成人高,它是引起小儿听力下降的重要原因之一。

【病因】

尚未完全明确。目前认为主要与咽鼓管功能障碍、感染和免疫反应等有关。咽鼓管功能障碍时,外界空气不能进入中耳,腔内形成相对负压,引起中耳黏膜静脉扩张、淤血,血管壁通透性增强,鼓室内出现漏出液。

【护理评估】

(一) 健康史

常见于慢性鼻炎、腺体肥大、急慢性鼻炎反复发作者。

(二) 症状与体征

1. 耳痛 急性者可有隐隐耳痛,常为患者的第一症状,可为持续性。

2. 听力减退 听力下降,自听力增强。头位前倾或偏向健侧时,因积液离开蜗管,听力可暂时改善(变位性听力改善)。

3. 耳鸣 多为低调间歇性,如"劈啪"声、"嗡嗡"声及流水声等。当头部运动或打呵欠、擤鼻时,耳内可出现气过水声。

(三) 心理社会状况评估

患者会因耳聋、耳鸣影响与人交往、耳痛影响睡眠而焦虑不安,同时会担心听力是否能恢复正常。

(四) 辅助检查

1. 鼓气耳镜检查 鼓膜松弛部或全鼓膜内陷,表现为光锥缩短、变形或消失,鼓膜活动受限。若液体为浆液性,且未充满鼓室,可透过鼓膜见到液平面。

2. 听力检查 音叉试验及纯音听力计测试结果显示大多为传导性耳聋。

知识链接	中 医 解 析
	分泌性中耳炎相当于中医学的"耳胀"、"耳闭"等范畴。是因为外感风热或风寒及肝胆湿热,致耳窍经络阻塞,气血滞留而发病;或因肾虚、湿痰阻肺、脾虚湿困及气血瘀滞所致。主要治疗方法:用消毒棉签将耳道洗拭干净,以纸卷成细管或用细塑料管摄入适量中耳炎散药粉,吹入耳道深部,每日 4～6 次。配方:乳香、没药、冰片、甘草。通过调和气血、入骨通经、清热解毒从而治愈中耳炎。

【护理诊断】

1. 感知觉改变(听力下降) 与分泌性中耳炎有关。

2. 疼痛(耳痛) 与鼓室积液有关。

【护理措施】

1. 清除中耳积液,改善中耳通气引流 配合医生行鼓膜穿刺术、鼓膜切开术、鼓膜切开加置管术。

2. 药物治疗 遵医嘱给予抗生素类药物预防感染,给予类固醇激素,以减轻炎症渗出和机化。

3. 保持鼻腔及咽鼓管通畅 可用1‰麻黄碱溶液或与二丙酸倍氯米松气雾剂交替滴(喷)鼻,每日3~4次。

4. 急性期后治疗 急性期过后可进行咽鼓管吹张法、捏鼻鼓气法、波氏球法或导管法治疗。

5. 积极治疗鼻咽或鼻腔疾病 如腺样体切除术、鼻中隔矫正术、鼻息肉摘除术等。

五、急性化脓性中耳炎

【概述】

急性化脓性中耳炎(acute suppurative otitis media)是中耳黏膜的急性化脓性炎症,病变主要位于鼓室,但中耳其他部位亦常累及。本病较常见,好发于儿童。冬春季多见,常继发于上呼吸道感染。

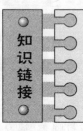

知识链接

为什么小儿感冒后易患中耳炎?

这主要与小儿耳朵的解剖特点有关。与成人相比,小儿的咽鼓管位置呈水平状,且较宽、直、短,故小儿患上呼吸道感染时,鼻咽部的炎症容易通过咽鼓管侵及中耳,引起急性化脓性中耳炎。

【病因】

主要致病菌为肺炎球菌、流感嗜血杆菌、溶血性链球菌、葡萄球菌等,常见的致病途径有以下3种。

1. 咽鼓管途径 最常见,继发于上呼吸道感染、急性传染病、污水进入外耳、不适当的咽鼓管吹张、擤鼻和鼻腔治疗、哺乳不当、乳汁经咽鼓管流入中耳等。

2. 外耳道鼓膜途径 不符合无菌操作的鼓膜穿刺、鼓室置管、鼓膜外伤,致使细菌由外耳道直接浸入中耳。

3. 血性感染 极少见。

【护理评估】

(一)健康史

询问有无诱发因素,同时机体抵抗力差也易发生此病。

(二)症状与体征

1. 耳痛 耳深部痛(搏动性、刺痛),吞咽及咳嗽时加重,可向同侧头部或牙放射。多数患者鼓膜穿孔前疼痛剧烈,穿孔后疼痛缓解。

2. 流脓 鼓膜穿孔后耳内有液体流出,初为血水脓样,以后变为脓性分泌物。

3. 听力减退及耳鸣 病程初期患者常有明显耳闷、低调耳鸣和听力减退。后期鼓膜穿孔后,耳聋反而会减轻。耳痛剧烈者,听觉障碍会被忽略。

4. 全身症状 轻重不一,可有畏寒、高热、倦怠、纳差。一旦鼓膜穿孔,体温即逐渐下降,全身症状明显减轻。

5. 其他症状 患儿除上述全身症状较严重外,还表现出烦躁不安、哭闹、双手抓耳挠腮,常伴呕吐、腹泻等类似消化道的症状。

6. 警惕并发症　若耳流脓后症状不缓解或缓解后发热及耳痛又再次加重,则应警惕并发症的发生。

(三)心理社会状况评估

本病患者常因剧烈耳痛和耳瘘,致烦躁不安和焦虑,担心中耳炎能否痊愈、听力能否恢复正常。由于知识缺乏,治疗不积极或过早停药,致使反复发作而转成慢性。

(四)辅助检查

1. 耳镜检查　起病早期,鼓膜松弛部充血,可见放射状扩张的血管。继之鼓膜呈弥散性充血、肿胀、向外膨出,正常标志难以辨识。后穿孔处有搏动的亮点,实为脓液从该处涌出。

2. 耳部触诊　乳突部可有轻微的压痛,以鼓窦区较明显。

3. 听力检查　多为传导性耳聋。

4. 实验室检查　血常规检查见白细胞总数增多,多形核白细胞增加。

【护理诊断】

1. 疼痛　由鼓室积液、中耳压力增高所致。

2. 体温过高　为急性化脓性中耳炎的全身表现。

3. 感知改变(听力减退)　由鼓室积液、鼓膜穿孔所致。

4. 焦虑　与疼痛及听力减退有关。

【护理措施】

1. 根据患者疼痛的情况采取相应的措施,必要时给予止痛剂。

2. 观察生命体征,特别是体温的变化,高热者给予物理降温或遵医嘱给予退热药。

3. 注意观察耳道分泌物的色、质、量及气味,听取患者的主诉,注意有无耳后红肿、压痛等。

4. 指导患者正确使用滴耳药、滴鼻药。滴耳时,嘱咐患者不可使用粉剂,以免与脓液结块影响引流。

(1)穿孔前:使用药物:①1％F·E·C滴鼻,以保持咽鼓管引流和鼻腔通气通畅。②2％石碳酸甘油滴耳。

(2)穿孔后:使用药物:①3％双氧水清洗外耳道。②抗生素滴耳液滴耳。

5. 遵医嘱使用足量的广谱抗生素控制感染,注意观察药物的疗效及有无不良反应。必要时配合医生行鼓膜切开术,以利脓液排出。

6. 积极做好病因治疗。治疗鼻部及咽部慢性疾病,如腺样体肥大、慢性鼻窦炎、慢性扁桃体炎等。

7. 健康指导。注意休息,多饮水,饮食以清淡、易消化、富含营养的软食为宜。加强锻炼身体,预防感冒。掌握预防知识,不在不洁的水中游泳。母亲哺乳采取正确的姿势等。

六、慢性化脓性中耳炎

【概述】

慢性化脓性中耳炎(chronic suppurative otitis media)是中耳黏膜、骨膜或深达骨质的慢性化脓性炎症,常与慢性乳突炎合并存在。本病极为常见。临床上以耳内反复流脓、鼓膜穿孔及听力减退为特点。可引起严重的颅内、颅外并发症而危及生命。

【病因】

多因急性化脓性中耳炎延误治疗或治疗不当而迁延为慢性;或为急性坏死型中耳炎的直接延续。鼻、咽部存在慢性病灶亦为一重要原因。一般在急性炎症开始后6～8周,中耳炎症状仍然存在,统称为慢性。根据病变性质的不同,本病可分为单纯型、骨疡型、胆脂瘤型 3 种类型。

【护理评估】

(一) 健康史

急性化脓性中耳炎未能彻底治疗,鼻、咽部存在慢性疾病,咽鼓管长期阻塞或功能不良,全身抵抗力下降者易患此病。

(二) 症状与体征

1. 单纯型　最常见,多由于反复发作的上呼吸道感染,使致病菌经咽鼓管侵入鼓室所致,又称咽鼓管型。临床特点为:耳流脓,多为间歇性,呈黏液性或黏液脓性,一般不臭;鼓膜穿孔多为紧张部中央性,耳聋为传导性,一般不严重;乳突 X 线检查常提示为硬化型,而无骨质缺损、破坏。

2. 骨疡型　又称坏死型或肉芽型,多由急性坏死型中耳炎迁延而来。病变深达骨质。此型的临床特点:耳内流脓多为持续性,脓性分泌物间有血丝,有臭味;可引起各种耳源性并发症;鼓膜紧张部大的穿孔可累及鼓环或引起边缘性穿孔;传导性耳聋较严重;乳突 X 线检查提示为硬化型或板障型,伴有骨质缺损、破坏。

3. 胆脂瘤型　胆脂瘤非真性肿瘤,为一位于中耳、乳突腔内的囊性结构,内有坏死的上皮组织、角化物、胆固醇结晶,外包裹纤维组织。此型的临床特点:耳内流脓为持续性,呈"豆渣样"样,奇臭;听力损害较严重,为传导性或混合性耳聋;常为松弛部穿孔或紧张部后上方边缘性穿孔;乳突 X 线检查提示上鼓室、鼓窦或乳突有骨质破坏区,但边缘浓密整齐。

(三) 心理社会状况评估

单纯型慢性化脓性中耳炎患者虽耳部流脓,但不影响听力,不知道后果的严重性,往往忽视病情。骨疡型和胆脂瘤型慢性化脓性中耳炎患者因脓液有臭味、听力下降,会产生焦虑不安的心理,担心愈后,需要手术时又会对手术效果产生顾虑,加重心理负担。这时需要让患者了解病情,积极配合治疗。

【护理诊断】

1. 疼痛　与耳局部炎症和手术创伤有关。

2. 感知觉改变(听力下降)　因中耳结构完整性破坏所致。

3. 有体温改变的危险　细菌感染所致的体温升高。

4. 潜在的并发症　可并发耳后骨膜下脓肿、化脓性脑膜炎、脑脓肿、硬脑膜下脓肿等。

5. 知识缺乏　缺乏此病的相关知识,此病发展所引起的并发症、治疗方法、愈后效果等方面的知识。

【护理措施】

1. 指导患者正确使用滴鼻液,如 1% 麻黄素溶液,以保持咽鼓管的引流通畅。

2. 正确清除外耳道脓液,以保持通畅引流、控制感染。

3. 做好脓液的细菌培养和药敏试验,选择合适的抗生素。

4. 向患者简单解释说明慢性单纯性化脓性中耳炎与其他两种类型中耳炎的区别。根据不同的治疗方法采取对症的护理措施,单纯型以用药为主;骨疡型可根据病情选择药物或手术;胆脂瘤型应及早实施手术治疗,可采取乳突根治术或鼓室成型术。

5. 鼓室成形手术后的护理要点:①按全麻手术后护理常规护理至患者清醒。②密切观察患者的生命体征及术耳加压包扎处敷料的渗血情况。③按医嘱使用抗生素,并注意观察用药后反应。④密切观察患者有无面瘫出现,倾听患者的主诉,有无眩晕、恶心、呕吐以及剧烈的头痛和平衡障碍,如有则立即报告医生。⑤注意患者安全,嘱离床活动时动作要缓慢,勿突然改变体位,以免头晕。⑥术后 1 周内以进半流质饮食为宜,少量多餐,以减轻切口疼痛并保证营养摄入。⑦术后 7 日拆线,2 周后抽出耳道内填塞纱条,期间每日换药。告诉患者切勿用棉签等异物掏擦耳道,如有引流物流出,可用清洁的纱布或纸巾擦去,以避免感染。

七、耳源性并发症

【概述】

耳源性并发症(otogenic complication)是指由于化脓性中耳炎及乳突炎所引起的多种颅内、颅外并发症的简称,是耳鼻咽喉科的危急重症之一,严重者可危及生命。一般分为颅外并发症及颅内并发症两大类。

1. 颅外并发症　常见的有耳后骨膜下脓肿(postauricular subperiosteal abscess)、颈部贝佐尔德脓肿(Bezole's abscess)、迷路炎(labyrinthitis)、耳源性面瘫(otogenic facial parlysis)等。

2. 颅内并发症　常见的有硬脑膜外脓肿(extradural abscess)、耳源性脑膜炎(otogenic meningitis)、乙状窦血栓性静脉炎(thrombophlebitis of sigmoid sinus)、耳源性脑脓肿(otogenic brain abscess)等。

【病因】

发病原因主要与胆脂瘤型或骨疡型中耳炎急性发作、乳突骨质破坏严重、脓液引流不畅、机体抵抗力差、致病菌毒力较强、对抗生素不敏感或具有抗药性等因素有关。耳源性并发症的扩散途径主要有 3 条。

1. 沿破坏、缺损的骨壁扩散　此途径最常见。如胆脂瘤可破坏鼓室盖、乳突盖、乙状窦骨板,使中耳的化脓性炎症直接向颅内蔓延;半规管或面神经骨管遭到破坏,可导致迷路炎或面神经麻痹。

2. 经正常解剖途径或尚未闭合的骨缝扩散　如化脓性迷路炎可循蜗小管、前庭小管、内耳道等途径向颅内播散。小儿尚未闭合的骨缝(如岩鳞缝)亦为一种传播途径。

3. 血行途径　中耳感染可直接通过血流,或随血栓性静脉炎蔓延至颅内,或并发的脓毒败血症引起远离脏器的化脓性感染,如肺炎、肺脓肿等。

【护理评估】

(一)健康史

患有急性或慢性中耳炎病程较长者、小儿急性化脓性中耳炎、外耳道喷洒粉剂药物的中耳炎患者均易发此病。

(二)症状与体征

慢性中耳炎患者长期流臭脓,突然出现引流不畅;急性发作者脓液突然减少或突然增多,伴耳后皮肤红肿、疼痛;颈部呈硬条索状,患侧面部运动障碍,或出现耳鸣、耳痛、听力减退及耳内搏动感觉;出现头痛、高热、寒颤、眩晕、恶心、呕吐、昏迷等全身不适症状。

(三)心理社会状况评估

由于疾病初期患者对本病的重视不够,导致病情发展严重,患者往往紧张恐惧、惊恐不安,求生欲望极强。

(四)辅助检查

1. 全身检查　尤应注意神经系统的全面检查,注意有无颈项强直、克尼格征、巴宾斯基征、运动障碍及小脑症状等。

2. 局部检查　乳突部压痛明显、瘘管形成、颞部叩痛,鼓膜有充血穿孔、搏动性溢液。

3. 脓肿诊断性穿刺　可抽出脓液。

4. 颅脑 CT、MRI　可显示脓肿部位、大小、中耳周围损害情况。

【护理诊断】

1. 疼痛(剧烈头痛)　由耳源性并发症所致。

2. 体温过高　由细菌感染所致。

3. 感知改变　由听力下降所致。

4. 皮肤完整性受损　由耳源性并发症瘘管的形成和中耳乳突探查术所致。

5. 有受伤的危险　耳源性迷路炎所致的眩晕造成。

6. 清理呼吸道无效　由耳源性脑膜炎、脑脓肿等引起的昏迷所致。

7. 恐惧　对耳源性脑膜炎、脑脓肿预后缺乏信心所致。

8. 知识缺乏　对本病的并发症、发展、预后等相关知识的缺乏。

【护理措施】

1. 专人护理　做好心理疏导工作,保持环境安静,绝对卧床休息;给予清淡饮食,防治便秘。

2. 密切观察生命体征　定时测体温、脉搏、呼吸、血压;注意患者头痛、头晕、恶心、呕吐、意识、瞳孔等病情变化。

3. 做好各种对症护理

(1) 高热:及时给予物理降温,根据医嘱使用药物降温。

(2) 疼痛:忌用镇静、镇痛、阿托品类药物,以免掩盖病情。

(3) 呕吐:及时清理呕吐物,防止误吸。观察并记录呕吐物的量、性质。

4. 昏迷患者的护理　按昏迷护理常规护理,注意防止舌头后坠,取侧卧位以保持呼吸道畅通。

5. 围手术期护理　拟行手术者,按耳部手术的常规准备,做好围手术期的各项护理。

6. 术后恢复期护理　恢复期症状消失后,逐渐恢复活动,注意不要过早、过度活动。

八、特发性耳聋

【概述】

特发性耳聋(idiopathic sudden deafness)是一种突然发生的原因不明的感觉神经性耳聋,又称暴聋。以单侧发病为多见,40～60 岁成年人发病率高,男性较多,春秋季节易发病。该病发病急,进展快,治疗效果直接与就诊时间有关,视为耳科急症。

知识链接	**特发性耳聋要早诊断、早治疗** 特发性耳聋有大约 20％的患者经过充分休息后可以恢复,但大部分患者要依靠药物治疗才能恢复听力。而且就诊时间越早,治疗效果越好。发病 1 周内开始治疗者,80％以上的患者可以痊愈或听力部分恢复;超过 1 个月不治疗者,治愈的可能性则大大降低,将造成永久性耳聋;年龄越大,预后越差。因此一旦出现听力减退、耳鸣、耳痛、耳闷等症状要尽早就医,以免错过治疗良机。有无副作用都要积极治疗。

【病因】

目前病因未明,认为本病的发生可能与内耳供血障碍或病毒感染有关,窗膜与前庭膜破裂曾被认为是致病原因之一。另外,此病与自身免疫和代谢障碍也有关系。

【护理评估】

(一)健康史

过度紧张、压力过大、疲劳、情绪激动、病毒感染、烟酒过度等不良因素均可诱发此病。剧烈咳嗽、喷嚏、捏鼻鼓气等也可导致突发性耳聋。

(二)症状与体征

临床上以单侧发病多见,偶有两耳同时或先后受累者。一般耳聋前后有高调耳鸣,约半数患者有眩晕、恶心、呕吐及耳周围沉重、麻木感。听力损害多较严重,可有听力中断。耳聋程度常与眩晕轻重呈正相关。

(三)心理社会状况评估

由于听力损害发生突然,患者缺乏心理准备,加之难以忍受的耳鸣,会给患者造成巨大的心理压力,导致不能正常地工作、学习和生活。

(四)辅助检查

(1)听力曲线呈高频陡降型或水平型。

(2)响度重振试验呈阳性,自描测听曲线多为Ⅰ、Ⅱ型,听性脑干诱发电位正常。

【护理诊断】

1. 感知觉改变(听力减退)　与听觉系统受损有关。

2. 焦虑　与听力减退及对预后担忧所致。

【护理措施】

1. 做好心理护理　安慰患者,简单地告知疾病的相关知识,以解除其紧张、恐惧心理,保持良好的心态,积极配合治疗和护理。

2. 合理安排患者的各项治疗　按医嘱给予静脉输液治疗,注意静脉保护,确保完成疗程。做好高压氧舱治疗的有关宣教。

3. 体位　怀疑迷路窗膜破裂时,使患者取 30°半卧位,使患耳向上,让窗膜保持在水平位。

4. 饮食　禁烟酒、咖啡、浓茶等刺激性食品,禁用各种耳毒性药物。

九、梅尼埃病

【概述】

梅尼埃病(Meniere disease)又称美尼尔综合征,是一种原因不明的、以膜迷路积水为主要病理特征的内耳疾病。多发于青壮年,男女发病率为(1~1.3):1。一般单耳发病,随着病程的延长,可双耳受累。

【病因】

发病原因不明,可能与变态反应、内分泌障碍及精神和神经因素等引起自主神经功能紊乱有关,因它们使血管神经功能失调、毛细血管通透性增加,导致膜迷路积水,刺激耳蜗及前庭感受器,引起一系列临床症状。

【护理评估】

(一)健康史

此病以青壮年居多,他们平素身体健康,发病突然。多数患者有反复发作的眩晕、耳鸣、听力障碍等病史。

(二)症状与体征

1. 耳鸣　为症状发作之前的先兆,耳鸣为高音调,轻重不一。

2. 眩晕　突然发作的剧烈的旋转性眩晕。患者自诉睁眼时周围物体绕自身旋转,闭目时觉自身在空间旋转。患者常呈强迫体位,不敢稍动,动则使眩晕症状加重。在发病期间神志清楚。发作时有恶心、呕吐、出冷汗、颜面苍白及血压下降等症状。数分钟或数小时可缓解,发作时间间隔不定。

3. 听力障碍　在早期眩晕症状缓解后,听力可大部或完全恢复,但可因多次反复发作而致全聋。

4. 头闷胀感　同侧头及耳内有闷胀感,或感头重脚轻。

(三)心理社会状况评估

此病发作时出现严重的眩晕、恶心、呕吐,使患者认为疾病严重,出现焦虑、恐惧心理。另一方面发作后可自行缓解,习以为常后,认为无关紧要,延误了治疗时机。

(四)辅助检查

1. 前庭功能检查　发作期可见节律整齐、强度不同、水平或旋转水平性自发性眼震和位置性眼震。

2. 听力检查　表现为感音性耳聋。

【护理诊断】

1. 感知改变　与耳鸣、听力障碍有关。

2. 有受伤的危险　与突发眩晕时平衡障碍有关。

3. 恶心　与眩晕有关。

【护理措施】

1. 心理护理　向患者及家属讲解疾病的相关知识,消除其紧张、恐惧心理,使其精神放松,积极配合治疗和护理。

2. 密切观察　了解并观察患者眩晕发作的次数、持续时间,患者的自我感觉以及神志、面色等情况。

3. 生活护理　急性发作期,嘱患者卧床休息,进食高蛋白质、高维生素、低脂肪、低盐饮食,适当限制入水量。

4. 保持安静　将患者安置于光线稍暗、舒适安静的环境中。必要时静脉补液。

知识链接

梅尼埃病为什么是世界公认的疑难杂症?

回顾历史,从古到今有许多医生研究治疗梅尼埃病。古代医生曾猜测该病眩晕的病理类似青光眼的高眼压,探讨用治疗青光眼的机制治疗梅尼埃病,结果失败了。开展手术治疗,使用范围很小,效果不理想。输液治疗,只能暂时缓解症状。长期采用西药治疗,不能从根本上治愈。在世界眩晕学术总结会议上,大会权威人士说:至今没有找到有效的药物。手术以开窗减压缓解症状为主。所以梅尼埃病仍然是世界公认的疑难杂症。

(王　舟)

第二节　鼻科疾病患者的护理

【案例导入】

患者,男性,32 岁,8 年前因受凉感冒后反复出现鼻塞、流脓涕,伴嗅觉减退、头痛、易倦、记忆力减退。前鼻镜检查:双侧鼻腔黏膜充血肿胀,下鼻甲增生肥厚,中鼻道见多个鼻息肉,总鼻道、鼻腔底见大量黏脓性分泌物。

思考:

(1) 该患者主要的护理诊断有哪些?

(2) 该患者的护理措施是什么?

一、鼻疖

【概述】

鼻疖是鼻前庭或鼻尖部的毛囊、皮脂腺或汗腺的局限性急性化脓性炎症,多为单侧发病,金黄色葡萄球菌为主要的致病菌。

【病因】

多因挖鼻、拔鼻毛使鼻前庭皮肤损害所致。也可继发于鼻前庭炎。机体抵抗力低时(如糖尿病、免疫力缺陷)易患本病。

【护理评估】

(一) 健康史

询问患者近期是否有挖鼻、拔鼻毛或鼻前庭炎史,询问患者发病前的健康状况,是否有糖尿病等病史,近期是否进食煎炸食物等。

(二) 症状与体征

1. 症状　局部疼痛剧烈,因鼻前庭、鼻尖部皮肤缺乏皮下组织引起。有时伴有全身不适、发热、头痛等。

2. 体征　初期局部红肿,触痛明显。颌下或颏下淋巴结肿大,有压痛。疖肿成熟后,尖端可见黄白色脓点,多在 1 周内自行破溃,流脓后自愈。

3. 并发症　如疖处理不当或受挤压,炎症向周围扩散,可引起上唇和面部蜂窝织炎,此时患侧的上唇、面颊和上睑红、肿、热、痛,如炎症循静脉向颅内扩散,则引起更严重的并发症——海绵窦血栓性静脉炎。

(三) 心理社会状况评估

患者往往认为鼻疖是小病,不引起重视,感染时又不及时治疗。疖肿形成后因影响到面容,患者常自行挤破而可能造成严重的并发症,甚至危及生命,因此会产生焦虑、恐惧心理。

【护理诊断】

1. 急性疼痛　与局部炎症有关。

2. 体温过高　与细菌感染有关。

3. 潜在并发症　鼻翼或鼻尖部软骨膜炎、颊部及上唇蜂窝织炎、眼蜂窝织炎、海绵窦血栓性静脉炎。

4. 知识缺乏　缺乏本病及其并发症的防治知识。

【护理措施】

1. 心理护理　告知疼痛的原因、可能持续的时间,使患者有心理准备。

2. 一般护理　注意休息,多饮水。饮食宜清淡,多食蔬果,补充天然维生素 C、B,保持大便通畅。

3. 治疗配合　①未成熟者,可用 1‰白降汞软膏、10％鱼石脂软膏、各种抗生素软膏涂抹,并配合做理疗,促使疖肿早日成熟。②疖肿已熟者,可待其溃破或在无菌操作下挑破脓点,清除脓栓及脓液,切忌挤压,以免感染扩散。③疖肿溃破者,给予局部清洁消毒,促进引流,破口涂以抗生素软膏。④遵医嘱给予足量有效的抗生素,剧痛者可服用止痛药;高热者,应给予物理降温或药物降温。

4. 病情观察　观察疖肿大小、局部肿痛变化,病情较重者注意体温变化,注意有无海绵窦静脉栓塞的可能,如患者出现寒战、高热、剧烈头痛、患侧眼睑及结膜水肿、眼球突出及固定、失明,应立即报告医生并协助处理。

5. 健康指导　①指导患者保持颜面及鼻部清洁,戒除挖鼻及拔鼻毛的不良习惯。②切忌摩擦、挤压疖肿,防止并发症发生。③屡发鼻疖时,应注意是否有糖尿病,应配合医生积极治疗。

二、急性鼻炎

【概述】

急性鼻炎是由病毒感染引起的鼻腔黏膜的急性炎症性疾病,俗称"伤风"、"感冒",有传染性,四季均可发病,但冬季更多见。

【病因】

1. 外因　病毒感染是首要原因,或在此基础上继发细菌感染。最常见的是鼻病毒,其次是流感和副流感病毒、腺病毒、冠状病毒、柯萨奇病毒及黏液和副黏液病毒等。主要通过飞沫传播,其次通过接触传播。

2. 内因　抵抗力下降。包括:①全身因素:受凉、过劳、饮食不调、烟酒过度、维生素缺乏、内分泌紊乱或全身慢性疾病等。②局部因素:鼻腔慢性疾病,临近感染病灶,如慢性扁桃体炎、慢性化脓性鼻窦炎等。

【护理评估】

(一) 健康史

询问患者或家属发病前的健康状况,有无相关的局部因素或全身因素,有无类似患者接触史。

(二) 症状与体征

1. 全身症状　因个体而异,轻重不一,亦可进行性加重。多数表现为全身不适、倦怠、酸痛、头痛和发热。儿童全身症状较成人重,多有高热,甚至惊厥、呕吐、腹泻等。本病有自限性,若无并发症病程为 7～10 日。

2. 局部症状　初期表现为鼻内干燥、灼热感或痒感和喷嚏,继而鼻塞、水样鼻涕、嗅觉减退和闭塞性鼻音。并发细菌感染后,鼻涕变为黏液性、黏脓性或脓性。

3. 并发症　感染向邻近组织蔓延可引起鼻前庭炎、鼻窦炎、中耳炎、咽喉炎、气管支气管炎,小儿、老人及抵抗力低下者,还可并发肺炎。

4. 体征　鼻腔黏膜急性充血、肿胀,下鼻甲充血、肿大,总鼻道或鼻腔底有较多分泌物。

(三) 心理社会状况评估

注意评估患者及家属的情绪和心理状态,了解其对疾病的认知和期望。

（四）辅助检查

血常规检查,合并细菌感染者可出现白细胞增高。

【护理诊断】

1. 舒适改变　鼻塞、流鼻涕、张开呼吸与鼻黏膜肿胀阻碍通气有关。

2. 潜在并发症　鼻窦炎、中耳炎、鼻前庭炎、肺炎等。

3. 有传播感染的危险　与患者或家属缺乏预防传播知识有关。

【护理措施】

1. 治疗配合　遵医嘱给予减充血剂滴鼻和中药治疗。

2. 病情观察　观察病情,避免出现上述并发症。嘱患者若出现上述并发症时应及时就诊。

3. 健康指导　①教会患者滴鼻、擤鼻的方法。②建议患者休息,多饮水,进食清淡饮食,保持大便通畅。③坚持锻炼身体,均衡膳食,注意劳逸结合,提高抵抗力。④疾病流行期间避免与患者密切接触,尽量不出入或少出入公共场所,注意居室通风。患病期间与他人接触时,尽量戴口罩,勤洗手,避免传播给他人。

三、慢性鼻炎

【概述】

慢性鼻炎是鼻腔黏膜和黏膜下层的慢性炎症性疾病,是耳鼻喉科的常见病。以鼻腔黏膜肿胀、分泌物增多、无明确致病微生物感染、病程持续数月以上或反复发作为特征。通常包括慢性单纯性鼻炎和慢性肥厚性鼻炎两种,两者病因相同,后者多由前者的基础上发展而来。

【病因】

本病病因未明。一般认为,本病不是感染性疾病。即使有感染存在,也是继发性的,目前认为本病与很多因素相关。

1. 局部因素

（1）急性鼻炎反复发作或未获得彻底治疗。

（2）鼻腔及鼻窦慢性疾病:如鼻中隔偏曲阻碍鼻腔通气引流,增加鼻黏膜反复感染的机会,且不易彻底治愈。如慢性鼻窦炎症性疾病,分泌物长期刺激鼻腔黏膜,因此慢性鼻炎常与慢性鼻窦炎共存,称为慢性鼻-鼻窦炎。

（3）邻近感染病灶:如慢性扁桃体炎、腺样体肥大等。

（4）鼻腔用药不当或过久:如鼻内滥用滴鼻净或麻黄素滴鼻液,可导致药物性鼻炎;鼻内应用丁卡因、利多卡因等损害鼻黏膜黏液纤毛的输送功能。

2. 职业及环境因素　长期或反复吸入粉尘(如水泥、石灰、煤尘、面粉等)或有害化学气体(如二氧化硫、甲醛等),生活或生产环境中温度和湿度的急剧变化(如炼钢、烘熔、冷冻作业)均可导致本病。

3. 全身因素

（1）全身性慢性疾病:如贫血、糖尿病、风湿病、结核、心肝肾疾病、自主神经功能紊乱以及慢性便秘等,可使鼻黏膜血管长期淤血或反射性充血。

（2）营养不良:维生素 A、维生素 C 缺乏。

（3）内分泌疾病或失调:如甲状腺功能减退可引起鼻黏膜水肿。妊娠后期和青春期,鼻黏膜常有生理性充血、肿胀。

4. 其他因素　烟酒嗜好、长期过度疲劳、免疫功能障碍、变应性鼻炎等。

137

【护理评估】

（一）健康史

应询问患者有无上述局部或全身性疾病，有无烟酒嗜好。

（二）症状与体征

1. 慢性单纯性鼻炎

（1）症状：①间歇性交替性鼻塞是本病的特点。白天、夏季、劳动或运动后减轻，夜间、静坐、寒冷时加重。变换侧卧方向时，两侧鼻腔阻塞随之交替。居下方的鼻腔阻塞，居上方者则通气。②多涕，一般为黏液涕，继发感染时可有脓涕。③有时可有头痛、头昏、咽干、咽痛。闭塞性鼻音、嗅觉减退、耳鸣、耳闭塞感不明显。

（2）体征：鼻腔黏膜充血，下鼻甲肿胀，表面光滑柔软，富有弹性，探针轻压之凹陷，探针移开后立即复原，对减充血剂敏感。分泌物较黏稠，主要位于鼻腔底、下鼻甲或总鼻道。

2. 慢性肥厚性鼻炎

（1）症状：①单侧或双侧的持续性鼻塞，无交替性。②鼻涕不多，黏液性或黏脓性，不易擤出。③常有闭塞性鼻音、耳鸣和耳闭塞感，有头痛、头昏、咽干、咽痛症状。少数患者可有嗅觉减退。

（2）体征：下鼻甲黏膜肥厚，鼻甲骨肥大。粘膜凹凸不平，呈结节状桑甚样，尤以下鼻甲前端和后端游离缘为甚，探针触之实质感、无凹陷，对减充血剂不敏感。分泌物为黏液性或黏脓性，主要见于鼻腔底和下鼻道。

（三）心理社会状况评估

因长期慢性疾病的困扰，影响患者的学习、生活，患者可表现出焦虑、苦闷。所以应注意评估患者的情绪和心理状态，了解其对疾病的认知、生活习惯、职业环境等。

【护理诊断】

1. 舒适改变（鼻塞、头昏、头痛） 与鼻腔黏膜充血水肿、增生肥厚、分泌物增多有关。

2. 知识缺乏 缺乏慢性鼻炎的防治知识。

3. 潜在并发症 鼻窦炎、中耳炎、慢性咽炎等。

【护理措施】

1. 治疗配合

（1）慢性单纯性鼻炎：遵医嘱鼻内给予减充血剂（如 0.5%～1% 麻黄素滴鼻液）、糖皮质激素（如布地奈德鼻喷剂、丙酸氟替卡松鼻喷雾剂）改善症状。用温生理盐水洗鼻。遵医嘱予封闭疗法、针刺疗法。

（2）慢性肥厚性鼻炎：对麻黄素反应尚好者协助医生做好下鼻甲黏膜下硬化剂注射法、激光、射频、微波及冷冻疗法；对麻黄素反应差、需手术者，配合医生做好围手术期护理（详见鼻部手术患者的护理）。

2. 健康指导

（1）增强自身的免疫力：均衡营养；长期坚持有氧运动，如慢跑；避免劳累；戒烟限酒；注意保暖。

（2）改善生活及工作环境，做好职业防护。

（3）教会患者正确的擤鼻、滴鼻方法。

（4）积极、彻底地治疗急性鼻炎等相关性疾病。

四、变应性鼻炎

【概述】

变应性鼻炎是发生在鼻黏膜的变态反应性疾病,在普通人群的患病率为10%～40%,以鼻痒、喷嚏、鼻分泌亢进、鼻黏膜肿胀等为其主要特点。常伴有鼻窦炎。变应性鼻炎分为常年性变应性鼻炎和季节性变应性鼻炎两种,后者又称为"花粉症"。

【病因】

发病与遗传及环境密切相关。可为特应型个体。近年来该病的发病率增加。已经证实,空气污染和变应性鼻炎的发病有明显的关系。甲醛是室内的主要污染物,二氧化硫是室外的主要污染物,两者对鼻黏膜有很大的刺激性。引起花粉症者大多属于风媒花粉。

本病的发病机制属Ⅰ型变态反应,也与细胞因子、细胞间黏附分子-1及部分神经肽的相互作用密切相关。

知识链接

过敏性疾病常见的过敏原

1. 吸入式过敏原,如花粉、柳絮、粉尘、螨虫、动物皮屑、油烟、油漆、汽车尾气、煤气、香烟等。

2. 食入式过敏原,如牛奶、鸡蛋、鱼虾、牛羊肉、海鲜、动物脂肪、异体蛋白、乙醇、毒品、抗生素、香油、香精、葱、姜、大蒜以及一些蔬菜、水果等。

3. 接触式过敏原,如冷空气、热空气、紫外线、辐射、化妆品、洗发水、洗洁精、染发剂、肥皂、化纤用品、塑料、金属饰品(手表、项链、戒指、耳环)、细菌、霉菌、病毒、寄生虫等。

4. 注射式过敏原,如青霉素、链霉素、异种血清等。

5. 自身组织抗原,如精神紧张、工作压力、受微生物感染、电离辐射、烧伤等生物、理化因素影响而使结构或组成发生改变的自身组织抗原,以及由于外伤或感染而释放的自身隐蔽抗原,也可成为过敏原。

【护理评估】

(一)健康史

患者一般有接触某种变应原的病史,部分患者可为特应型体质,或有长期接触有害气体史。

(二)症状与体征

变应性鼻炎多数呈阵发性发作,有一定的时间性和规律性,常表现为与变应原接触后突然发病,以鼻痒、阵发性喷嚏、大量清水样分泌物和鼻塞为主要特征,发作后可迅速恢复正常。有时可伴有流泪、眼痒、头痛、耳鸣及听力障碍。鼻镜检查见发作时鼻黏膜水肿、苍白或呈淡紫色,以下鼻甲为甚,鼻腔内有大量的清水样鼻涕;反复发作者鼻甲黏膜增生肥厚,有息肉样变或息肉形成。

(三)心理社会状况评估

大量连续喷嚏和流涕影响了患者正常生活、学习和社交。并因缺乏有关变应性疾病的知识,易造成心理紧张,不知所措,产生烦躁、焦虑情绪。

(四)辅助检查

鼻分泌物涂片检查见大量嗜酸性粒细胞。采用特异性皮肤试验、鼻黏膜激发试验、体外特异性IgE检测或花粉浸液做特异性皮肤试验以查找致敏原。

139

【护理诊断】

1. 舒适改变　鼻痒、喷嚏、流清涕与过敏反应有关。

2. 知识缺乏　缺乏变应性鼻炎的自我护理及预防知识。

3. 潜在并发症　变应性鼻窦炎、支气管哮喘、分泌性中耳炎等。

【护理措施】

1. 治疗配合　①用药指导：遵医嘱给药，并注意观察药物的疗效及不良反应。②脱敏疗法。③其他疗法：遵医嘱给予鼻甲黏膜激光、视频、微波等治疗。

2. 心理护理　与患者加强沟通、交流，向患者说明该病的规律、治疗计划及效果，通过治疗恢复患者的自我形象。

3. 健康指导　告知患者最有效治疗方法是避免接触变应原；帮助患者分析原因，查清变应原，告知其注意防护。改善居住、工作环境。室内装修应选用环保材料，注意通风，避免过早入住，有条件者可应用优质的空气净化器以提高空气质量。家中勿养宠物。花粉症者在花粉播散季节外出时必须戴口罩。

五、鼻出血

【概述】

鼻出血是鼻科常见的急症，也是常见的临床症状之一。可单侧出血亦可双侧出血。

【病因】

大致分为局部病因和全身病因两类，临床上以局部病因多见。

1. 局部病因

（1）外伤：鼻腔、鼻窦的外伤、异物、医源性损害。

（2）炎症：鼻腔、鼻窦的急性和慢性炎症。

（3）肿瘤：鼻腔、鼻窦及鼻咽的良性和恶性肿瘤。

（4）鼻中隔疾病。

2. 全身病因　凡可引起血压升高、凝血功能障碍或血管张力改变的全身疾病均可致病。

（1）急性发热性传染病：流感、出血热、麻疹、疟疾、鼻白喉、伤寒和传染性肝炎等。

（2）心血管疾病：高血压、血管硬化、充血性心衰等。

（3）血液病：血友病、血小板减少性紫癜、白血病、再生障碍性贫血等，常伴身体其他部位的出血，常为双侧鼻腔持续地渗血，反复发生。

（4）营养障碍或维生素缺乏：维生素 C、K、P 或钙缺乏等。

（5）其他：肝、肾等慢性疾病和风湿病等；磷、汞、砷、苯等化学物中毒；长期服用水杨酸类药物；遗传性出血性毛细血管扩张症；女性内分泌失调等。

【护理评估】

（一）健康史

询问患者或家属发病前的健康状况，有无与鼻出血有关的局部或全身性疾病，有无家族史，有无接触风沙或气候干燥的生活史，发病后的诊治经过等。

（二）症状与体征

根据病因、年龄、鼻出血的部位、出血量多少及出血次数的不同，鼻出血的症状及体征的变化较大。

儿童及青少年的鼻出血多在鼻腔前部的易出血区，即鼻中隔前下方的"利特尔动脉丛"或"克氏静脉丛"。中老年的鼻出血部位多在鼻腔后段的"吴氏静脉丛"和鼻中隔后部动脉,出血量多且凶猛,不易止血。局部原因引起的鼻出血多为单侧出血;全身性疾病多引起双侧或交替性鼻出血。

　　鼻出血的出血量多少不一,可为涕中带血、滴血、流血或血流如注。患者在短时间内失血量达500 ml时,可出现头昏、口渴、乏力、面色苍白;失血量在500～1 000 ml时,可出现出冷汗、血压下降、脉速而无力等表现;超过1 000 ml者可致休克;长期反复出血可致贫血。

(三)心理社会状况评估

　　患者常因大出血或反复出血而情绪紧张和恐惧,患者家属往往情绪很激动,唯恐医护人员对患者诊治不及时,从而造成更严重的不良后果。

(四)辅助检查

　　血常规、凝血功能及其他相关检查,可了解患者的全身情况。

【护理诊断】

1. 恐惧　与鼻出血及担心疾病的预后有关。
2. 潜在并发症　失血性休克、贫血、鼻腔感染、中耳炎。
3. 知识缺乏　缺乏鼻出血的自我护理及有关的防治知识。

【护理措施】

1. 一般护理　患者取坐位或半卧位,头稍前倾,给一弯盘让其将血液吐入盘内,以免血液咽下引起胃部不适。对失血过多、出现休克者,应嘱其取平卧位,头偏向出血侧,并协助医生行抗休克治疗。

2. 心理护理　在接诊时评估患者的紧张情绪及恐惧心理,安慰和鼓励患者,并说明止血时,特别是行黏膜烧灼止血及鼻腔填塞时可引起的局部不适和头痛,让其有思想准备,以配合治疗护理。

3. 止血护理　应掌握一些应急的简便的止血措施,并了解各种止血方法,以便协助医生止血。

(1)指压法(简易止血法):对于易出血区的出血,嘱患者用示指和拇指紧捏住双侧鼻翼10～15 min,同时用冷水袋或湿毛巾敷前额和后颈,以促进血管收缩减少出血。对出血较剧者,可先用浸以1%麻黄素或0.1%肾上腺素的棉片置入鼻腔达到暂时止血的目的,以便寻找出血部位。

(2)烧灼法:对于反复少量出血、出血点明确者,协助医生做好激光、射频、微波等烧灼止血措施。

(3)鼻腔填塞法:适用于出血较剧、渗血面较大或出血部位不明者。一般有下列4种方法:可吸收材料填塞、纱条填塞、前后鼻孔填塞、气囊或水囊填塞。

(4)血管结扎法:对严重出血者采用此法。

(5)血管栓塞法:对严重出血者采用此法。

4. 鼻腔填塞的护理

(1)填塞前向患者简单说明填塞的必要性、操作过程中可能出现的疼痛等不适,以取得患者的配合。

(2)填塞过程中密切配合医生,填塞后嘱患者应尽量取半卧位休息,要减少活动。

(3)告知患者填塞时间:凡士林纱条填塞一般为1～2日,如须延长不宜超过3～5日;前后鼻孔填塞一般不超过3日,最多不超过5～6日。

(4)加强口腔护理。

(5)嘱患者避免低头、喷嚏,以防纱条脱出。如纱条不慎由后鼻孔脱出,应沿软腭缘剪断纱条,切勿自行将纱条拉出。

(6)观察后鼻孔纱球丝线是否牢固,有无断裂、松动,发现上述情况应及时处理,防止后鼻孔纱球脱落而引起窒息。观察咽后壁有无再次出血。

5. 用药护理　对重症患者,须住院严密观察,详细检查,积极治疗;对失血量多者,应遵医嘱给予补液、输血、使用止血药及抗休克药物,补充足量的维生素等。

6. 病情观察　对出血较多者,应密切观察并记录出血量、肤色、体温、脉搏、呼吸及血压的变化,防止出现出血性休克。对出现并发症者应立即报告并协助医生处理。

7. 健康指导

(1) 查找病因,积极防治,纠正挖鼻等不良习惯。忌辛辣刺激性食物,戒烟酒,多吃蔬果,保持大便通畅。

(2) 向患者介绍鼻出血的有关知识,教会患者指压法。

(3) 出院后4～6周避免用力擤鼻、重体力劳动或运动,打喷嚏时张开嘴以减少鼻腔压力,避免使用含水杨酸类的药物,再次出血量多时应立即到医院就诊。

(4) 鼻腔黏膜干燥时,应多饮水,增加居室湿度,或涂以抗生素软膏。

(5) 加强环境保护,减少空气污染。

六、鼻窦炎

【概述】

鼻窦炎是鼻窦黏膜的化脓性炎症。鼻窦炎必然同时有鼻炎,两者发病机制及病理生理过程相同,且相辅相成。因此在诊断、治疗和预后上应视为一个疾病。近年已将鼻窦炎的病名改为"鼻-鼻窦炎"。鼻-鼻窦炎是鼻科常见疾病,根据病程分为急性和慢性,慢性者居多。可发生于一侧或双侧,可限于一窦或多窦。如一侧或两侧各窦均发病,则称为全组鼻窦炎。

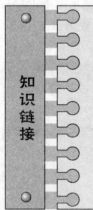

鼻窦的解剖特点

1. 窦口小、鼻道狭窄而曲折,易阻塞,可引起鼻窦通气和引流障碍。

2. 鼻腔黏膜与鼻窦黏膜相延续,炎症时必累及鼻窦黏膜。

3. 各窦口彼此毗邻,炎症时相互累及。

4. 各窦的自身特点及窦口位置的特殊性:上颌窦最大,但窦口高,在中鼻道的位置最后、最低,受累机会最多;筛窦为蜂窝状结构,不利于引流,感染机会相对较多;此外上颌窦和筛窦发育最早,故儿童期即可罹患;额窦虽位置高、窦口低,但因比邻前组筛窦,故亦易受累;蝶窦位于各窦之后上,且单独开口,故发病机会相对较少。

【病因】

1. 全身因素　过度疲劳、受寒受湿、营养不良、维生素缺乏等引起全身抵抗力下降,生活与工作环境不洁等是诱发本病的常见原因。此外特应性体质、全身性疾病(如贫血,糖尿病,甲状腺、脑垂体或性腺功能不足)、上呼吸道感染和急性传染病等均可诱发本病。

2. 局部因素

(1) 鼻腔疾病:如急性和慢性鼻炎、鼻中隔偏曲、中鼻甲肥大、变应性鼻炎、鼻息肉、鼻腔鼻窦异物、肿瘤等。上述疾病均可阻塞窦口鼻道复合体,阻碍鼻窦的引流和通气而致鼻窦炎发生。

(2) 邻近器官的感染病灶:如扁桃体炎、腺样体炎、上颌第2双尖牙及第1、第2磨牙根尖感染、拔牙损伤上颌窦、龋齿残根坠入上颌窦内等,均可引起上颌窦炎。

（3）创伤性：鼻窦外伤、骨折、异物射入鼻窦、游泳时跳水不当或游泳后用力擤鼻致污水挤入鼻窦等，可将致病菌带入鼻窦。

（4）医源性：鼻腔内填塞物留置时间过久，引起局部刺激、继发感染和妨碍窦口引流和通气。

（5）气压损害：高空飞行迅速下降致窦腔负压，使鼻腔炎性物或污物被吸入鼻窦，引起非阻塞性航空性鼻窦炎。

慢性者多因急性鼻窦炎反复发作未正规、彻底治愈而迁延所致。特应性体质与本病关系甚为密切，亦可慢性起病，如牙源性上颌窦炎。

本病的发生与鼻窦的解剖特点有关。近年的观点认为，窦口及邻近鼻道的引流和通气障碍是鼻窦炎发生的最重要机制。

【护理评估】

（一）健康史

评估患者有无相关的全身性或局部因素，有无明确的诱因，疼痛的性质、特征，治疗的经过等。

（二）症状与体征

1. 急性鼻窦炎　常继发于上呼吸道感染。

（1）全身症状：畏寒、发热、食欲减退、便秘、全身不适等，儿童可发生呕吐、腹泻、咳嗽等消化道和呼吸道症状。

（2）局部症状：鼻塞、流脓涕、头痛、局部疼痛伴嗅觉减退为本病最常见的症状。各鼻窦炎引起头痛和局部疼痛的特征有所不同。前组鼻窦炎患者的头痛多在额部和颌面部，有局部压痛；后组鼻窦炎的头痛多在颅底和枕部。急性上颌窦炎的头痛特点为眶上额痛，伴同侧颌面部痛，晨起轻，午后重。急性额窦炎表现为前额部周期性疼痛，晨起后逐渐加重，中午为甚，午后开始减轻，至晚间完全消失，次日反复发作。急性筛窦炎的头痛一般较轻，局限于内眦部或鼻根部，亦可放射至头顶。前组筛窦炎的头痛有时与急性额窦炎相似，后组筛窦炎则与急性蝶窦炎相似。急性蝶窦炎的头痛特点为颅底或眼球深部钝痛，可放射到头顶和耳后，亦可引起枕部痛，晨起轻，午后重。

（3）体征：局部红肿和压痛。急性上颌窦炎表现为颌面、下睑红肿和压痛；急性额窦炎则表现额部红肿以及眶内上角压痛和额窦前壁叩痛；急性筛窦炎在鼻根和内眦处偶有红肿和压痛。前鼻镜检查见鼻腔黏膜充血、肿胀，尤以中鼻甲和中鼻道黏膜为甚，鼻腔内有大量黏脓性鼻涕。前组鼻窦炎的黏脓性鼻涕见于中鼻道和下鼻道，后组鼻窦炎见于嗅裂。

2. 慢性鼻窦炎

（1）全身症状：轻重不一，有时则无。较常见为精神不振、易倦、头痛头昏、记忆力减退、注意力不集中等。

（2）局部症状：流脓涕、鼻塞为主要症状。涕多，呈黏脓性或脓性。牙源性上颌窦炎的鼻涕常有腐臭味。还可出现鼻源性头痛、嗅觉减退或消失、视功能障碍等症状。

（3）体征：鼻黏膜慢性充血、肿胀或肥厚，中鼻甲肥大或息肉样变，中鼻道变窄、黏膜水肿或有息肉。前组鼻窦炎者的脓液位于中鼻道，后组鼻窦炎者的脓液位于嗅裂，或蓄积于鼻腔后段，或流入鼻咽部。

（三）心理社会状况评估

急性鼻窦炎患者可因头痛、鼻塞、食欲减退等影响正常生活，有一定焦虑。慢性鼻窦炎患者因长期反复发作而有明显的焦虑，学习成绩下降，工作效率低，心理压抑，社交欠活跃，并因长期治疗效果不佳，而对治疗缺乏信心，产生悲观情绪。

143

（四）辅助检查

1. 鼻内镜检查　可较精确地判断鼻腔黏膜,特别是窦口及附近黏膜的病理改变。

2. 影像学检查　鼻窦 CT 扫描可准确地判断各鼻窦的病变范围,对本病诊断有重要意义。鼻窦 X 线检查和 CT 检查对本病诊断亦有参考价值。

3. 上颌窦穿刺冲洗　可用于诊断和治疗上颌窦炎。

【护理诊断】

1. 疼痛　与炎症感染引起黏膜肿胀的压迫和分泌物、细菌毒素刺激神经末梢有关。

2. 舒适改变　与鼻塞、流脓涕、嗅觉减退、头痛等有关。

3. 体温过高　与炎症引起全身反应有关。

4. 潜在并发症　可引起邻近器官感染,如眼部并发症、颅内并发症、中耳炎、咽炎、扁桃体炎等。

5. 知识缺乏　缺乏有关的防治知识。

【护理措施】

1. 治疗配合

（1）遵医嘱给予降温,全身应用足量的抗生素及时控制感染,密切观察抗炎效果。

（2）遵医嘱予鼻腔滴药、鼻腔冲洗、鼻窦置换疗法,并做好记录。

（3）协助做好上颌窦穿刺冲洗护理。

（4）做好口腔护理。

（5）配合医生做好术前、术后护理(详见鼻部手术患者的常规护理)。

2. 病情观察　密切观察病情,若出现上述潜在并发症的症状,应报告并协助医生处理。

3. 心理护理　对患者耐心地讲解疾病过程和治疗方案,向患者说明鼻窦手术、鼻腔填塞的必要性及可能出现的疼痛等不适,以消除其焦虑情绪,提高治疗信心,积极配合治疗。

4. 健康指导

（1）锻炼身体,均衡膳食,养成良好的生活习惯,避免过度劳累,戒烟限酒,改善生活和工作环境。

（2）积极防治上呼吸道感染及邻近感染病灶。

（3）教会患者正确的擤鼻、滴鼻、喷鼻、洗鼻及体位引流的方法。

（4）指导患者按时正确用药、配合治疗和定期复查。

（曾令斌）

第三节　咽科疾病患者的护理

【案例导入】

患者,男性,23 岁,厨师。因反复咽干、咽痒、咽异物感 5 年就诊,常伴刷牙时恶心。体检:咽部慢性充血,咽后壁增厚,见多个淋巴滤泡增生。患者曾到多家医院就诊,均诊断为"慢性咽炎",经治疗无好转,患者有烦躁情绪。

思考:该患者的护理措施有哪些?

一、扁桃体炎

【概述】

扁桃体炎(tonsillitis)为腭扁桃体的非特异性炎症,伴有不同程度的咽炎。临床上分为急性扁桃体炎和慢性扁桃体炎。多见于儿童和青年,在春秋两季气温变化时最易发病。

【病因】

乙型溶血性链球菌是本病的主要致病菌。正常人咽部及扁桃体隐窝内存留着某些病原体,当机体抵抗力下降时病原体大量繁殖而致病。急性扁桃体炎反复发作可演变成慢性炎症。近年的免疫学说认为自身变态反应亦是引起慢性扁桃体炎的重要因素之一。

【护理评估】

(一)健康史

询问患者发病前是否有受凉、劳累、过度烟酒、有害气体刺激及上呼吸道慢性病存在。

(二)症状与体征

1. 急性扁桃体炎　临床上分为急性卡他性扁桃体炎和化脓性扁桃体炎,后者症状较前者重。

(1)全身症状:多见于急性化脓性扁桃体炎,起病急,常有高热、畏寒、头痛乏力、食欲下降、关节酸痛、全身不适、便秘等。小儿可因高热而引起抽搐、呕吐及昏睡。

(2)局部症状:主要为剧烈的咽痛,可放射到耳部,常伴有吞咽困难。在幼儿还可引起呼吸困难。

(3)体征:患者呈急性病容。咽部黏膜呈弥漫性充血,以扁桃体及两腭弓最为严重。腭扁桃体肿大,在其表面可见黄白色脓点,或在隐窝口处有黄白色或灰白色点状豆渣样渗出物,可连成一片形似假膜,但不超过扁桃体范围。下颌下淋巴结常肿大。

(4)并发症:①局部并发症:炎症直接波及邻近组织,常导致扁桃体周脓肿、急性中耳炎、急性鼻炎、鼻窦炎、急性喉炎、急性淋巴结炎、咽旁脓肿等。②全身并发症:急性风湿热、急性关节炎、急性心肌炎、急性肾炎、急性骨髓炎等。

2. 慢性扁桃体炎

(1)症状:患者自觉症状轻,仅有咽内发干、发痒、异物感、刺激性咳嗽等轻微症状。常有急性炎症反复发作史。小儿扁桃体过度肥大可影响呼吸、吞咽或发音功能。

(2)体征:扁桃体、腭舌弓慢性充血,黏膜呈暗红色。隐窝口处可见黄白色干酪样点状物溢出。扁桃体大小不等。成人扁桃体多已萎缩,表面可见瘢痕,凹凸不平,常与周围组织粘连。常有下颌下淋巴结肿大。

(3)并发症:风湿热、风湿性关节炎、风湿性心脏病、肾炎等。

(三)心理社会状况评估

扁桃体急性炎症期,因起病急骤,局部和全身症状明显,能引起患者和家属的重视而积极就诊。慢性期,患者常因治疗不及时或不彻底而导致全身并发症的发生,易产生紧张、焦虑心理。

(四)辅助检查

血常规检查。当血沉、抗链球菌溶血素"O"、血清黏蛋白、心电图等出现异常时应警惕并发症的发生。

【护理诊断】

1. 疼痛　与急性炎症有关。

2. 体温过高　与急性化脓性扁桃体炎有关。

3. 焦虑　与炎症反复发作、并发症、手术有关。

4. 潜在并发症　同上所述。

【护理措施】

1. 用药护理　遵医嘱全身及时给予足量的抗生素;病毒感染者遵医嘱给予抗病毒药物或清热解毒的中药;遵医嘱给予漱口、含片、雾化等治疗措施;高热者遵医嘱给予降温,疼痛剧烈者使用止痛药。

2. 病情观察　注意观察病情变化,出现上述并发症征兆时,立即报告医生并协助处理。

3. 手术护理　扁桃体摘除术仍是目前治疗慢性扁桃体炎的主要手段,应遵医嘱做好扁桃体摘除术的术前、术后护理(详见附:扁桃体摘除术患者的护理)。

4. 健康指导

(1)急性扁桃体炎有一定的传染性,最好能隔离患者或嘱其戴口罩。建议患者卧床休息,进半流质或流质饮食,多饮水、通大便。

(2)增强免疫力,天气变化时应及时添减衣物。

(3)戒烟酒,少食辛辣食物,注意口腔卫生。

(4)对频繁急性发作或有并发症者,应建议其在急性炎症消退2～3周后行扁桃体摘除术。频繁发作一般是指1年内有5次或以上的急性发作或连续3年平均每年有3次以上急性发作。

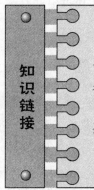

怎样预防扁桃体炎的复发?

1. 慢性扁桃体炎的患者应养成良好的生活习惯,保证充足的睡眠时间,随天气变化及时增减衣服,去除室内潮湿的空气,这些都是重要的。对于患病儿童,应养成不挑食、不过食的良好习惯。

2. 坚持锻炼身体,提高机体抵抗疾病的能力,不过度操劳,若劳累后应及时调整休息。戒除烟酒,是预防慢性扁桃体炎的重要一点。

3. 急性扁桃体炎应彻底治愈,以免留下后患。

4. 预防各类传染病、流行病。

附:扁桃体摘除术患者的护理

目前扁桃体摘除术仍是治疗慢性扁桃体炎的主要手段。由于扁桃体是免疫器官,特别是儿童,扁桃体对机体具有重要的保护作用,因此必须严格掌握手术的适应证。目前常用的手术方法有剥离法和挤压法。

【适应证】

1. 慢性扁桃体炎反复急性发作或多次并发扁桃体周脓肿。

2. 扁桃体过度肥大,妨碍吞咽、呼吸及发声功能。

3. 病灶性扁桃体炎。

4. 白喉带菌者,经保守治疗无效时。

5. 扁桃体良性肿瘤。

【禁忌证】

1. 造血系统疾病及凝血功能障碍者。

2. 严重的全身性疾病。

3. 妇女月经期、妊娠期、5岁以下的儿童、老年人、白细胞计数特别低者。

4. 在脊髓灰质炎及流感等传染病流行季节或流行地区,以及其他急性传染病流行时。

【护理措施】

1. 术前护理　见咽喉部手术患者的常规护理。

2. 术后护理

(1) 保持正确的体位:全麻者取侧俯卧位,头偏向一侧。清醒后及局麻者取半卧位。

(2) 密切观察:定时测量体温、血压。嘱患者将口中的分泌物轻轻吐入痰盂或弯盘中,密切观察分泌物的颜色和量。手术当日唾液中带有少量血丝是正常现象。若不断有鲜血吐出,则为术后出血。全麻未醒者,如有频繁的吞咽动作、面色苍白、脉搏加快等应考虑有出血的可能。如有出血应立即报告医生并协助止血。

(3) 减轻疼痛:指导患者听音乐、看电视以分散注意力;颈部敷冰袋或遵医嘱给予止痛剂。

(4) 保护创面:术后当日,嘱患者少语,避免咳嗽,禁止刷牙、漱口。

(5) 预防感染:遵医嘱应用抗生素。术后次日开始漱口。向患者解释次日创面会形成一层白膜具有保护作用,切勿触动之,以免出血、感染。

(6) 饮食护理:局麻术后无出血,2 h后可进食冷流质,次日改为半流质,3日后可进软食,2周内忌吃硬食及粗糙的食物。

二、慢性咽炎

【概述】

慢性咽炎(chronic pharyngitis)是咽部黏膜、黏膜下及淋巴组织的慢性炎症,常为上呼吸道慢性炎症的一部分,多发生于成年人。病程长,症状顽固,较难治愈。

【病因】

1. 局部因素

(1) 急性咽炎反复发作可转为慢性。

(2) 各种上呼吸道慢性炎症、长期张口呼吸以及炎性分泌物反复刺激咽部,或受慢性扁桃体、牙周炎的影响。

(3) 烟酒过度、粉尘、有害气体的刺激及进食辛辣食物等都可引起本病。

2. 全身因素　如贫血、消化不良、下呼吸道慢性炎症、心血管疾病、内分泌功能紊乱,维生素缺乏及免疫功能低下等与本病有关。

【护理评估】

(一) 健康史

详细询问患者有无上述相关性发病因素。

(二) 症状与体征

咽部有异物感、痒感、烧灼感、干燥感或微痛感。常有黏稠分泌物附着在于咽后壁,使患者晨起时出现频繁的刺激性咳嗽,伴恶心。萎缩性咽炎的患者有时可咳出带臭味的痂皮。

(三) 心理社会状况评估

患者常因咽部不适久治不愈而产生焦虑、烦躁等情绪,甚至产生恐癌心理,常表现为求医心切、失眠、多疑,到处诊治。

147

【护理诊断】

1. 舒适改变　与咽部炎症有关。

2. 焦虑　与长期不愈的咽部异物感有关。

3. 知识缺乏　缺乏对慢性咽炎的防治知识。

【护理措施】

1. 心理护理　耐心向患者解释本病的发生及转归,解除患者的焦虑情绪,使其树立信心,必要时通过内镜检查以消除顾虑,促进疾病的康复。

2. 治疗配合　长期适当补充维生素 C、B、A,可促进黏膜上皮生长;遵医嘱漱口、含片;遵医嘱应用中药等治疗;配合医生用激光、射频、微波、冷冻治疗增生肥大的淋巴滤泡。对于慢性萎缩性咽炎与干燥性咽炎的患者,遵医嘱用 2% 碘甘油涂抹咽部,以改善局部的血液循环,促进腺体分泌,减轻干燥不适症状。

3. 健康指导　积极防治鼻部、咽部及全身的慢性疾病;戒烟酒,少食辛辣食物,保持均衡饮食,进食富含维生素 C、B、A 的食物;避免用嗓过度;改善工作、生活条件,做好劳动保护。

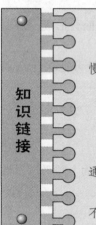

知识链接

怎样预防咽炎?

1. 在急性期应及时选用抗病毒药物、抗生素治疗,勿使急性咽炎转为慢性;在慢性期抗生素一般是不需要的。

2. 及时治疗鼻、口腔、下呼吸道疾病,包括病牙。

3. 勿饮烈性酒和吸烟,饮食时避免辛辣、酸等强刺激调味品。

4. 改善工作、生活环境,结合设备的改造,减少粉尘、有害气体对身体的刺激。

5. 生活起居要有规律,注意劳逸结合,及时治疗各种慢性疾病,保持每日大便通畅,清晨用淡盐水漱口或少量饮用淡盐水(高血压、肾病患者勿饮盐开水)。

6. 适当控制用声,用声不当、用声过度、长期持续演讲和演唱对咽炎的治疗不利。

三、咽后脓肿

【概述】

咽后脓肿(retropharyngeal abscess)为咽后间隙的化脓性炎症,可分为急性和慢性两种。

【病因】

1. 急性型　多见于 3 岁以下婴幼儿的咽后间隙化脓性淋巴结炎。由于婴幼儿每侧咽后间隙中有 3~8 个淋巴结,口、咽、鼻的感染可引起这些淋巴结感染,进而化脓,最后形成脓肿。咽部异物及外伤后感染,或邻近组织炎症扩散进入咽后隙,也可导致该病。致病菌与扁桃体周脓肿相似。

2. 慢性型　多由咽后间隙淋巴结结核或颈椎结核形成的寒性脓肿所致。

【护理评估】

(一) 健康史

详细询问患者及家属有无上述相关疾病史,有无肺结核病史。

(二) 症状与体征

1. 急性型　起病较急,出现畏寒、高热、咳嗽、吞咽困难、拒食、吸奶时啼哭和呛逆、烦躁不安,说话含糊不清,似口中含物。常有呼吸困难,其程度视脓肿大小而定,入睡时加重,可有鼾声。如脓肿压迫喉入口处或并发喉部炎症,则吸入性呼吸困难更加明显。

2. 慢性型　多数伴有结核病的全身表现,起病缓慢,病程较长,无咽痛。随着脓肿的增大,患者逐渐出现咽部阻塞感。

3. 体征　急性型者呈急性病容,患侧或双侧淋巴结肿大,压痛。咽后壁一侧隆起,黏膜充血,较大的脓肿可将病侧的腭咽弓和软腭向前推移。由外伤或异物引起者脓肿多在喉咽部。慢性型咽后脓肿多在咽后壁中央,黏膜色泽较淡。

(三) 心理社会状况评估

因剧烈的咽痛、吞咽困难等使患者非常焦虑。需行脓肿切开时,患者感到紧张、恐惧。护士应评估患者的心理状况。

(四) 辅助检查

颈部 X 线检查、CT 检查,可发现颈椎前的软组织隆起。若为颈椎结核引起者,可发现骨质破坏的征象。

【护理诊断】

1. 疼痛　与急性化脓性炎症有关。

2. 体温过高　与急性炎症有关。

3. 焦虑、恐惧　与呼吸困难、手术、并发症有关。

4. 潜在并发症　窒息与肺部感染、咽旁脓肿、出血等。

【护理措施】

1. 治疗配合　一经确诊,应尽早施行切开排脓术。急性型给予切开排脓,慢性型给予穿刺抽脓。术前告知患者及家属切开排脓的过程,以使其配合治疗。嘱患者取仰卧低头位。配合医生进行手术。术后遵医嘱给予抗生素或抗结核治疗;遵医嘱给予漱口、雾化等治疗。

2. 病情观察　观察患者的呼吸、吞咽情况以及有无出血征象,注意用压舌板检查时动作要轻柔,以防脓肿破裂引起窒息。如发生意外立即将患儿头部朝下,防止脓液流入气管。

3. 心理护理　与患者及家属加强沟通、交流,向患者说明该病的规律、治疗计划及效果。

四、鼻咽癌

【概述】

鼻咽癌(nasopharyngeal carcinoma,NPC)又称“广东癌”,是我国多发的恶性肿瘤之一,为耳鼻咽喉科恶性肿瘤之首。流行病学的调查资料显示,我国广东、广西、湖南、福建、江西为世界鼻咽癌的高发区。男性发病率为女性的 2～3 倍,40～50 岁为高发年龄。

【病因】

目前认为鼻咽癌的发生与遗传、病毒及环境因素等有关。

1. 遗传因素　鼻咽癌有种族易感性和家族聚集现象,有研究认为鼻咽癌与人类白细胞抗原(HLA)相关。

2. EB 病毒　鼻咽癌患者体内不仅存在高滴度抗 EB 病毒抗体,且抗体水平随病情变化而波动。

3. 环境因素　可能与多种化学致癌物有关。镍、亚硝酸胺、二亚硝基哌吡嗪可诱发鼻咽癌。维生素缺乏、性激素失调、空气污染也可改变黏膜对致癌物的敏感性。

【护理评估】

(一) 健康史

询问患者发病前的健康状况,有无与发病相关的上述因素,有无家族史。

149

（二）症状与体征

鼻咽癌多发生于咽隐窝及鼻咽顶后壁,位置隐蔽,早期症状不典型。

1. 鼻部症状　轻者可涕中带血丝,时有时无。重者可致大量鼻出血。肿瘤增大时可引起鼻塞。

2. 耳部症状　肿瘤阻塞或压迫咽鼓管咽口,使咽鼓管形成负压,出现分泌性中耳炎症状和体征:耳鸣、耳闭塞感及听力下降等,临床上易误诊。

3. 颈部症状　颈部出现无痛性肿物,位于乳突尖部下方。

4. 脑神经症状　肿瘤易通过破裂孔和颈内动脉管侵犯岩尖引起第Ⅴ、Ⅵ脑神经损害,继而累及第Ⅳ、Ⅲ、Ⅱ脑神经而出现偏头痛、面部麻木、复视、上睑下垂、视力下降等症状。瘤体可直接侵犯咽旁间隙或因转移淋巴结的压迫引起第Ⅸ、Ⅹ、Ⅻ脑神经受损而出现软腭瘫痪、反呛、声嘶、伸舌偏斜等症状。

5. 远处转移症状　晚期可发生肺、肝、骨等处转移,出现相应的症状和体征。

（三）心理社会状况评估

鼻咽癌所在的位置深而隐蔽,早期症状仅为少量鼻出血,患者常不重视,早期诊断率低。当出现头痛等颅神经受侵犯的症状时,疾病已达晚期。反复多次活检,给患者造成极大的痛苦和精神压力。一旦确诊,患者对放疗、化疗有不同程度的恐惧心理。疗效不佳时患者有悲观、绝望的心理。因此应注意评估患者的年龄、性别、文化层次、对疾病的认识程度、情绪状况、压力应对方式和经济状况等。

（四）辅助检查

1. 鼻咽部检查　间接鼻咽镜、纤维鼻咽镜或鼻内镜检查可见肿瘤呈菜花状、结节状或溃疡状,常位于咽隐窝及鼻咽顶后壁,易出血。

2. 颈部触诊　颈上深部可触及质硬、活动度差或不活动、无痛性肿大的淋巴结。

3. 影像学检查　CT、MRI鼻咽部颅底扫描,可了解肿瘤侵犯的范围及颅底骨质破坏的程度。

4. EB病毒血清学检查　EB病毒血清学检查可以作为鼻咽癌诊断的辅助指标。因此,病毒壳抗原-免疫球蛋白A(EBVCA-IgA)抗体测定为鼻咽癌诊断、普查和随访监视的重要手段。

5. 活检　为确诊鼻咽癌的依据。一次活检阴性不能排除鼻咽癌,少数病例需多次活检才能明确诊断。

【护理诊断】

1. 出血倾向　与肿瘤破溃或侵及血管有关。

2. 疼痛　与肿瘤破坏颅底和颅内转移有关。

3. 自我形象紊乱　与颈部肿物、复视、上睑下垂等有关。

4. 恐惧　与被确诊为恶性肿瘤,对放疗、化疗不了解有关。

5. 组织完整性受损　与放疗损害黏膜及唾液腺有关。

6. 知识缺乏　缺乏有关鼻咽癌的防治知识。

【护理措施】

1. 协助医生止血　详见鼻出血患者的护理。

2. 疼痛护理　头痛严重者遵医嘱及时给予镇静剂或止痛剂,以减少患者的痛苦。帮助患者尽可能完成放疗及化疗的正规疗程。多数患者经治疗后头痛能够明显减轻或消失。

3. 指导患者每日进行口腔护理　饭前、饭后、睡前漱口。黏膜破损者,可采用杀菌、抑菌、促进组织修复的漱口液含漱。

4. 心理护理

(1) 鼓励患者说出恐惧的原因及心理感受,评估恐惧程度,采取疏导措施。让成功的患者现身说法,以提高患者治疗的信心。

(2) 行诊断性检查及放射治疗前,应说明目的和主要事项。放疗 1 周后患者会出现头痛、恶心、食欲减退和全身不适反应,护理人员应耐心解释和安慰,并辅以药物减轻痛苦。

(3) 对于晚期患者,应及时观察病情和心理变化,以免因癌痛难忍、瘫痪、失明等产生悲观、厌世情绪。

(4) 争取家属、亲友及有关社会团体对患者的关心,陪伴患者,给予心理支持。

(5) 鼓励患者运用合适的方法转移情感,分散恐惧,如下棋、打扑克、听音乐以及放松疗法等。

5. 健康指导

(1) 评估患者知识缺乏的范围及接受知识的能力,以便有的放矢地进行指导与帮助。

(2) 指导就医:通过各种途径普及医疗、护理常识,如出现颈部肿物、剧烈头痛、回吸血涕、耳鸣、耳聋等症状之一者,应及早到耳鼻喉科就诊,以免误诊、误治。一经确诊,应向患者说明鼻咽癌对放疗较为敏感,疗效好,应及时接受治疗。

(3) 筛查:对有家族史的高危人群,应定期进行有关鼻咽癌的筛查。

(4) 放疗者,应注意骨髓抑制、消化道反应、皮肤反应、唾液腺萎缩、放射性肺炎等并发症。经常检查血常规,防止感染,注意口腔卫生,给予中药调理,适当补充优质蛋白质、天然维生素及矿物质等。

(5) 建议营养师调配营养餐,以改善营养状况,增强机体免疫力。

(6) 定期复查,建议随访时间分别为 3 个月、半年、1 年。

五、阻塞性睡眠呼吸暂停低通气综合征

【概述】

阻塞性睡眠呼吸暂停低通气综合征(obstructive sleep apnea-hypopnea syndrome，OSAHS)一般是指上气道塌陷阻塞引起的呼吸暂停和通气不足,具体指成人于 7 h 的夜间睡眠时间内,至少有 30 次呼吸暂停,每次呼吸暂停时间至少 10 s 以上;睡眠过程中呼吸气流强度较基础水平降低 50% 以上,并伴有血氧饱和度(arterial oxygen saturation，SaO_2)下降≥4%;或呼吸暂停低通气指数(apnea-hypopnea index，AHI)(即平均每小时睡眠中呼吸暂停和低通气的次数)＞5。OSAHS 可发生于任何年龄,但发病者以中年肥胖男性居多。

【病因】

OSAHS 病因尚不完全清楚。

1. 上呼吸道狭窄或堵塞 从解剖学方面看,喉上方有 3 个部位容易狭窄和阻塞:鼻和鼻咽,口咽和软腭,舌根部。其中以咽部阻塞为主。

2. 肥胖 肥胖与 OSAHS 呈正相关。

3. 脂代谢紊乱 OSAHS 患者大多数有血脂异常增高。

4. 内分泌紊乱 某些全身因素如肢端肥大症、甲状腺功能减退等可以导致 OSAHS。

5. 老年期变化 组织松弛、肌张力减退,导致咽壁松弛、塌陷而内移引起。

6. 遗传因素 OSAHS 有家族史或家族聚集现象。

【护理评估】

(一) 健康史 详细询问患者有无上述相关疾病,询问有无家族史。

（二）症状与体征

高调不均匀鼾声为其特征,常影响他人休息;打鼾与呼吸暂停交替出现。患者多属肥胖体型,夜间不能安静入睡,常有躁动、多梦、遗尿、阳痿等。患者常有憋醒后常感心慌、胸闷或心前区不适等心血管症状。白天嗜睡。还表现出记忆力和判断力减退、注意力不集中、工作效率低、性格乖戾、行为怪异等症状。

病程较长的患者可并发高血压、心率失常、心绞痛与心肺功能衰竭等。

（三）心理社会状况评估

尽管 OSAHS 对患者有很大的危害,但起病初期往往被忽视,直到引起了严重的并发症才重视。一旦确诊,患者及家属因为缺乏相关知识及担心预后而表现为恐惧和焦虑。因此,应注意评估患者的饮食与生活习惯、性格特征等。评估患者的情绪状况及对疾病的认知程度。

（四）辅助检查

1. 内镜检查　如鼻内镜、纤维鼻咽镜、喉镜等,有助于明确病因、部位及性质。

2. 多导睡眠监测　应用多导睡眠描记仪(polysomnography, PSG)对患者进行整夜连续的睡眠观察和监测。PSG 检查是诊断 OSAHS 的金标准。除心电监测和肺功能测试外,还可自动记录心电图、眼电图、脑电图、肌电图、血氧饱和度等。通过分析以上记录,可了解患者睡眠期机体的变化,确定睡眠呼吸暂停的性质和程度等。

3. 影像学检查　可做头颅 X 线、CT、MRI 等检查,对查明病因、判断阻塞部位具有一定意义。

4. 声学监测　用声级计和频谱仪测量鼾声,用于比较治疗效果。

【护理诊断】

1. 气体交换受损　与上呼吸道阻塞性疾病影响通气有关。

2. 睡眠形态紊乱　与呼吸道阻塞引起打鼾、憋气有关。

3. 焦虑　与健康受到威胁、担心治疗效果有关。

4. 知识缺乏　缺乏本病相关的知识。

5. 潜在并发症　缺血性脑中风、猝死、心肌梗死、高血压、心肺功能衰竭等。

【护理措施】

1. 调整睡眠姿态　建议患者尽量采用侧卧位或半坐位,以减轻舌根后坠,减轻呼吸暂停症状。

2. 减肥　控制饮食,增加运动,减轻体重,可一定程度地缓解 OSAHS 症状。

3. 限酒忌镇静药　晚饭及睡前勿饮酒、服安眠药,以免中枢受抑制,加重症状。

4. 密切观察　定期测量血压,密切观察患者的呼吸暂停情况,因夜间特别是凌晨最易发生频繁的呼吸暂停或猝死,故应加强巡视。发现患者憋气时间过长,应及时将其推醒,并准备好抢救用品以备急用。

5. 治疗配合

(1) 遵医嘱睡前应用血管收缩剂滴鼻,以减低鼻腔阻力及吸气时咽部负压。

(2) 遵医嘱睡前给予普罗替林,对症状较轻患者有效,但因其可致心率失常、口干及尿潴留等,临床应用受限。用药时应注意患者的脉搏、心律及尿量的变化。

(3) 睡眠前将舌保护器放入患者口中,牵引舌体向前以增加喉腔前后距离,从而减轻上呼吸道堵塞症状。

(4) 给予患者鼻腔持续低流量吸氧或正压通气,以纠正患者的缺氧状况。鼻腔持续正压通气(nasal continuous positive airway pressure, NCPAP)的方法:睡眠时通过密闭的面罩将正压空气送入气道,将空气流速调至 100 L/ml,压力维持在 5~15 cmH_2O 之间。

（5）手术护理：若病因明确，原则上应以手术除去病因为主，如鼻息肉摘除术、鼻中隔偏曲矫正术、扁桃体摘除术、腺样体刮除术、腭垂腭咽成形术（uvulopalatopharyngoplasty，UPPP）或腭咽成形术（PPP）等。协助医生做好术前、术后护理（详见咽喉疾病患者的常规护理）。

6. **心理护理** 让患者表达自己的感受，并给予安慰和疏导。耐心解答患者的提问，消除其对治疗或手术的紧张、恐惧心理及对预后的担心。积极配合治疗。

7. **健康指导**

（1）指导患者控制饮食，戒除烟酒，适当运动，保持均衡的营养，达到减肥的目的。

（2）术后4周内切勿进食干硬、大块以及酸辣刺激性食物，并注意口腔卫生，进食后漱口。

（3）定期随访，监测心脏功能、血压等，防止并发症。

（4）患者不宜从事驾驶、高空作业等有潜在危险的工作，以免发生意外。

（曾令斌）

第四节 喉科疾病患者的护理

【案例导入】

患者，男性，3岁，因鼻涕、鼻塞、咳嗽、高热3日，加重伴声嘶、犬吠样咳嗽1日入院。体温达39℃，家长自行应用感冒冲剂、布洛芬混悬滴剂治疗，体温下降至正常，之后多次反复。

思考：该患者的护理诊断与护理措施是什么？

一、急性会厌炎

【概述】

急性会厌炎又称急性声门上喉炎，是一种危及生命的严重感染，可引起喉阻塞而窒息死亡。成人、儿童均可患病，全年均可发生，但冬春季节多见。

【病因】

本病的发生与细菌感染、变态反应、异物、外伤、吸入有害气体及放射线损伤等有关。其中细菌感染是本病最常见的原因。本病的发病机制主要是会厌舌面黏膜高度充血水肿，会厌肿胀似球状，易堵塞呼吸道而引起喉阻塞。

【护理评估】

（一）健康史

评估患者有无上述发病因素，评估发病的时间，起病的缓急，有无呼吸困难、声嘶等症状，治疗经过及效果。

（二）症状与体征

1. **全身症状** 多数患者起病急，有畏寒、乏力、发热等症状，体温多为38～39℃。如为老人或儿童，症状更重，可表现为精神委靡，面色苍白。

2. **局部症状** 多数患者有剧烈的咽喉痛，吞咽时加重，严重时连唾液也难咽下。语言含糊不清。会厌肿胀时可引起吸气性呼吸困难，甚至窒息。很少有声音嘶哑。

3. **体征** 急性病容，严重者可有呼吸困难，口咽部多无明显改变。会厌明显充血、肿胀，严重时会厌可呈球形。脓肿形成时，红肿黏膜表面可见黄白色脓点。由于肿胀会厌的遮盖，室带、声带

153

等喉部结构不能被看到。

（三）心理社会状况评估

无呼吸困难者，患者及家属容易轻视，以为是一般的咽喉炎，不愿住院观察。有呼吸困难者，常需住院治疗观察，故患者和家属表现出焦虑、恐惧心理。

（四）辅助检查

儿童检查不合作时，可借助 X 线颈侧位片诊断，能见到肿胀、边界清楚的会厌影像。血常规检查见白细胞计数明显增高。

【护理诊断】

1. 疼痛　与会厌的充血肿胀有关。

2. 体温过高　与急性炎症有关。

3. 有窒息的危险　与会厌高度肿胀，阻塞呼吸道有关。

【护理措施】

1. 减轻疼痛　嘱患者卧床休息。给予清淡、易消化的流质、半流质饮食，忌辛辣刺激性食物，食物温度以温凉为宜。保持口腔清洁，进食后漱口。少讲话，轻咳嗽。

2. 预防窒息　按医嘱及时给予足量的抗生素和激素，并观察用药后的效果。密切观察呼吸形态，有无喉阻塞的症状，并及时向医生汇报，必要时吸氧、监测血氧饱和度。对严重呼吸困难者做好气管切开的准备。协助医生做好气管切开术的护理（详见气管切开术患者的护理）。

3. 降温　注意观察患者的体温变化，必要时予以降温。一般情况下，患者用药后炎症消退，体温就恢复正常。

4. 心理护理　向患者解释疼痛的原因及药物的疗效，使患者树立治疗的信心。

5. 健康指导　向患者宣传此病的相关知识，嘱其愈后加强锻炼，增强体质，积极预防呼吸道感染等；如发生吞咽剧痛、发热、呼吸困难，应及时就诊，以免延误诊治。

二、急性喉炎

【概述】

急性喉炎是喉黏膜的急性卡他性炎症，常为上呼吸道感染的一部分，也可仅为喉腔的感染，是声音嘶哑的最常见原因之一。好发于冬春季，成人、小儿均可发病。小儿急性喉炎好发于 6 个月到 3 岁的儿童，临床表现与成人不同，易发生呼吸困难。

知识链接

小儿急性喉炎为何易引起呼吸困难?

1. 小儿喉腔狭小，声门下区组织疏松，炎症时易发生水肿，使喉腔更加狭窄。

2. 小儿喉软骨相对柔软，用力吸气时，喉腔变小。

3. 小儿免疫功能低下，易发生呼吸道炎症。

4. 小儿喉神经功能不稳定，受刺激时会导致喉痉挛。

5. 小儿多不会自行咳出痰液，喉腔、气管内分泌物潴留会加重呼吸困难。

【病因】

1. 感染　常发生在感冒之后，先为病毒感染，后继发细菌感染。开始时多为鼻腔、鼻咽和口咽的急性卡他性炎症，如感染向下扩展便可引起喉黏膜的急性卡他性炎症。儿童患者可为流感、麻疹、百日咳等急性传染病的并发症所致。

2. 用声过度 用声过度可引起急性喉炎,如说话过多、大声喊叫、剧烈久咳等。

3. 其他 吸入有害气体(如氯气、氨气等)、粉尘或烟酒过度等。

【护理评估】

(一)健康史

了解患者发病前有无上述相关因素,了解患者的职业、嗜好、病情变化及治疗经过。

(二)症状与体征

1. 全身症状 急性喉炎常发生于感冒后,故有鼻塞、流涕、咽痛等症状,并可有畏寒、发热、乏力等全身症状

2. 局部症状

(1)声嘶:声嘶是急性喉炎的主要症状,开始时声音粗糙低沉,以后变为沙哑,严重者完全失声。

(2)咳嗽、咳痰:因喉黏膜发生卡他性炎症。炎症向声门下发展,可出现犬吠样咳嗽。声门下黏膜水肿加重,可出现吸气性喉喘鸣,甚至出现喉阻塞症状。处理不及时可因呼吸循环衰竭死亡。

(3)喉痛:可有喉部不适,一般不严重,也不影响吞咽。

3. 体征 喉部黏膜弥漫性充血、肿胀,以声带为甚。声带由白色变为粉红色或红色,可见黏膜下出血、黏脓性分泌物附着。两侧声带运动正常。

(三)心理社会状况评估

因声嘶影响社交时的语言沟通,患者易产生焦虑、不安心理。小儿可出现烦躁不安。

(四)辅助检查

间接喉镜检查不满意时,可采用纤维喉镜检查。

【护理诊断】

1. 语言沟通障碍 声嘶或失声与喉部炎症有关。

2. 舒适改变 喉痛、咳嗽、咳痰与喉部炎症有关。

3. 体温过高 与喉部感染有关。

4. 有窒息危险 与小儿急性喉阻塞有关。

【护理措施】

1. 治疗配合 遵医嘱给予足量的抗生素和激素;小儿注意补充水及电解质;协助医生做好气管切开术的准备。

2. 对症护理 降温、吸氧、雾化等。

3. 病情观察 密切观察患者的呼吸变化,加强小儿急性喉炎的夜间巡视。当出现呼吸困难时立即报告医生并协助处理。

4. 一般护理 嘱患者注意休息,多饮水,忌食刺激性食物,禁声。小儿应由家长陪护,减少哭闹,以免诱发或加重呼吸困难。

5. 健康指导

(1)嘱患者积极配合治疗,不要用嗓过度,注意休息,以利恢复。

(2)小儿因感冒等原因出现高热、喉痛、声嘶、犬吠样咳嗽时,应及时到医院就诊,以防发生喉阻塞。

(3)普及预防急性喉炎的常识。

155

三、喉阻塞

【概述】

喉阻塞又称喉梗阻,系因喉部及其邻近组织的病变使喉部通道发生阻塞,引起的呼吸困难,是耳鼻喉科常见的急症之一,若不速治,可引起窒息死亡。幼儿发生喉阻塞的机会较成人多。

【病因】

1. 炎症　如小儿急性喉炎、急性会厌炎、急性喉气管支气管炎、喉白喉、喉脓肿、咽后脓肿、口底蜂窝织炎等。

2. 外伤　喉部挫伤、切割伤、烧灼伤、毒气或蒸汽吸入等。

3. 水肿　喉血管神经性水肿,药物过敏反应和心、肾疾病引起的水肿等。

4. 异物　喉部、气管异物不仅造成机械性阻塞,还可引起喉痉挛。

5. 肿瘤　喉癌、喉乳头状瘤、喉咽肿瘤、甲状腺肿瘤等。

6. 畸形　先天性喉喘鸣、喉蹼、喉软骨畸形、喉瘢痕狭窄等。

7. 声带瘫痪　各种原因引起的双侧声带外展瘫痪。

【护理评估】

(一) 健康史

询问患者及家属有无上述相关病史。还应注意评估患者呼吸困难发生的时间、程度、诱因等。

(二) 症状与体征

1. 吸气性呼吸困难　它是喉阻塞的主要症状。表现为吸气运动增强、吸气时间延长、吸气深而慢,但通气量并不增加。如无显著缺氧,则呼吸频率不变。

2. 吸气性喉喘鸣　为吸气气流通过狭窄的声门裂时,形成气流旋涡反击声带,使声带颤动所发出的喉鸣音。喉喘鸣音量的大小与阻塞程度呈正相关,重者甚响,隔室可闻。

3. 吸气性软组织凹陷　因吸气时气体不易通过声门进入肺部,使胸腹辅助呼吸肌均代偿性加强运动,将胸部扩张,以助呼吸,惟肺叶不能相应地膨胀,故胸腔内负压增加,使胸壁及其周围软组织,如胸骨上窝、锁骨上下窝、剑突下或上腹部、肋间隙于吸气时向内凹陷尤为显著。

4. 声嘶　如病变部位在声带,则出现声音嘶哑,甚至失声。

5. 缺氧症状　表现为面色青紫,吸气时头后仰,坐卧不安,烦躁不能入睡。晚期可出现脉搏微弱、快速、心律不齐,甚至引起心力衰竭,最终发生昏迷而死亡。

临床上根据呼吸困难的程度将喉阻塞分为4度(表2-4-1)。

表 2-4-1　喉阻塞的分度及处理原则

分度	症状与体征	处理原则
1度	安静时无呼吸困难。活动或哭闹时有轻度的吸气期呼吸困难、吸气期喉喘鸣及吸气期胸廓周围软组织凹陷	病因治疗
2度	安静时也有轻度的吸气期呼吸困难、吸气期喉喘鸣及吸气期胸廓周围软组织凹陷,活动时加重。但不影响睡眠和进食,无烦躁不安等缺氧症状。脉搏尚正常	消除病因,对症治疗,密切观察呼吸情况,做好气管切开或气管插管的准备
3度	吸气期呼吸困难明显,喉喘鸣声较响,吸气期胸廓周围软组织凹陷显著,并出现缺氧症状,如烦躁不安、不易入睡、不愿进食、脉搏加快等	积极消除病因,吸氧,病因不能在短时间消除者及时做气管插管或气管切开
4度	呼吸极度困难。患者表现为坐卧不安、手足乱动、出冷汗、面色苍白或发绀、定向力丧失、心律不齐、脉搏细数、昏迷、大小便失禁等	立即做气管切开、吸氧,以挽救患者生命,然后消除病因

（三）心理社会状况评估

喉阻塞患者常急诊就医，患者和家属都会因患者呼吸困难威胁生命而感到非常恐惧，希望立即解决呼吸困难问题，但对气管切开手术缺乏认识。尤其是小儿、青少年和青年女性，因考虑到今后生长发育或美观而拒绝气管切开术，容易延误治疗时机，使病情加重，造成患者窒息而危险性增加。因此要注意评估患者的年龄、性别、情绪状态、对本病的认知程度等，还要评估家属的心理状况，以提高全面有效的护理措施。

（四）辅助检查

喉内镜、喉部 CT、血液生化检查等有利于诊断。

【护理诊断】

1. 恐惧 与患者呼吸困难，害怕窒息死亡有关。

2. 有窒息的危险 与喉阻塞、术后套管阻塞或脱落有关。

3. 潜在并发症 低氧血症、术后出血、皮下气肿、气胸等。

4. 有感染的危险 与气管切开术后切口易被污染、机体抵抗力低有关。

5. 知识缺乏 缺乏气管切开术后自我护理和预防喉阻塞的知识。

【护理措施】

1. 心理护理 向患者解释呼吸困难产生的原因、治疗方案和疗效，使患者尽量放松，以减轻恐惧心理。帮助患者树立信心，避免不良刺激，以免进一步加重病情。病情严重者要由专人护理，随时观察病情变化。

2. 保持呼吸道通畅，改善缺氧症状，预防窒息

（1）遵医嘱采用超声雾化吸入疗法，以减轻喉部水肿，改善呼吸。

（2）呼吸困难明显有缺氧症状者，应给予低流量持续吸氧。

（3）如由异物、喉部肿瘤、喉外伤或声带麻痹引起，应及时做好术前准备。

（4）对 2 度喉阻塞伴呼吸困难者做好气管切开的准备，如病情加重及时通知医生。对于 3 度、4 度喉阻塞者应协助医生进行气管切开，严密观察并记录病情变化。

（5）保持病室安静，调节好合适的温度和湿度，置患者于半卧位休息，减少其活动量。

3. 气管切开术患者的护理（详见附后）。

4. 病情观察

（1）注意观察患者的呼吸、心率、神志、尿量的变化。

（2）对于保守治疗的患者，应重点了解其所用药物的疗效和不良反应，观察缺氧症状是否改善、各种监护设备工作是否正常等。

（3）密切观察患者术后的呼吸情况、伤口情况、发音情况，配合医生做好相应的护理。

5. 健康指导

（1）指导患者的生活起居。

（2）对气管切开术后患者应特别注意防止异物掉进气管而引起窒息。

（3）对带管出院的患者，应教会其掌握内套管的取出、清洁、消毒、置入的方法，以及气管套管意外脱出的处理，并嘱其定期复诊。

（4）介绍喉阻塞的常见原因和预防知识。

157

附：气管切开术患者的护理

气管切开术是一种颈段气管前壁切开，并插入气管套管，使患者直接经套管呼吸的急救手术。

【适应证】

1. 喉阻塞 任何原因引起的 3～4 度喉阻塞,尤其当病因不能很快解除时应及时行气管切开术。

2. 下呼吸道分泌物阻塞 如昏迷、颅脑病变、多发性神经炎、呼吸道烧伤、胸部外伤等。

3. 某些手术的前置手术 如颌面部、口腔、咽部、喉部大手术时,为防止血液流入下呼吸道或术后局部肿胀阻碍呼吸,而行预防性气管切开术。

各气管套管见表 2-4-2。

表 2-4-2 气管套管选用表

型号	00	0	1	2	3	4	5	6
内径(mm)	4.0	4.5	5	6	7	8	9	10
长度(mm)	40	45	50	60	65	70	75	80
适用年龄	1～5月	6～12月	2岁	3～5岁	6～12岁	13～18岁	成年女子	成年男子

【术前护理】

1. 手术准备 协助医生准备气管切开包、气管套管、系带、光源、氧气、负压吸引器、吸痰管、麻醉喉镜、抢救药品、麻药和敷料等。

2. 心理护理 向患者说明手术的目的、必要性、过程、术后康复过程中需要注意的事项,解除患者及家属的恐惧心理。

3. 检查配合 术前如病情许可要检查化验常规是否备齐,如血常规、尿常规、凝血功能等。喉阻塞患者如需做必要的特殊检查如胸片、CT 时,应有医务人员陪同。告知患者不可随意离开病房,以防发生意外。

4. 饮食 术前禁食、禁水。

5. 更衣 如果时间允许,应为患者更换宽松的病员服。如果情况紧急,必须争分夺秒,立即在床旁行气管切开术。

【术后护理】

1. 保持呼吸道通畅

(1) 保持套管内管通畅:一般每 4～6 h 清洗套管内管 1 次,清洗消毒后立即放回,或准备 2 个同型套管,以便及时更换。如分泌物较多,要增加清洗次数,以防分泌物干涸于管内壁而阻塞呼吸。

(2) 维持下呼吸道通畅:及时吸出套管内分泌物,对分泌物黏稠者可给予雾化吸入;定期通过气管套管滴入少许生理盐水、抗生素及 α-糜蛋白酶或盐酸氨溴索(沐舒坦)。

(3) 室内保持适宜的温度和湿度:室内温度宜在 22℃,湿度为 90% 以上。

2. 保持切口清洁 切口要每日消毒换药,并观察切口及敷料情况。

3. 防止套管阻塞或脱出 气管切开后患者再次发生呼吸困难,应考虑如下 3 种原因,并及时处理。

(1) 内管阻塞:迅速拔出内管,呼吸即可改善,说明内管阻塞,清洁后再放入。

(2) 外管阻塞:拔出内管后仍无呼吸改善,滴入抗生素药液,并吸除管内深处分泌物后呼吸困难即可缓解。

(3) 套管脱出:脱管的原因多见于套管系带太松,或为活结易被解开;套管太短或颈部粗肿;切口过低;皮下气肿、剧烈咳嗽、挣扎等。如脱管,应立刻重新插入套管。

预防脱管的方法:气管套管系带应打 3 个外科结,松紧度以能容 1 指为宜;经常检查、调整系带的松紧度和牢固性,告知患者和家属不能自行松开或调整;吸痰动作要轻柔;告知患者勿用力剧咳。

4. 并发症的观察和护理　气管切开术后常见的并发症包括皮下气肿、纵隔气肿、气胸、出血等。故术后应注意观察患者的呼吸、血压、脉搏、心率及缺氧症状有无明显改善,如不见改善反趋恶化,应警惕是否有纵隔气肿或气胸发生,并立即报告医生。观察皮下气肿的消退情况,正常情况下 1 周左右可自然吸收。

5. 拔管及护理　经治疗和护理,喉阻塞及下呼吸道阻塞症状解除,呼吸恢复正常,可考虑拔管。拔管前先要堵管 24～48 h,如活动及睡眠时呼吸平稳,方可拔管;如堵管过程中患者出现呼吸困难,应立即拔出塞子。拔管后 1～2 日应严密观察呼吸。叮嘱患者不要随意离开病房。

四、喉癌

【概述】

喉癌(carcinoma of larynx)是喉部最常见的恶性肿瘤,占全身恶性肿瘤的 5.7%～7.6%。其发病率目前有明显的增长趋势。喉癌的高发年龄为 50～70 岁,男性显著多于女性,男女比例为 8.4∶1～30∶1。发病率城市高于农村,空气污染重的工业城市高于污染轻的轻工业城市。鳞状上皮细胞癌占全部喉癌的 93%～99%,腺癌、未分化癌等极少见。根据喉癌发生的部位,喉癌大致可分为 3 种类型:①声门型,约占 60%。一般分化较好,转移较少。②声门上型,约占 30%,一般分化较差,早期易发生淋巴结转移,预后较差。③声门下型,极少见,约占 6%,易发生淋巴结转移,预后较差。

【病因】

迄今尚不明了,可能与下列因素有关。

1. 吸烟　吸烟者喉癌的发病率高于不吸烟者。烟草燃烧时产生烟草焦油,其中有致癌物质苯萆。烟草可使呼吸道纤毛运动迟缓或停止,使黏膜水肿、上皮增厚和鳞状上皮化生,成为致癌的基础。

2. 饮酒　声门上癌可能与饮酒有关。当吸烟及饮酒共同存在时,可发生叠加致癌作用。

3. 空气污染　长期大量吸入生产性粉尘或废气,如石棉、芥子气、镍等,有致癌的可能。

4. 病毒感染　近来的分子生物学研究认为,人乳头状瘤病毒与喉癌的发生、发展有关。

5. 癌前病变　主要有喉白斑病、声带重度不典型增生、成人型慢性肥厚型喉炎及成人型喉乳头状瘤等。

6. 其他　喉癌的发生可能与性激素紊乱,免疫功能缺乏,体内微量元素如锌、镁缺乏有关。

【护理评估】

(一) 健康史

询问患者发病前的健康状况,有无上述相关因素。

(二) 症状与体征

根据癌肿发生部位的不同,症状与体征也不同。

1. 声门上型　早期无显著症状,仅有喉部不适感或异物感。癌肿表面溃烂时,可出现咽喉痛,放射到耳部,吞咽时疼痛加重。肿瘤侵及血管后可表现为痰中带血,常有臭味。侵及梨状窝,可影响吞咽。向下侵及声带时才出现声嘶、呼吸困难等。该处淋巴管丰富,易向位于颈总动脉分叉处的淋巴结转移。

2. 声门型　发生于声带,以前、中 1/3 处多见。早期即出现声嘶,随着肿物增多,声嘶逐渐加

159

重,如阻塞声门,可引起呼吸困难。由于该区的淋巴管较少,不易向颈淋巴结转移。

3. 声门下型　早期症状不明显,常规喉镜检查不易发现。癌肿溃烂则可咳嗽及出现痰中带血症状。肿瘤向上侵及声带时,可出现声嘶。肿物增大可阻塞声门下腔而出现呼吸困难。亦可穿破环甲膜侵及颈前肌肉及甲状腺,亦可侵犯食管前壁。该区癌肿常有气管前或气管旁淋巴结转移。

4. 体征　喉镜下见喉癌的形态有菜花型、溃疡型、结节型及包块型。颈部检查时应仔细检查喉体的大小、形状,是否有颈部淋巴结肿大等。

(三) 心理社会状况评估

喉癌的确诊会给患者及家属带来极大的精神打击。喉癌的手术将使患者丧失发音功能以及颈部遗留永久性造口,给患者的心理和形象造成打击,患者和家属都需适应,如果适应不良,患者易产生恐惧、抑郁、悲观、社会退缩等问题。

(四) 辅助检查

纤维喉镜既能进一步观察肿物的大小和基底部,又可以活检;喉部和颈部 CT、MRI 检查有利于了解病变范围、比邻关系及淋巴结转移的情况,以确定手术范围。

【护理诊断】

1. 焦虑　与被诊断为癌症和缺乏治疗和预后不良有关。
2. 语言沟通障碍　与癌肿侵及声带、喉癌术后有关。
3. 有窒息的危险　与喉癌逐渐增大或并发感染、出血引起喉阻塞有关。
4. 自理缺陷　喉切除术后短期需经鼻饲管进食。
5. 自我形象紊乱　与术后佩戴气管套管及失声有关。
6. 疼痛　与手术引起局部组织的机械性损伤有关。
7. 知识缺乏　缺乏出院后的自我护理知识和技能。
8. 有感染的危险　与皮肤完整性受损、切口经常被痰液污染、机体抵抗力下降有关。

【护理措施】

1. 术前护理

(1) 心理护理:评估患者的焦虑程度,倾听其主诉,理解、安慰患者。鼓励家属多陪伴患者,给患者情感支持。告知其疾病的相关知识、治疗方案、预后以及术后如何保证生活质量的信息。如有哪些可替代的交流方法、在什么情况下可恢复工作等,以帮助患者树立战胜疾病的信心。

(2) 术前指导:教会患者全麻手术的术前准备工作,使患者能够对自己的情况进行控制,如忌烟酒等,以配合手术顺利进行。做好口腔的清洁和准备。教会患者放松的技巧。

(3) 全身支持疗法:应补充优质蛋白质、多种维生素和矿物质,增强抵抗力。

2. 术后护理

(1) 体位:全麻未完全清醒时,以去枕平卧,头偏侧位。床边备吸引器、电筒、抢救物品等。完全清醒后,床头抬高 30°～45°,有利于呼吸和减轻颈部切口张力。

(2) 疼痛的护理:评估疼痛的部位、程度,告知疼痛的原因和可能持续的时间;教会患者起床时保护头部的方法;防止剧烈咳嗽;必要时按医嘱使用止痛药。

(3) 语言交流障碍的护理:鼓励患者用手势、写字来表达、交流。告知患者切口愈合后可以学习其他发音方式如食管发音、人工喉、电子喉等。

(4) 气管套管的护理:气管套管可于术后 2～6 个月内拔除,其余详见气管切开术后患者的护理。

(5) 负压引流:保持负压引流管通畅,每日记录引流液的量、性质。如为多量血性液提示有手术创面出血可能,应及时报告医生处理。如 24 h 引流量不到 200 ml,可考虑拔管。

(6) 口腔护理:保持口腔清洁,嘱患者术后 1 周内不做吞咽动作,嘱患者有唾液及时吐出。

(7) 饮食:术后 24～48 h 内所插的鼻饲管用于胃肠减压,患者依靠静脉补液供给营养。胃肠功能恢复正常后,可开始经鼻饲管注入肠道营养,做好鼻饲管的护理。如伤口愈合良好,未发生咽瘘或下咽部狭窄,水平上半喉切除术后 1 周、垂直半喉切除术后 2 周、全喉切除术术后 10～12 日可拔除鼻饲管,恢复经口进食,逐渐由流质改为半流以至正常软食。拔管前均要进行饮水试验,在证实无呛咳、咽瘘的情况下才可拔管。若发生咽瘘,鼻饲管应保留至咽瘘愈合。

3. 放射治疗患者的护理　放疗患者的护理重点包括:告知患者放疗可能出现的副作用及应对方法;鼓励患者树立信心,克服不良反应,坚持完成疗程。

4. 健康指导

(1) 带管出院患者的护理(详见气管切开术后患者的护理)。

(2) 不去人群密集的地方。

(3) 加强营养,多进食优质蛋白质及富含维生素的食物。

(4) 适量运动。

(5) 定期随访:1 个月内每 2 周 1 次,3 个月内每月 1 次,1 年内每 3 个月 1 次,1 年后每半年 1 次。

(6) 如发现出血、呼吸困难、造瘘口有新生物或颈部扪及肿块,应及时就诊。

(7) 向患者提供有关发音能力康复训练的场所,鼓励参与社会活动,如喉癌俱乐部。

5. 语音康复　喉全切除术后有多种不同的方法帮助患者重建发音功能。

(1) 食管发音:是最经济、简便以及得到患者认可的方法。其具体方法为:吞咽空气并使之潴留在食管上段,然后患者以打嗝的方式将空气吐出,振动咽食管部分使之发音,再配合口腔、舌、唇的动作,构成语句。这种发音的缺点是需要长时间的训练,需要患者有较好的体力。部分患者不能达到流畅交流的程度。

(2) 电子喉发音:具体方法是:将其置于患者颏部或颈部做说话动作,利用音频振荡器产生声音,即可发出语音。其缺点是语音不易理解,常带有杂音。

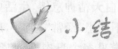

小结

　　本章主要介绍耳鼻咽喉科常见疾病的概述、病因、护理评估、护理诊断及护理措施。通过本章的学习要求学生能够熟悉耳鼻咽喉科常见疾病的护理程序,做到认真、积极、耐心地护理患者,并且能够在护理过程中及时发现可能出现的并发症,以便更好地配合医生做好耳、鼻、咽、喉科患者的治疗及护理工作,促使患者顺利康复。

复 习 题

161

【简答题】

1. 如何做好鼓膜破裂患者的护理?

2. 分泌性中耳炎典型的症状与体征有哪些?

3. 简述鼓室成形术的护理要点。

4. 慢性化脓性中耳炎分几型？

5. 如何做好梅尼埃病患者的护理工作？

6. 简述变应性鼻炎的典型症状与体征。

7. 简述慢性鼻炎的分型及在症状与体征方面的区别。

8. 简述变应性鼻炎的健康指导。

9. 简述急性鼻窦炎的症状与体征。

10. 简述鼻咽癌的主要症状与体征。

11. 简述扁桃体炎的并发症及手术适应证。

12. 简述阻塞性睡眠呼吸暂停低通气综合征的病因、症状与体征、护理措施。

13. 简述喉阻塞的症状、分度。

14. 简述气管切开术后患者的护理。

【案例分析】

1. 患儿，男性，6岁，游泳后出现耳鸣、听力下降，耳内感觉跳痛，后外耳道有脓性液体流出，液体流出后耳痛减轻，体温下降。检查：T 38.5℃；鼓膜充血、穿孔；听力检查：传音性耳聋；血常规检查：WBC16×10^9 L。

思考：

(1) 该患儿的初步诊断是什么？

(2) 可作出哪些护理诊断？

(3) 如何护理？

2. 患者，女性，12岁，在校上体育课时发生前鼻孔滴血。

思考：该如何为患者止血？

3. 患者，女性，45岁，农民。反复鼻塞、流鼻涕、嗅觉减退15年，加重1年。患者于15年前"感冒"后出现鼻塞、流鼻涕、嗅觉减退，常于受凉时发作，冬春季节更明显。1年前上述症状加重，出现持续性鼻塞、流脓涕，伴前额头顶部胀痛，白天精神怠倦，生活中常出差错，严重影响生活、社交。曾到多家医院就诊，治疗断断续续，效果不理想，经常"感冒"，患者心情沮丧。前鼻镜检查：双侧鼻黏膜充血肿胀，下鼻甲肥大，双侧中鼻道见多个息肉，鼻腔狭窄，内有黏脓性分泌物。临床诊断：慢性鼻-鼻窦炎。拟手术收治入院。

思考：试给该患者制定护理计划。

4. 患者，男性，4岁。鼻塞、流涕、咳嗽、高热2日，加重伴声嘶、犬吠样咳嗽1日。紧急送往医院。

思考：

(1) 该患者的护理诊断有哪些？

(2) 如何护理患儿？

5. 患者，女性，16岁。反复咽痛3年，2日前受凉后再次出现咽痛，左侧疼痛剧烈。检查：T 39.5℃，急性病容。双侧扁桃体充血、肿大，局部隆起明显，腭垂偏向右侧。双侧下颌角淋巴结肿痛。

思考：

(1) 该患者主要有哪些护理诊断？

(2) 对该患者应采取哪些护理措施？

(曾令斌)

第三篇

口腔科患者的护理

学习目标

能力目标：能够对口腔科患者熟练地进行各项检查和护理。

知识目标：学会口腔科常用的护理技术操作及护理相关知识。

素养目标：要有强烈的责任感并具有严肃、认真的工作态度，无菌观念强，能体谅
患者的疾苦。

第一章
口腔颌面部的应用解剖

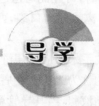

导学

掌握：口腔各部的形态，牙周组织的组成，牙齿的数目、名称，牙位记录法。

熟悉：上下颌骨的解剖生理特点、颌面部

神经支配。

了解：颌面部血管分布。

第一节　口腔的应用解剖

口腔(oral cavity)由牙齿、颌骨、唇、颊、腭、舌、口底和涎腺等组织器官组成(图3-1-1)。口腔是消化道的起端，具有重要的生理功能，参与消化、构音、味觉及辅助呼吸等功能。当闭口时，上下牙列、牙槽突和牙龈将口腔分为口腔前庭(vestibule of the mouth)和固有口腔(proper cavity of mouth)。

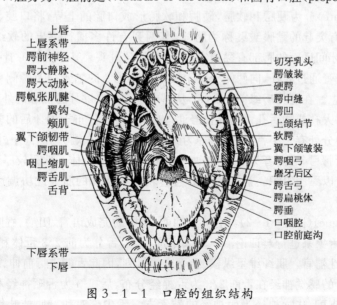

上唇
上唇系带
腭前神经
腭大静脉
腭大动脉
腭帆张肌腱
翼钩
颊肌
翼下颌韧带
腭咽肌
咽上缩肌
腭舌肌
舌背
下唇系带
下唇

切牙乳头
腭皱襞
硬腭
腭中缝
腭凹
上颌结节
软腭
翼下颌皱襞
腭咽弓
磨牙后区
腭舌弓
腭扁桃体
腭垂
口咽腔
口腔前庭沟

图3-1-1　口腔的组织结构

165

一、口腔前庭

口腔前庭位于口腔前部，是介于唇、颊与牙列、牙龈及牙槽黏膜之间的蹄铁形的潜在间隙。其

上下界为唇、颊黏膜移行至牙龈的转折处,此处前面称为唇沟,两侧称为颊沟,或统称为前庭沟,是口腔局部浸润麻醉常用的穿刺及手术切口的部位。

在前庭沟的正中线,上下中切牙间,由唇至龈有呈扇形或带状的黏膜皱襞,称为唇系带。若唇系带附着过低、过宽,伸入两中切牙间乳头,易造成两中切牙间隙过大,而影响牙齿的排列。在两侧的前庭沟内,相当于上下尖牙或双尖牙区的扇形或带状黏膜皱襞,称为颊系带。两侧正对上颌第2磨牙的颊黏膜上,有一乳头状突起,腮腺导管的开口位于此处。两侧前庭在第3磨牙后方与固有口腔相通,当口腔颌面部疾患引起牙关紧闭时,可经此通道进食。

1. 唇 唇(lips)有上唇和下唇,两游离缘间为口裂,两侧联合处形成口角,上唇上方与鼻底相连,两侧以鼻唇沟为界。

唇分皮肤、肌层和黏膜3层,故外伤或手术时应分层缝合,以恢复其正常的解剖结构,才不致影响其外貌和功能。上唇中央有一浅垂直沟称为人中沟。唇部皮肤有丰富的汗腺、皮脂腺和毛囊,为疖痈好发部位。唇内面黏膜下有许多小黏液腺,当其导管受到外伤引起阻塞时,容易形成黏液腺囊肿。唇的皮肤与黏膜之间为口轮匝肌等组织,皮肤向黏膜面的移行部称为唇红缘,常呈弓背形,外伤缝合或唇裂修复术时,应注意恢复其外形,以免造成畸形。唇黏膜显露于外面的部分称为唇红。

2. 颊 颊(cheeks)位于面部的两侧,形成口腔前庭的外侧壁,主要由皮肤、颜面浅层表情肌、颊脂体、颊肌和黏膜构成。颊肌和黏膜之间,有薄层脂肪和黏液腺组织,称为颊脂垫。它与口内颊部表面的黏膜形成由前向后微凸的三角形,其尖端正对翼下颌皱襞(翼下颌韧带)前缘,张大口时此颊脂垫尖略高于下颌支内侧下颌孔的平面,临床上常将此尖作为下牙槽神经麻醉进针的标志之一。

二、固有口腔

固有口腔是口腔的主要部分,其范围上为硬腭和软腭,下为舌和口底,前界和两侧界为上下牙弓,后界为咽门。

1. 腭 腭(palate)分为硬腭和软腭,硬腭和软腭形成口腔的上界,将口腔、鼻腔和鼻咽部分隔开。硬腭前正中线有突起的黏膜皱襞称为腭缝,其两旁有许多横行突出的软组织嵴伸向两侧,称为腭皱襞。两中切牙间后面的腭部有黏膜突起,称为切牙乳头。其下方有一骨孔,称为切牙孔或腭前孔。鼻腭神经、血管通过此孔,向两侧分布于硬腭前面1/3的黏骨膜及腭侧牙龈,此处是切牙孔阻滞麻醉进针的标志。在硬腭后缘前0.5 cm,从腭中缝至第2磨牙腭侧缘的外中1/3交界处,左右各有一骨孔,称为腭大孔或腭后孔。腭前神经通过此孔,向前分布于尖牙后的黏骨膜及腭侧牙龈。软腭呈垂幔状,其中分处有一小舌样物体,称为腭垂(悬雍垂)。软腭两侧向下外方形成两个弓形黏膜皱襞,前外者为舌腭弓,后内者为咽腭弓,两弓之间容纳腭扁桃体。软腭较厚,主要由几束小肌和腱膜构成,表面覆盖以黏膜组织。正常情况下通过软腭和咽部的肌彼此协调运动,共同完成腭咽闭合,行使语言功能。

2. 舌 舌(tongue)(图3-1-2)具有味觉功能,能协助完成语言、咀嚼、吞咽等重要生理功能。祖国中医学常通过舌象来进行辨证论治。以人字沟为界,舌分为前2/3舌体和后1/3舌根。舌是由横纹肌组成的肌性器官。肌纤维呈纵横、上下交错排列,因此舌能进行前伸、后缩、卷曲等多方向活动,非常灵活。舌的感觉神经在舌前2/3为舌神经分布,后1/3为舌咽神经和迷走神经分布;运动神经为舌下神经支配;味觉神经为面神经的鼓索支。舌尖部对甜、辣、咸味敏感,舌缘对酸味敏感,舌根对苦味敏感。舌腹面平滑而薄,反折与口底黏膜相连,在中线形成一条黏膜皱襞称舌系带。若舌系带过短将限制舌的活动和影响舌尖部肌肉发育而致发音不清。当舌不能伸出口外并向上卷起时,或舌前伸时舌尖部形成沟状切迹,则为舌系带过短,可作舌系带矫正术。

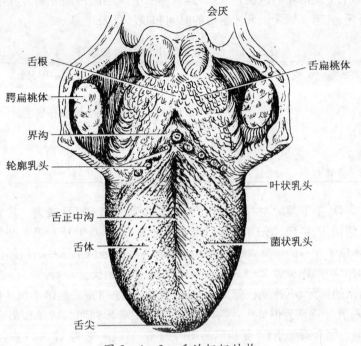

图 3-1-2　舌的组织结构

3. **口底**　口底(floor of the mouth)(图 3-1-3)位于舌体和口底黏膜之下,下颌舌骨肌和舌骨舌肌之上,下颌骨体内侧面和舌根之间的部分。在舌系带两旁有乳头状突起,称为舌下肉阜,其中有小孔为颌下腺导管的开口。舌下肉阜向后延伸部分为颌舌沟,表面黏膜凸起的皱襞称为舌下皱襞,有许多舌下腺导管直接开口于此。颌舌沟前份黏膜下有舌下腺,后份黏膜下有颌下腺口内延长部分。口底黏膜下有颌下腺导管和舌神经走行其间,在做口底手术时,注意不要损伤导管和神经。由于口底组织比较疏松,因此在口底外伤或感染时,可形成较大的血肿、水肿或脓肿,将舌推挤向上后方,造成呼吸困难或窒息,应特别警惕。

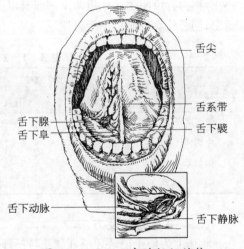

图 3-1-3　口底的组织结构

第二节　牙及牙周组织的应用解剖

一、牙

(一) 牙齿的数目、名称、萌出时间和顺序

在人的一生中共有两副牙齿(teeth),根据萌出的时间和形态,分为乳牙(deciduous teeth)和恒牙(permanent teeth)。

乳牙共 20 颗,上下颌的左右两侧各 5 颗,其名称从中线起向两侧分别为乳中切牙、乳侧切牙、乳尖牙、乳第 1 磨牙、乳第 2 磨牙。乳牙萌出的时间和顺序见表 3-1-1。

表 3-1-1　乳牙萌出的时间和顺序

牙齿名称和顺序	萌出时间(月)
乳中切牙	6～8
乳侧切牙	8～10
乳第 1 磨牙	12～16
乳尖牙	16～20
乳第 2 磨牙	24～30

恒牙共 28～32 颗,上下颌的左右两侧各 7～8 颗,少数人第三磨牙缺失。其名称从中线起向两侧分别为中切牙、侧切牙、尖牙、第 1 前磨牙、第 2 前磨牙(又称双尖牙)、第 1 磨牙、第 2 磨牙、第 3 磨牙。切牙和尖牙位于牙弓的前部,统称为前牙;前磨牙和磨牙位于牙弓的后部,统称为后牙。

恒牙萌出的时间和顺序见表 3-1-2。在 6 岁左右第 1 恒磨牙(六龄牙)在第 2 乳磨牙的远中位萌出,是最先萌出的恒牙,不替换任何乳牙。3～6 岁,乳牙列完成至第 1 恒牙萌出,为儿童乳牙列时期。6～12 岁,乳牙逐渐为恒牙所替换,此时期称为混合牙列期。12 岁以后全部乳牙被恒牙所替换进入恒牙列期。第 3 磨牙俗称"智齿",萌出时间不一致,一般为 17～26 岁,由于人类的进化,颌骨发育逐渐退化变小,牙量与骨量不相适应,所以第 3 磨牙常因位置不足而萌出困难或萌出位置不正,称为智齿阻生。牙齿萌出一般有以下特点:左右同名牙同时萌出;上下颌同名牙以下颌牙先萌出;同名牙女性萌出早于男性。

表 3-1-2　恒牙萌出的时间和顺序

牙齿名称与顺序	萌出时间(岁)		牙齿名称与顺序	萌出时间(岁)	
	上颌	下颌		上颌	下颌
第 1 磨牙	5～7	5～7	第 1 前磨牙	10～12	10～12
中切牙	7～8	6～7	第 2 前磨牙	11～13	11～13
侧切牙	8～10	7～8	第 2 磨牙	12～14	11～14
尖牙	11～13	10～12	第 3 磨牙	17～26	17～26

(二) 书写符号及方法

临床上为便于记录牙位,以"+"符号区分上、下、左、右 4 区将牙弓区分为 4 个区,通常乳牙用罗马数字代表牙位,恒牙用阿拉伯数字代表牙位,见表 3-1-3。

表 3-1-3　临床牙位记录法

上
| 8 | 7 | 6 | 5 | 4 | 3 | 2 | 1 | 1 | 2 | 3 | 4 | 5 | 6 | 7 | 8 |
| | | | V | IV | III | II | I | I | II | III | IV | V | | | |

右 ——————————————————————————— 左

| | | | V | IV | III | II | I | I | II | III | IV | V | | | |
| 8 | 7 | 6 | 5 | 4 | 3 | 2 | 1 | 1 | 2 | 3 | 4 | 5 | 6 | 7 | 8 |
下

（三）牙齿的解剖形态

牙齿本身又称为牙体,由牙冠、牙根、牙颈3部分组成。

1. **牙冠**　有牙釉质覆盖显露于口腔的部分称为牙冠。每个牙齿行使的功能不同,其形态也各异。临床上将牙冠分为5个面,即唇(颊)面、舌(腭)面、近中面、远中面、咬合面。以两中切牙之间为中线,靠近中线侧为近中面,远离中线为远中面。

2. **牙根**　为牙骨质所覆盖,埋于牙槽窝内的部分为牙根,是牙体的支持部分,根的尖端称为根尖,每个根尖都有小孔通过牙髓血管、神经组织,称为根尖孔。牙齿由于咀嚼力的大小和功能不同,其牙根数目和大小也不同。

3. **牙颈**　牙冠和牙根的交界部分呈弧形曲线,称为牙颈。

（四）牙体的组织结构

牙体组织由牙釉质、牙本质、牙骨质3种钙化的硬组织和牙髓软组织组成(图3-1-4)。

1. **牙釉质**　牙釉质(enamel)位于牙冠的表面,呈乳白色,有光泽。当牙釉质有磨耗时,则透露出牙本质呈淡黄色。牙釉质是一种半透明的钙化组织,其中含无机盐96%,主要为磷酸钙及碳酸钙,水分及有机物约占4%,为人体最硬的组织。

2. **牙本质**　牙本质(dentin)构成牙齿的主体,色淡黄而有光泽,含无机盐70%,有机物含量比牙釉质多,约占30%,硬度比牙釉质低。在牙本质中有神经末梢,是痛觉的感受器,受刺激时有酸痛感。

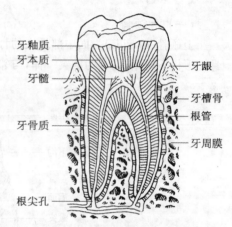

图3-1-4　牙体的组织结构

3. **牙骨质**　牙骨质(cementum)是覆盖在牙根表面的一层钙化结缔组织,色淡黄,含无机物55%,构成和硬度与骨相似。牙骨质借牙周膜将牙体固定于牙槽窝内,当牙根表面受损时,牙骨质可新生而有修复功能。

4. **牙髓**　牙髓(pulp)是位于髓腔内的疏松结缔组织,其周围为钙化的牙本质形成的腔壁所包围。牙髓中有血管、淋巴管、神经、成纤维细胞和造牙本质细胞,其主要功能是营养牙体组织,并形成继发牙本质。牙髓神经为无髓鞘纤维,对外界刺激异常敏感,稍受到刺激即可引起剧烈疼痛,且无定位能力。

二、牙周组织

牙周组织包括牙槽骨、牙周膜及牙龈,是牙齿的支持组织。

1. **牙槽骨**　牙槽骨(alveolar bone)是颌骨包围牙根的突起部分,又称为牙槽突,此处骨质较疏松,且富于弹性,是支持牙齿的重要组织。牙槽骨容纳牙根的凹窝称为牙槽窝。牙根与牙根之间的骨板称为牙槽中隔。牙槽骨的游离缘称为牙槽嵴。当牙齿脱落后,牙槽骨逐渐萎缩。

2. **牙周膜**　牙周膜(periodontal membrane)是界于牙根和牙槽骨之间的结缔组织。其纤维一端埋于牙骨质,另一端埋于牙槽骨和牙颈部之牙龈内,将牙齿固定于牙槽窝内,牙周膜还可以调节牙齿所承受的咀嚼压力。牙周膜内有纤维结缔组织、神经、血管和淋巴,有营养牙体组织的作用。

3. **牙龈**　牙龈(gingiva)是口腔黏膜覆盖于牙颈部与牙槽骨的部分,呈粉红色,坚韧而有弹性;表面有呈橘皮状凹陷小点,称为点彩,当发炎水肿时,点彩即消失。牙龈与牙颈部紧密相连,其边缘

169

未附着部分,称为游离龈。它与牙齿间的空隙,称为龈沟。正常龈沟深度不超过2 mm,龈沟过深则为病理现象。两牙之间突起的牙龈,称为龈乳头,在炎症或食物阻塞时,龈乳头肿胀或破坏消失。

第三节 颌面部的应用解剖

颌面部(maxillofacial region),其范围上起额部发际,下至舌骨水平,左右达颞骨乳突垂直线。由颌骨、颞下颌关节、涎腺及周围的软组织构成。有咀嚼、消化、吞咽、呼吸、言语、表情等功能。此处部位显露,易受外伤;血运丰富,抗感染能力强;结构复杂。为便于临床应用,常以两眉弓中间连线和口裂平行线为界,将颌面部分为面上部、面中部和面下部三部分。

一、颌骨

(一) 上颌骨

上颌骨(maxilla)为面中部最大的骨骼(图3-1-5),左右各一,两侧对称,于腭中缝相合。上颌骨外形极不规则,它分为四突一体,与邻骨相衔接,构成眼眶底、鼻腔侧壁、鼻底和口腔顶部。

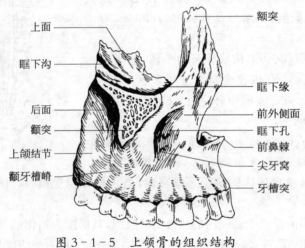

图3-1-5 上颌骨的组织结构

1. 四突

(1) 额突:在内上方与额骨、鼻骨、泪骨相连。

(2) 颧突:在外上方与颧骨相连,向下至第1磨牙部分,形成颧牙槽嵴。

(3) 牙槽突:在上颌骨体的下方,与上颌窦前、后壁紧密相连,左右两侧在中线相连形成弓形。每侧牙槽突上有7~8个牙槽窝容纳牙根。

(4) 腭突:指牙槽突内侧伸出的水平骨板,后份接腭骨的水平板。

2. 体 分为四壁(面)一腔,即前、后、上、内四壁和上颌窦腔。

(1) 前壁(脸面):又称为前外面。上方以眶下缘与上壁相连,在眶下缘中分下方0.6~1 cm处有眶下孔,眶下神经、血管从此通过。在眶下孔下方,有尖牙根向外形成骨突,称尖牙嵴。

(2) 后壁(颞下面):又称为后面。常以颧牙槽嵴作为前、后壁的分界线,其后方骨质微凸呈结节状,称上颌结节。上颌结节上方有2~3个小骨孔,为上牙槽后神经、血管通过之处。颧牙槽嵴和上颌结节是上牙槽后神经阻滞麻醉的重要标志。

（3）上壁（眶面）：又称为上面。呈三角形，构成眶下壁。

（4）内壁（鼻面）：又称为内面。构成鼻腔外侧壁，在中鼻道有上颌窦开口通向鼻腔。

（二）下颌骨

下颌骨（mandible）是颌面部唯一可以活动而最坚实的骨骼，两侧对称，在中线联合呈马蹄形。下颌骨分为下颌体和下颌支两部分。

1. 下颌体　分为上、下缘和内、外面。

（1）上缘：为牙槽骨，有牙槽窝容纳牙根。

（2）下缘：骨质致密而厚，在正中两旁稍内方有二腹肌凹，为二腹肌前腹起端的附着处。

（3）外面：在两侧下颌体的正中联合处，外有颏结节，内有颏棘。相当于前磨牙区上、下缘之间，有颏孔向后上方开口，颏神经、血管经此穿出。自颏孔区往后上方，与下颌支前缘相连续的线形突起，称为外斜线，有面部表情肌附着（图3-1-6）。

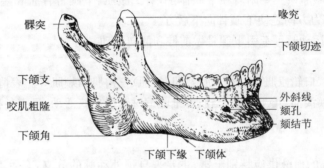

图3-1-6　下颌体的组织结构外面观

（4）内面：从颏棘斜向后上方，有线形突起称为下颌舌骨线，为下颌舌骨肌起端的附着处。颏棘上有颏舌肌和颏舌骨肌附着。在下颌舌骨线前上份有舌下腺凹，为舌下腺所在处，后下份有颌下腺凹，为颌下腺所在处（图3-1-7）。

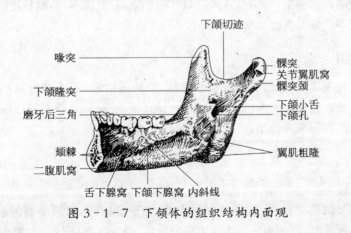

图3-1-7　下颌体的组织结构内面观

2. 下颌支　为左右垂直部分。上方有两个骨突，前者称喙突，呈三角形，扁平，有颞肌附着；后者称髁状突，与颞骨关节凹构成颞下颌关节。髁状突下方缩窄处称髁状突颈部，有翼外肌附着。两骨突之间的凹陷切迹，称为下颌切迹，为经颞下途径麻醉圆孔和卵圆孔的重要标志。下颌支和下颌体相交的部分称为下颌角。

171

卜颌骨的止中联合处、颏孔、下颌角、髁状突颈部等为骨质薄弱区,当遭受外伤时骨折常发生于这些部位。下颌骨的血运较上颌骨少,且周围由强大致密的肌和筋膜包绕,当炎症化脓时不易得到引流,所以骨髓炎的发生率较上颌骨多。

二、肌

颌面部肌肉可分为咀嚼肌和表情肌。

(一)咀嚼肌

咀嚼肌主要附着在下颌骨上,司开口、闭口和下颌骨前伸和侧向运动,可分为闭口肌群、张口肌群和翼外肌。

1. 闭口肌群(升颌肌):主要附着在下颌支上,有咬肌、颞肌、翼内肌。这群肌肉发达,收缩力强,其牵引力以向上为主,伴有向前和向内的力量。

2. 开口肌群(降颌肌):主要附着在下颌体上,有二腹肌、下颌舌骨肌和颏舌肌,是构成口底的主要肌。其总的牵引力方向是使下颌骨向下后方。

3. 翼外肌:开口运动时可牵引下颌骨做前伸和侧向运动。

(二)表情肌

主要有眼轮匝肌、口轮匝肌、上唇方肌、额肌、笑肌、三角肌和颊肌等。表情肌多薄而短小,收缩力弱,起自骨壁或筋膜浅面,止于皮肤,当肌纤维收缩时牵引皮肤活动,显露各种表情。

三、血管

1. 动脉　颌面部的血液供应特别丰富,主要来自颈外动脉的分支,有舌动脉、颌外动脉、颌内动脉和颞浅动脉等。各分支间及两侧动脉间,均通过其末梢血管网彼此吻合,故外伤及手术出血多。压迫止血时,还必须压迫供应动脉的近心端,这样才能暂时止血。

2. 静脉　颌面部的静脉较复杂且多变异,常分为深、浅两个静脉网。浅静脉网由面前静脉和面后静脉组成;深静脉网主要为翼内静脉丛。面静脉的特点是静脉瓣较少,当肌肉收缩或挤压时,易使血液反流。故颌面部感染,特别是危险三角区的感染,若处理不当,则易逆行传入颅内,引起海绵窦血栓性静脉炎等严重并发症。

四、淋巴组织

颌面部的淋巴组织丰富,淋巴管组成网状结构,收纳淋巴液,汇入淋巴结,为颌面部的重要防御系统。颌面部常见而较重要的淋巴结有腮腺淋巴结、颌上淋巴结、颌下淋巴结、颏下淋巴结和位于颈部的颈浅淋巴结和颈深淋巴结。

五、神经

(一)三叉神经

三叉神经是第Ⅴ对脑神经,为脑神经中最大者,起于桥脑臂,司颌面部的感觉和咀嚼肌的运动。三叉神经的感觉神经,自颅内三叉神经半月节发出,分为 3 支:眼支、上颌支和下颌支;运动神经根较小,在感觉根的下方横过神经节,与下颌神经相合,因此下颌神经是混合神经。

1. 眼神经　由眶上裂出颅,分布于眼球和额部。

2. 上颌神经　由圆孔出颅,向前越过翼腭凹达眶下裂,再经眶下沟入眶下管,最后出眶下孔分为睑、鼻、唇 3 个末支,分布于下睑、鼻侧和上唇皮肤和黏膜。

3. 下颌神经　为三叉神经半月节发出的最大分支。下颌神经自卵圆孔出颅后,在颞下窝分成两股。前股较小,除颊神经为感觉神经外,其余均为支配咀嚼肌运动的神经;后股较大,主要为感觉神经,有耳颞神经、下牙槽神经和舌神经。

(二) 面神经

面神经是第Ⅶ对脑神经,主要为运动神经,但还有味觉和分泌神经。面神经自出茎乳孔后,进入腮腺内分为 5 支:颞支、颧支、颊支、下颌缘支和颈支(图 3-1-8)。面神经总干进入腮腺实质内,先分为面颞支和面颈支,然后面颞支微向上前方走行,又分出颞支、颧支和上颊支;面颈支往下行,又分出下颊支、下颌缘支和颈支,各分支间还有很多交叉支,形成网状。

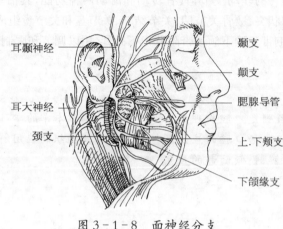

图 3-1-8　面神经分支

六、涎腺

颌面部有 3 对大涎腺:腮腺、颌下腺和舌下腺(图 3-1-9)。此外还有遍布于唇、颊、腭、舌等处黏膜的小黏液腺。腺液有湿润口腔黏膜、消化食物、杀菌、调和食物便于吞咽以及调节机体水分平衡等作用。

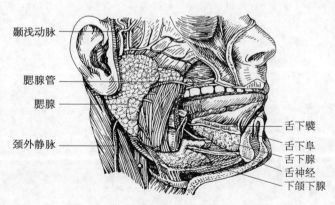

图 3-1-9　腮腺、颌下腺和舌下腺

173

1. 腮腺　是涎腺中最大的 1 对,属浆液腺,位于两侧耳垂前下方和颌后窝内,被致密的腮腺咬肌筋膜包裹,由浅部、深部和峡部组成。腮腺导管在颧弓下一横指处,由浅部前缘穿出,绕咬肌前缘垂直向内,穿过颊肌,开口于正对上颌磨牙的颊侧黏膜上,长约 5 cm。此导管常因涎石导致炎症。

2. 颌下腺　位于颌下三角,形似核桃,分泌液主要为浆液。颌下腺深层延长部经下颌舌骨肌后缘进入口内,其导管起自深面,自下后方向前上方走行,开口于舌系带两旁的舌下肉阜,此导管常因涎石导致炎症。

3. 舌下腺　位于口底下,为最下的一对涎腺,分泌液主要为黏液,其小导管甚多,有的直接开口于口底,有的与颌下腺导管相通。

七、颞下颌关节

颞下颌关节是全身惟一的联动关节,具有转动和滑动两种功能,其活动与咀嚼、语言、表情等功能密切相关。由下颌髁状突、颞骨关节凹、关节结节、关节盘和关节囊组成。此外还有关节韧带,如茎突下颌韧带、蝶下颌韧带和颞下颌韧带附着于下颌骨,用以调节和限制下颌骨的运动范围。

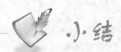 小结

口腔颌面部的应用解剖是口腔护理的基础知识。本章的主要内容包括口腔的应用解剖、牙及牙周组织的应用解剖、颌面部的应用解剖。通过本章的学习要求学生掌握口腔、牙体及牙周组织的应用解剖,熟悉颌面部的应用解剖特点。

复 习 题

【简答题】

1. 简述乳牙、恒牙的记录方法及名称。
2. 简述牙及牙周组织的构成。

(曾令斌)

第二章

口腔颌面部检查

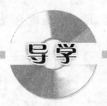

掌握：口腔颌面部常用的检查及检查方法。

熟悉：口腔科检查前后准备。

了解：口腔科常用的器械、设备。

第一节　口腔检查常用的器械及设备

一、口腔检查常用的器械

口腔检查常用的器械包括牙用探针、牙用镊子、口镜(图3-2-1)。

1. 探针　为口腔专用探针，两头尖细，一端为大弯，一端为双弯。锐利的尖端用以检查牙齿的龋洞、沟裂、点隙，牙齿感觉过敏区，探测牙周盲袋和窦道、龈下结石、充填物与修复体的密合程度等；探针的双弯头用于检查牙的邻面颈部。也可根据需要选择不同形式的探针。尖头探针用于检查牙面；探测牙周袋深度和瘘管方向用专用钝头柱状探针，此种探针头钝，成弯角形，上有毫米刻度。使用探针时切忌加热烧灼针尖，以免变钝。

2. 镊子　为口腔专用镊子，喙端细长、尖锐。用以夹持敷料、药物，取出小块异物、腐败组织、敷料；检查牙齿松动度；镊柄可用于叩诊检查。使用时注意保持镊喙的尖锐和密合，不能烧灼喙尖或用力掰开镊瓣，以免损坏镊子的弹性。

3. 口镜　为一带长柄的小圆镜，主要有3种用途：①利用镜面反射及成像原理，检查视线不能到达部位的影像，如牙齿的远中面、舌面、腭面、上颌牙殆面等。②利用反光或聚光光线照射到检查部位，以增加局部照明，必要时可用凹面口镜放在影像处。③牵引唇、颊、舌等软组织，用以检查或手术。其柄端可用于叩诊。使用口镜时避免磨损镜面，不能用高温、高压消毒，以免损坏镜子背面的水银涂膜，影响使用。

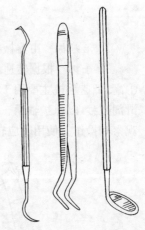

图3-2-1　牙用探针、牙用镊子、口镜

4. 其他器械　挖匙为口腔专用，较小，两端成弯角形，头部呈匙状。用以除去龋洞内龋坏的牙本质及异物，以便观察龋洞大小及深浅。牙线用以检查牙齿邻接关系和清除嵌塞的食物或菌斑。此外，通常还需要洁治器、咬合棒、牙胶棒、酒精灯等。

175

二、口腔检查常用的设备

口腔科最基本的常用设备为牙科综合治疗台。它是由治疗椅、治疗机、手机等组成,是将多种仪器合为一体而构成的多功能诊疗设备,能够完成口腔检查、牙科治疗及手术。

1. **治疗椅**　主要用于口腔疾病的检查、治疗及口腔手术。多采用电动可调卧式牙科治疗椅(图3-2-2),底板固定在地面,并通过支架将底板与牙科椅的上部联接,可根据需要操纵控制开关,使牙科椅具有上升、下降、俯、仰、复位等动作。治疗椅的医生侧应配有可移动治疗盘、高低速涡轮机、三用喷枪、洁治器、可调式手术灯等,助手侧应配有吸引器、排唾器、三用喷枪等。

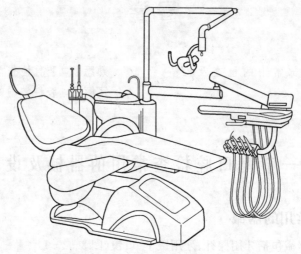

图3-2-2　电动可调卧式牙科治疗椅

2. **治疗机**　由器械托盘、治疗台面、痰盂、冷光手术灯、吸唾器、脚控开关等装置组成。

3. **手机**　根据转速和结构可分为高速手机(图3-2-3)、低速手机(图3-2-4)、三用喷枪等。①高、低速手机主要用于牙体预备、去除腐质、开髓、打磨修复体等。使用前在尾部喷射含油清洗润滑剂数秒,以保护轴承。②三用喷枪将水、气、雾3种功能集于一身,用于清洗、干燥治疗区域,便于观察和操作。使用时应轻拿轻放,避免损坏。

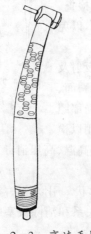

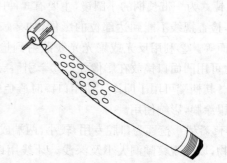

图3-2-3　高速手机　　　　图3-2-4　低速手机

176

第二节 检查前后的准备

一、检查前的准备

检查前应向患者说明检查的目的、方法及注意事项,以消除患者焦虑及恐惧,取得患者的配合。

1. 检查室的准备 检查室要保持安静、整洁、通风、光线充足。自然光线不足时,可采用灯光辅助照明。室温为20～24℃,湿度为55%～60%。同时,备好洗手消毒液、肥皂、毛巾。

2. 操作者的准备 洗手,戴好口罩、帽子、手套。

3. 患者的准备

(1)患者坐在治疗椅上,护士为患者围好胸巾,放好漱口杯,水杯盛满温水。患者漱口后及时将水补满。

(2)将器械托盘移到患者的前方或侧方,器械托盘内的物品包括:①消毒弯盘。②检查器械1套,包括牙科专用口镜、探针、镊子等。③根据需要另备注射器、消毒棉球、压舌板、喉镜、无菌手套、手电筒、酒精灯、挖匙、洁治器、牙周探针、牙胶棒、咬合纸、牙线等。④所需药品。

(3)患者体位:检查者可根据不同的检查部位,采用坐式和仰卧式两种体位。调节头靠、椅背和椅座的相应位置,使患者头部置于较固定的状态。椅背上缘与患者的肩部相平,头靠支持在枕骨部位,保持头、颈、背成一直线。检查过程中可随时调节适宜的椅位及照明灯光,便于检查者进行检查,并保持视野清晰。

1)坐式体位:患者坐于治疗椅上,治疗椅的高低应调至与检查者高度相适应,将灯调至患者口腔的正前方,距离40～50 cm。检查者站在患者的右后方。检查口腔上颌与下颌的体位有所不同。检查上颌时,调节背部和头部稍向后仰,使上颌牙列约与地面成45°,高度与检查者的肘部平齐,检查者站在患者的前方或右前方;检查下颌时,要使头颈长轴与躯干一致,患者张口时,下牙列与地面几乎平行,高度与检查者的肘部平齐。

2)仰卧式体位:患者平卧于治疗椅上,头和腿在同一水平位置,将灯调至患者口腔的正上方,距离60～80 cm。检查者在患者的右后方。上颌牙列约与水平面成90°,高度以检查者直视下能看到口腔,方便操作为宜。此体位患者感到舒适、放松,便于检查者看清口腔内的不同区域。

二、检查后的消毒

1. 重复使用的器械必须进行严格的消毒或灭菌 使用后的器械用专用托盘送至清洗间,冲洗血渍、黏液,浸泡在含氯500 mg/L的消毒液中30 min,再用流动水反复冲洗,干燥,打包密封包装,消毒灭菌。

2. 建议使用一次性牙科检查器械包 治疗中使用的一次性用品,如吸唾器、漱口杯、注射器(针头放入利器盒)、手套等,使用后用含氯500 mg/L的消毒液浸泡30 min,用于浸泡的容器要加盖,初步消毒后集中按规定焚烧或毁形处理。污染的敷料装入密封袋中集中销毁。

3. 消毒痰盂 打开痰盂开关,冲洗痰盂,保持清洁,不要将棉球、印模料等固体物丢弃在痰盂内,以免堵塞下水道管。定期清除残渣、血迹、污物等,并用消毒液洗刷。

4. 建立一人一用制度 漱口杯需一人一换。机头、钻针要一人一用一消毒,以防交叉感染。

5. 消毒桌椅 桌椅、地面要定期消毒,治疗椅及治疗台要用含氯消毒剂擦拭。

177

第三节　常用检查方法

口腔科检查着重检查牙齿、牙周、口腔黏膜及颌面部,检查内容主要包括颌面部和口腔两部分,常用的检查方法有问、视、触、叩、听、探等方法。对局部病变要仔细检查,要按一定顺序进行全面检查,动作要轻巧,避免增加患者的痛苦。

一、一般检查法

观察患者的意识及精神状态是否正常,体质、发育、营养状况、身体及颌面部有无畸形、皮肤色泽等。然后详细询问病史。在一般的观察后,可进行客观检查。

1. 问诊　主要询问患者的主诉、现病史、既往史、家族史等,全面了解疾病的发生、发展、病因、诊治过程及效果,以及与本次发病有关的病史等。

2. 视诊　观察颌面部外形是否对称,有无肿块、畸形和组织缺损等;皮肤和黏膜的颜色、光泽有无异常变化;颞下颌关节活动时的张口度;注意牙的数目、形态和排列,有无变色和龋蚀;上下牙的咬合接触情况等。

3. 触诊(扪诊)　用手指按压或触摸检查部位,观察患者反应,用以发现病变的部位、大小、范围、形状、硬度、压痛、热感、溢脓、波动等。注意皮肤的湿度、有无压痛、肿块等。对骨肿块注意骨质膨大或增生的范围,有无骨折,有无乒乓球样弹性感。用手指压在相邻两牙的唇(颊)侧颈部,嘱患者做咬合动作,感觉咬𬌗力的大小,了解有无创伤性咬合存在。动作要轻柔,避免给患者增加痛苦。

4. 叩诊　利用口镜柄或镊尖在牙齿的咬𬌗面或切缘上的叩击,以检查根尖周及牙周膜的炎症情况。作垂直方向或侧方的轻轻叩击,用力不宜过猛,并与正常牙作对比。垂直叩诊主要检查根尖区病变,若叩痛且声音浑浊则表示有病变;侧方叩诊主要检查牙周膜的病变。叩痛的程度可用(—)、(+)、(++)、(+++)表示无、轻度、中度、重度叩痛。

5. 探诊　利用探针检查来确定牙齿病变的部位、范围、程度、疼痛反应。了解龋洞的部位、深浅、牙髓暴露情况、填充物边缘密合程度、有无继发龋及牙髓对机械刺激的反应情况。特别要注意探查牙的邻面、颈部是否也存在龋蚀,龈下牙石的量及分布。探诊时动作要轻柔,避免探针插入髓角或髓腔,以免引起患者的疼痛与不安。

6. 嗅诊　用鼻子辨别患者的口腔气味,以明确诊断。如坏死性牙髓炎及坏死性牙龈炎有特殊腐臭味,糖尿病患者具有丙酮臭味等。

7. 咬诊　了解患者咬合时牙有无疼痛,发现及查明单个牙有无早接触,以及早接触的部位和范围,可用手指扪压患牙早接触点的位置及大小。检查牙齿的运动情况,可进行正中合、前伸合、侧向合,注意各方向运动时是否存在障碍,运动过程中个别牙有无松动。

二、牙髓活力检查

运用物理、化学方法,利用突然、明显的温度变化诱发牙髓一定程度的反应或疼痛。根据牙髓对温度或电流的反应来协助诊断牙髓病变性质,确定患牙的部位。

正常牙髓能耐受一定量的电流刺激或温度刺激,温度为 $20\sim50\,℃$ 的刺激,患者无明显反应及不适感。当牙髓有病变时,其温度耐受阈发生变化。对低于 $10\,℃$ 的冷刺激和高于 $60\,℃$ 的热刺激,可表现为敏感、迟钝或无反应。若患牙对冷、热刺激无反应或低于对照牙,说明牙髓已坏死或牙髓活力降低,多见于慢性牙髓炎和死牙髓。反之,则说明牙髓有充血或急性炎症改变,多见于急性充血性牙髓炎、急性化脓性牙髓炎的早期。

1. 温度测试法 将冷、热温源置于牙体上(多放在颌面或病损处),观察能否引起疼痛或不适。该方法可以提示患牙位置,反映牙髓状态。此方法经济、简便、可靠。

(1) 冷试验:用冷水、冷空气、小冰棒或浸有乙醇、乙醚、氯乙烷、丙酮乙醇液等的小棉球,擦拭患牙,然后用气枪吹干,使其迅速挥发,以降低牙面温度。临床常用氯乙烷或冰棒。使用冷水时,应按顺序进行,以防干扰。一般顺序是:先下颌牙,再上颌牙,先后牙,再前牙。使用小冰棒时,要避免融化的冰水接触牙龈而导致假阳性。

(2) 热试验:用70~80℃的热水棉球、烧热的牙胶或加热的金属器械接触牙面,临床常用热牙胶。

(3) 注意事项:①检查前应向患者说明测试的目的、方法,以取得患者配合。②测试前将所测牙隔湿、擦干。③先测正常牙(对侧同名牙或邻牙),再测可疑牙,以便排除个体差异,取得对比标准。

2. 电流测试法 通过电活力试验器对牙齿进行电刺激,检查牙髓反应。

(1) 测试方法:正常牙齿引起反应的刺激电流为2~5 mA。急性牙髓炎时反应性增高,低于2~5 mA的电流就可引起反应。慢性牙髓炎、牙龈萎缩、退行性变等疾病,其兴奋性降低。若牙龈坏死,强电流也不能引起反应。

(2) 注意事项:①检查前向患者解释检查的目的及方法,以取得患者合作。告诉患者检查中若有麻木感则举手示意。②检查时使患牙保持干燥,避免被唾液浸湿,以相邻牙或对侧同名牙作对照,先健牙后患牙。③牙髓活力电测器可干扰心脏起搏器的工作,故禁用于心脏安装有起搏器的患者。④牙髓对外界刺激的反应可随年龄的增长而逐渐降低,成人反应比儿童弱。月经期、妊娠期、精神紧张等可使其反应增强。

不管温度测试或电测试,只能说明牙髓的活力状况,不能反映牙髓的病变性质。故对牙邻面龋和牙根尖周围组织的病变,有时较难查清,需要进行牙体 X 线检查,以帮助诊断。

三、X 线检查

X 线检查是一种重要的检查方法,有透视和摄片两种方式。对难以检查清楚的疾病,此检查可作出正确诊断,尤其对牙齿和颌骨病变的诊断和疗效的观察有重要意义。X 线检查主要用于牙体、牙周、关节、涎腺、颌骨等疾病的检查,用以确定颌面的骨折、肿瘤、阻生齿、埋伏齿的位置,以及检查龋洞的部位、深浅、牙邻面龋及牙根尖周围组织的病变。

1. 透视 采用荧光口镜直接观察,简便而省时,但对病变细节显示较差,且不能对病变的进展作前后对比。一般仅适用于测定前牙根管长度和检查有无埋藏牙和恒牙胚等。

2. 摄片法 有口内片和口外片两种方式。口内片多用于牙体、牙周和颌骨局限性病变的检查,如龋坏、尖周和牙周病变、根尖囊肿、阻生牙及先天性缺牙等。口外片多用于颌骨肿瘤、骨折、大的囊肿及骨髓炎等病变的检查。

四、局部麻醉检查

用2%普鲁卡因(做皮试)做阻滞麻醉,可确定三叉神经痛涉及的神经分支,以及协助牙髓炎患牙的定位。

五、其他检查

有些部位的病变亦可借助 CT、超声波做进一步检查。除以上检查外,还有细胞学检查、活体组织检查、涎腺分泌功能检查(包括唾液分泌的定性、定量检查及唾液成分分析)、咬殆力测定等检查方法。

第四节 口 腔 检 查

可分为口腔前庭和固有口腔两部分检查。

一、口腔前庭检查

观察牙龈有无充血、肿胀、萎缩、溢脓、盲袋、窦道,并检查唇、颊黏膜和腮腺导管开口的情况。

1. 口唇 注意色泽、弹性、状态、外形、运动,有无肿胀、疱疹、鳞屑、皱裂,口角有无红肿、糜烂、增生物、色素沉着、白斑等。口唇正常的颜色为鲜艳粉红色,口唇苍白常见于营养不良、贫血、虚脱,口唇青紫常见于缺氧、慢性病、汞中毒。注意检查口唇张开和闭合时有无麻痹、用口呼吸等现象。

2. 颊 注意色泽、对称性,有无肿胀、压痛、感觉障碍、过敏、慢性瘘管等。观察颊部黏膜色泽,有无糜烂、溃疡。如有溃疡应仔细检查,记录其数目、大小、部位、形态、表面假膜性质、基底部有无浸润性硬结、明显触痛、触之易出血等。如出现克氏斑(0.5～1 mm 大小的白点周围伴红晕)则表示有麻疹。观察两侧是否对称,如不对称,除先天性畸形外还可见于外伤、骨折、瘢痕、面瘫、痉挛、下颌关节脱臼等。了解颊部肿胀的性质,触诊其硬度、活动度、压痛、波动感等,以辨别是炎症性还是非炎症性。此外,检查腮腺导管有无条索状改变、开口处有无红肿。

3. 牙龈黏膜 注意观察牙龈有无红肿、出血、增生、萎缩,龈缘有无红肿、增生、萎缩、溃疡、坏死、窦道等。牙龈正常的颜色为粉红色,有点彩,伴红肿发炎,应用钝头探针检查龈袋、牙周袋及其深度。

4. 唇颊沟 注意有无肿胀、压痛、糜烂、角化异常等。

5. 系带 注意观察其数目、形状、位置及其附着情况,对牙位及口腔功能有无影响。

6. 腮腺及导管乳头 正常腮腺局部柔软无压痛,病变时可肿胀、有硬结、压痛,但腮腺肿瘤引起的肿胀多无压痛。腮腺导管开口于平对上颌第 2 磨牙的颊黏膜上,注意导管乳头有无充血、水肿、溢脓、触痛。

二、固有口腔检查

重点观察硬腭、软腭、舌、口底、口咽部黏膜颜色,有无裂缝、瘢痕、溃疡、糜烂、斑纹、角化、水肿、肿胀等,颌下腺导管开口及舌系带的情况。

1. 腭 硬腭黏膜正常为粉红色,黏膜下有骨质;软腭黏膜的颜色为暗红色,黏膜下无骨质。观察黏膜有无充血、溃疡、假膜、白色斑块等。

2. 舌 观察有无红肿、包块、溃疡、剥脱,舌背有无裂纹,舌乳头有无充血、水肿、角化,舌运动和感觉有无异常。正常舌为淡红色,舌体软、滋润、有光泽,舌背表面覆盖薄层白苔,无裂隙,舌腹部黏膜平滑、薄。注意舌质色泽、舌苔变化,以协助诊断全身性疾病。

3. 口底 正常情况下组织坚韧,质柔软,用视诊及触诊(双合诊)了解有无淋巴结浸润、压痛及硬结等。

4. 口咽部 观察有无明显的充血、水肿、疱疹、糜烂、溃疡,当咽后壁或侧壁脓肿或咽部肿瘤时,可出现因咽腔缩小而影响呼吸及吞咽功能的症状。

第五节 牙齿检查

牙齿的检查方法主要有问诊、视诊、触诊、叩诊、探诊及牙齿松动度的检查。

1. 问诊 询问患者牙病的发生、发展、治疗经过、部位、发病时间、压痛性质、有无发射痛等。

2. 视诊 检查牙齿的数目、排列、颜色、龋洞、缺失、松动、咬合、接触关系和修复物等。

3. 触诊 手指轻压牙周组织进行触诊,轻压龈缘观察有无脓液溢出,轻压根尖部的牙龈观察有无压痛及波动感。

4. 叩诊 检查牙周膜炎症的反应情况。用口镜或镊子柄轻叩牙齿殆面及切缘,清脆音为正常音,混浊音表示牙尖有损伤或牙周膜有破坏。

5. 探诊 用探针或镊子探测有无龋洞及其位置、深度、大小、反应,瘘管方向,有无髓腔穿孔,牙周破坏情况及牙龈有无出血等。要对牙冠外露面、邻面、颈面等龋齿好发部位进行仔细探查。对牙周病用钝头探针检查牙周袋深度、牙周袋内牙石分布及敏感区的部位和程度,还应着重检查盲袋和窦道的情况。

6. 牙齿松动度 反映牙周膜和牙槽骨的健康状况。正常牙具有一定的活动度,范围在 1 mm以内。检查方法为:用镊子夹住牙冠做前后摇动。前牙用镊子夹住牙冠做唇舌向摇动,后牙用镊子尖放在咬合面的中央窝做颊舌(腭)向及近远中向摇动。根据检查结果将牙齿松动情况分为以下3度。

Ⅰ度:仅有唇(颊)舌向松动。大于生理活动度,松动幅度<1 mm。

Ⅱ度:唇(颊)舌向及近远中向松动。松动幅度1～2 mm。

Ⅲ度:颊舌(腭)向、唇(颊)舌向、近远中向、垂直向均有松动。松动幅度>2 mm。此时的患牙应拔除。

7. 殆关系 检查有无过早接触,正中关系位于正中殆位是否协调,正中接触是否平衡,前伸及侧向运动有无障碍,充填体、冠桥、托牙是否合适,牙齿的磨损程度等。

第六节 颌面部检查

颌面部的检查方法主要是视诊、触诊及探诊。

1. 视诊 观察颜面表情与意识状态,颜面部外形是否对称,有无肿块、畸形和组织缺损等,皮肤、黏膜的颜色、光泽有无异常变化,以及颞下颌关节活动时的张口度。着重检查面部上、中、下三部分的正、侧面比例是否协调,外形与轮廓是否对称及丰满。对脓肿、畸形、缺损、肿块、瘘管、肿胀等异常情况,应结合触诊对其部位、范围、质地及与周围组织的关系等做进一步检查。

2. 触诊 单手触诊可了解皮肤的温湿度、弹性、有无压痛、肿块等。双手触诊可分别在左右侧做对比检查,或在口内、外联合触诊检查口底及颌下区病变。如有肿块,应检查其大小、质地、边界、形态、硬度、部位深浅、活动度、有无触痛、粘连、波动等。

3. 探诊 用软质钝头探针顺势推进,探测瘘孔及涎腺导管的位置、深度、方向,是否贯通口腔,能否触及粗糙骨面,或移动性骨块及异物等。注意动作要轻柔,以免患者疼痛和损伤而穿破瘘管及涎腺导管壁。必要时应用染色剂以明确其走向。观察探诊后是否出血。

181

第七节　张口度及开口型检查

张口度是以测量上、下中切牙切缘之间的距离来表示。正常值为3~4.5 cm,约为测量者的示指、中指、环指三指合拢时末节的宽度。临床可见张口受限和张口过度。张口受限可能是炎症波及咀嚼肌群、颞下颌关节病变、颌骨骨折、肿瘤侵犯、颌间瘢痕挛缩等引起的翼外肌痉挛。翼外肌亢进可使张口过度。张口异常时可参照以下标准。

1. 轻度张口受限　上下切牙间距为2~3 cm,仅可置2横指。

2. 中度张口受限　上下切牙间距为1~2 cm,仅可置1横指。

3. 重度张口受限　上下切牙间距<1 cm,不足1横指。

4. 完全张口受限　牙关紧闭,完全不能张口。

5. 张口过度　上下切牙间距>4.5 cm。

开口型检查用观察患者开口时,下颌运动有无偏斜或偏摆现象。正常开口型是直的。

第八节　涎　腺　检　查

主要检查3对大涎腺即腮腺、舌下腺、颌下腺。主要的检查方法有视诊、触诊及探诊。

1. 视诊　对比两侧,了解形态变化,注意导管开口处有无红肿、分泌物。

2. 触诊　触诊腮腺以示指、中指、环指3指平触为宜,三指指腹从后向前,用手轻轻按摩和推压腺体,环压腺体及导管,观察有无分泌物。触诊舌下腺和颌下腺以双合诊法检查为宜。触诊导管有无结石,了解导管质地。观察导管排出物的性质和量,是否狭窄,注入造影剂或药物时需进行导管探查。必要时进行双侧对比触诊。

3. 探诊　用钝头探针探测涎腺导管或注入造影剂及药物。在未触及结石时方可进行探诊,以免出现结石被推向腺体的可能。动作要轻柔、准确、认真、耐心,以免损伤导管乳头或将药物注入软组织。

第九节　四手操作方法

四手操作是指在口腔治疗过程中,每名医生均配一名护士,医护均采用坐位操作,两人共四手同时进行工作。护士平稳而迅速地为医生传递各种器械、材料及其他用品,这种操作称为四手操作。四手操作的优点:①有利于减少医护人员心理和生理上的疲劳,充分利用椅旁工作时间,提高医护人员的工作效率。②改进医疗质量,改善对患者的服务方式,节约就诊时间。③防止并减少因各种器械、物品堆积在工作台上而导致的交叉污染现象。这是一种高效率的牙科操作技术和现代化的服务形式。

(一) 医护的正确位置

将仰卧的患者周围分为4个时钟区。假定患者的面部位于表盘的12点位置,则可将这4个区用时钟的钟点表示。

1. 术者区　位于7~12点。此区不能安置柜子、软管等物,以免术者改变位置时影响工作。术者可在此区的某一位选择自己的位置,通常在11点处。在右下颌后牙区工作时多选用7~9点位置;在前牙区工作时,多选用12点工作位。术者区也是患者到达和离开椅位的通道。

2. 静态区　位于12～2点,此处可放置相对固定的设备,如装有各种器械、材料等的推车。

3. 助手区(护士区)　位于2～4点,通常在3点位。此处助手即可接近传递区,又可通往安放活动推车的静态区。

4. 传递区　位于4～7点,为医生和护士传递材料和器械的地方。远离患者面部而仍然在传递区的空间内,是安放牙科设备最适宜的位置。

(二) 医护的正确姿势

1. 患者的姿势　患者仰卧,全身放松,头部枕在治疗椅上,上颌殆面与医生的身体平行,下颌殆面与医生面部相对。

2. 医生的姿势　医生的眼在患者口腔正上方35～45 cm。

3. 护士的姿势　护士面对医生,座位要求高出医生10～15 cm,眼睛比医生大约高4 cm。髋部与患者的肩部平齐,大腿与地面平行并与患者左耳和左肩连线平行,约与患者人体长轴呈45°。足置于护士椅基部的脚架上。背要挺直,使手臂在胸廓下支撑上部躯体。注意护士的大腿与患者呈直角是错误的。

4. 护士椅的摆放　护士椅尽量靠近患者椅。椅面向着患者并与患者的口腔在同一水平面上。座椅扶手放在肋下区以便作为身体倾斜位工作的支撑。可把活动推车的顶部置于护士的大腿之上。

(三) 四手操作时常用器械的传递与交换

1. 器械的传递要求　应用标准的平行传递法,即在患者的颏下与上胸之间传递。护士左手上臂轻贴身体,肘部平行将器械传递于医生手中。传递过程中,护士的右手可同时用吸引器吸走唾液、水和碎屑或做其他工作。

2. 器械的交换　医生根据需要决定器械的使用程序,因此护士必须提前了解医生每一步治疗所需的器械。当医生将器械离开患者口腔2 cm左右时,提示该器械使用结束,护士应及时准备传递下一步治疗所需器械。器械交换应平行进行,即以左手拇指、示指及中指递送新的器械,以环指和小指接过旧的器械,这样可以顺利地交换而不发生碰撞。

3. 注意事项　①禁止在患者头面上部传递器械,以确保患者的治疗安全。②传递器械要准确,避免污染器械。③尽可能靠近患者口腔传递。④应平行交换器械,格外注意锐利器械,避免误伤患者。

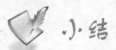

小结

　　口腔颌面部检查是口腔及颌面部疾病诊断的依据。本章的主要内容包括:①口腔检查常用器械及设备。②口腔检查前后准备。③口腔常用方法。④具体检查:口腔、牙齿、颌面部、张口度、涎腺等。通过本章的学习,要求学生熟悉口腔检查常用的器械及方法,以便主动配合医生做好检查前后的各项准备及检查工作。

复 习 题

【简答题】

1. 简述口腔检查常用的器械及作用。

2. 简述口腔科的一般检查方法。
3. 简述牙髓活力检查的原理。
4. 简述牙齿松动度的分度。
5. 简述张口度的分类。
6. 简述四手操作法。

（王园园）

第三章

口腔科常用的护理技术

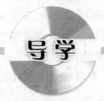

导学

掌握：口腔颌面部常用的护理操作技术。　　**熟悉：**口腔科患者术前、术后的护理。

第一节　术前、术后患者的护理

（一）术前护理

1. **心理护理**　介绍治疗方案、效果及注意事项，使患者消除恐惧及疑惑心理，保持良好的心理状态，主动配合手术。

2. **常规准备**　从入院开始，给予药液含漱、清洁口腔、洁牙等。帮助患者戒烟、练习床上坐便。小儿应训练使用汤匙或滴管喂食。

3. **皮肤准备**　①备皮范围应大于手术区，应仔细认真，防止剃破皮肤，以免感染。②口内手术备皮的范围上至颧弓，下至锁骨下 3～5 cm，左右至耳屏前线，男患者要剃胡须。③口外手术备皮常规除口内备皮的范围外，遵医嘱还包括以切口为中心直径 15～20 cm，耳后发际 3～5 cm，按需剃鼻毛、腋毛、阴毛等。④面部手术要剃须，按需剃眉；鼻唇部手术应剪去鼻毛。⑤头皮部或额瓣转移手术须剃头、剃须。⑥下颌骨切除或腮腺手术应剃头至耳上、耳后各三横指。⑦植骨患者术前 2 日备皮。

4. **术前 1 日的护理**

（1）洗澡、理发，做好个人卫生。

（2）做青霉素、普鲁卡因过敏试验，并记录结果，阳性者通知医生。

（3）根据手术需要，按医嘱配血备用。

（4）全麻术的患者，睡前应清洁灌肠或服蓄泻叶以通大便。

（5）口内手术的患者睡前刷牙后用漱口液含漱 1～3 min。

（6）保证患者有充足的睡眠，必要时可服用安眠药。

5. **术晨的护理**

（1）测量生命体征，若体温异常或女患者月经来潮应及时通知医生。

（2）全麻术患者术前 8 h 禁食、禁水，小儿术前 6 h 禁食、2 h 禁水。

（3）口内手术患者须刷牙，用漱口液含漱 1～3 min。

（4）遵医嘱给予术前用药。

185

（5）进手术室前嘱患者排大小便。

（二）术后护理

1. 一般护理　患者术后回病房时应向麻醉师或手术室护士了解术中情况，做好交接班工作，检查、连接好各种引流管。保持引流管通畅，严密观察引流物的量、色、性质及手术创面渗血情况。如有异常及时报告医生。

2. 全麻者护理　对全麻未清醒的患者应去枕平卧，头偏向健侧，及时清除口、鼻、咽喉及气管内呕吐物、分泌物、血液，保持呼吸道通畅，以防止误吸。由专人护理，严密观察生命体征，包括体温、呼吸、脉搏、血压、瞳孔、神志等。血压应每 15～30 min 测量 1 次，平稳后或全麻清醒后可减少测量次数。清醒 6 h 后无呕吐，可给予少量温开水或流质饮食。提高营养价值，促进伤口愈合。

3. 口腔护理　每日口腔护理 2 次，保持口腔卫生。

4. 健康教育　告诉患者出院后的注意事项，学会自我护理，做好常见口腔疾病发病原因及防治措施的宣传。

第二节　口腔科常用的护理技术操作

一、含漱法

【目的】

1. 牙周手术及其他口腔内手术或长期卧床不能自理口腔卫生的患者，含漱法可减少口腔细菌数目及菌斑形成。

2. 有预防伤口感染、消除炎症、消肿止痛、促进溃疡愈合的作用。

3. 使口腔湿润，可清除大块食物残渣和分泌物、血渍、异味。

【物品】

治疗盘内放漱口杯、吸管、治疗巾、小毛巾、漱口液、痰盂、备用手电筒。

常用的含漱液有以下几种。

1. 甲硝唑（灭滴灵）含漱液　为抗厌氧菌感染药，可抑制及杀灭牙周致病菌，抑制菌斑；预防和消减牙龈炎、牙龈出血、口臭、牙周炎，对口腔黏膜无刺激。一般浓度为 0.025%～3.125%，每日 2～3 次。

2. 氯己定（洗必泰）溶液　又称双氧双胍己烷溶液，为外用广谱抗菌剂。可抑制菌斑，减少细菌数量，抑制龈上菌斑形成，控制牙龈炎，预防伤口感染，促进愈合。其药效持续时间长，毒性小，几乎不被机体吸收，不容易使细菌产生抗药性。但对口腔黏膜有轻微刺激，长期使用可使牙体及黏膜表面染色。一般选取的浓度为 0.1%～0.2%，每日 2 次，每次 10 ml。

3. 温热液含漱　具有改善局部血液循环、缓解肌肉痉挛、促使炎症消散、使患者感到舒适的作用。用盐水或普通水均可，温度应稍高，每 1～2 h 含漱 1 次，每次含 4～5 min。注意急性炎症扩散期时，不宜用温热液含漱。

4. 其他　常用的有 1%～3% 过氧化氢、1∶5 000 高锰酸钾溶液。它们均为强氧化剂，有消毒、防腐、止血、除臭、清洁的作用。每日 2 次，用后立即用生理盐水反复漱口。

【操作步骤】

1. 洗手、戴帽子、口罩，核对患者床号、姓名及床头卡，向患者作解释工作，以取得合作。

2. 准备用物，根据患者病情选择口腔护理溶液。携用物至患者床旁，使患者头偏向一侧，颌下垫治疗巾。

3. 帮助患者用吸水管吸取漱口液。

4. 指导患者用舌头上下、左右、前后反复地搅拌或轻鼓颊部，使漱口液在口内流动，然后吐出，反复2～3次，每次2～5 min。

5. 漱口完毕后，帮助患者擦拭嘴角流出的液体，协助患者取舒适卧位。

6. 撤去治疗巾及用物，整理床单位。

7. 整理用物，清洁、消毒后备用。特殊感染者的用物按传染病用物处理。

8. 洗手、记录。

【注意事项】

1. 避免呛咳或者误吸，此法适用于无意识障碍的患者。昏迷患者禁止漱口。

2. 含漱时患者的头应稍向后仰并偏患侧，使药液作用于患区。

二、擦洗法

【目的】

1. 保持口腔清洁、湿润、舒适，预防感染等并发症。

2. 观察口腔黏膜有无出血、溃疡，舌苔变化及特殊气味。

【物品】

治疗盘内放无菌治疗碗（内放药液浸泡过的棉球数个）、弯盘、弯止血钳、开口器、压舌板、口镜、吸水管、棉签、石蜡油、手电筒、治疗巾、漱口水等。

【操作步骤】

1. 洗手，戴帽子、口罩，核对患者及床头卡，向患者解释口腔护理的目的，以取得患者的合作。

2. 准备用物，根据病情选择口腔护理溶液及药液。携用物至床旁，协助患者头偏向健侧，取治疗巾围于颈下及枕上，置弯盘于口角旁。

3. 观察口腔有无出血、溃疡等现象，口角有干裂时先湿润。

4. 协助患者用温开水漱口后，嘱患者咬合上下齿，用压舌板或口镜轻轻撑开对侧颊部，以弯血管钳夹紧湿棉球，按一定的先后顺序清洁擦洗口唇、牙齿各面、颊部、舌及硬腭。

5. 擦洗完毕，嘱患者张口或用口镜及手电筒检查口腔是否清洁彻底，有无炎症、溃疡、糜烂等。

6. 口腔黏膜有溃疡，可用1％甲紫（龙胆紫）或冰硼散涂抹于溃疡处，口唇可涂润滑油。

7. 清点棉球，帮助患者用吸水管漱口，必要时用注射器沿口角将温水缓慢注入，嘱患者漱口，然后吸出。

8. 撤去治疗巾及用物，整理床单位。

9. 整理用物，清洁、消毒后备用。特殊感染者的用物按传染病用物处理。

10. 洗手、记录。

【注意事项】

1. 操作动作应当轻柔，避免金属钳端碰到牙齿，损伤黏膜及牙龈，对凝血功能差的患者应当特别注意。

2. 指导患者正确的漱口方法，避免呛咳或者误吸。对昏迷患者应当注意棉球的湿度，禁止漱口。

3. 使用开口器时，应从臼齿处放入。

4. 如有活动的假牙，应先取下再进行操作。

187

5. 擦洗时须用止血钳夹紧棉球，每次 1 个，防止棉球遗留在口腔内。操作前后应当清点棉球数量。

6. 进行口腔护理操作时，避免清洁、污染交叉混用。

7. 擦洗法适用于昏迷、不合作的患者，在常规口腔护理的基础上利用喉镜为昏迷患者实施口腔护理，能够清楚直接地观察到口腔、舌黏膜的情况及口腔污垢的位置和量，使口腔护理进行得更彻底、有效。

8. 擦洗法能有效地去除菌斑，但存在清洗范围小、压力不足等缺点，当口腔分泌物、污物较多时难以擦拭干净。建议在口腔护理前先行吸引或结合冲洗法进行口腔护理。

三、涂药法

【目的】

具有消除炎症、消肿止痛、促进伤口愈合的作用。

【物品】

治疗盘内放漱口杯、漱口液、棉签、药液、镊子、棉球、治疗巾，必要时备手电筒。局部常用的消炎药有以下几种。

1. 碘甘油　具有杀菌、防腐、收敛作用，主要用于牙龈炎、冠周炎、牙周袋的局部消炎。

2. 复方碘液　具有杀菌、防腐、收敛作用，可腐蚀牙周袋内壁上皮和炎性肉芽组织，收敛溃疡面，控制感染，减少炎性渗出，促进创面愈合，但对黏膜有刺激。

3. 甲硝唑　是治疗厌氧菌感染的首选药，主要治疗牙龈炎、牙周炎、根尖周炎、冠周炎、坏疽性口炎等。

4. 碘酚　为腐化性较强的药物，杀菌力强，适用于有脓液的牙周袋。

【操作步骤】

1. 洗手，戴帽子、口罩，核对患者及床头卡，向患者做解释工作，以取得合作。

2. 准备用物。根据患者的病情选择口腔护理的溶液及药液。携用物至患者床旁，使患者头偏向一侧，颈下垫治疗巾。

3. 帮助患者用漱口液漱口。

4. 用棉签黏取或用镊子夹取沾有药液的棉球，将药物直接涂抹在口腔病变处。一般复方碘液、碘甘油涂抹在牙周袋内；10％硝酸银涂抹在初期的溃疡面上；菠萝蛋白酶糊剂涂抹在口疮的溃疡面上；维甲酸鱼肝油糊剂、5％ 5-氟尿嘧啶霜剂涂抹在黏膜白斑、扁平苔藓黏膜上。

5. 撤去治疗巾及用物，整理床单位。

6. 整理用物，清洁、消毒后备用。特殊感染者的用物按传染病用物处理。

7. 洗手、记录。

【注意事项】

1. 先用漱口水清洗口腔，把食物残渣等漱去，然后用干净的棉签轻拭后再局部用药，以使药物直接黏附在溃疡面上。

2. 使用碘酚时注意用棉球遮住健康牙，探针蘸取药液引入牙周袋内，然后吸去外溢药液。切不可用棉拭子取药涂擦，也不可以让患者自用，以避免造成灼伤。

四、牙周袋及冠周盲袋冲洗法

【目的】

实用而有效的治疗牙周炎及冠周炎的方法。

【物品】

治疗盘内放漱口杯、漱口液、冲洗液、治疗巾、治疗碗,20 ml 注射器,必要时备手电筒。常用的冲洗液为 1‰～3‰过氧化氢、生理盐水、1:5 000 呋喃西林或高锰酸钾溶液。

【操作步骤】

1. 洗手,戴帽子、口罩,核对患者及床头卡,向患者做解释工作,以取得合作。

2. 准备用物,根据患者病情选择药液。携用物至患者床旁。

3. 患者取仰卧位,颌下垫治疗巾,帮助患者用漱口液漱口。

4. 用自制的钝弯针头(可将尖部磨去,使之圆钝)慢慢插入盲袋或牙周袋底部(颊侧和远中盲袋内)进行彻底冲洗。仅在盲袋浅部冲洗则作用甚小。反复冲洗 2～3 次后,擦干局部,再涂抹 3%碘甘油或碘,效果更好。涂药时用探针或镊弯导入盲袋底部。

5. 撤去治疗巾及用物,整理床单位。

6. 整理用物,清洁、消毒后备用。特殊感染者的用物按传染病用物处理。

7. 洗手、记录。

【注意事项】

冲洗时动作要轻柔,注意观察患者的反应,避免呛咳。冲洗时注意消毒隔离制度,做到无菌操作,冲洗后按规定处理用物。

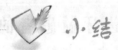 小结

口腔常用的护理技术是口腔科门诊常用的护理技术,以及病房患者住院期间专科护理工作的主要内容。本章的主要内容包括:①术前、术后护理。②常用护理技术:含漱法、擦洗法、涂药法、牙周袋冲洗法等。通过本章的学习要求学生熟练掌握各项口腔常用护理技术,以便做好口腔科门诊及病房患者的护理。

复 习 题

【简答题】

1. 简述口腔含漱法的操作步骤。

2. 简述口腔擦洗法的操作步骤。

3. 简述涂药法的注意事项。

4. 简述牙周袋及冠周盲袋冲洗法的操作步骤。

(王园园)

第四章
口腔科疾病患者的护理

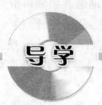

导学

掌握：口腔科常见疾病的护理诊断、护理措施及健康教育。

熟悉：口腔科常见疾病的护理评估要点。

了解：口腔科常见疾病的健康史及发病机制。

第一节　龋齿牙髓患者的护理

【案例导入】

患者，男性，30岁，进冷饮后出现右下后牙痛，食物嵌入牙面时痛更明显，无自发痛。体格检查：右下第一磨牙𬌗面龋，探痛（＋＋），未探及穿髓点，叩痛（－），松动（－），冷热试验敏感，刺激去除后疼痛消失。

思考：

（1）该患者的疾病诊断是什么？

（2）该患者怎样治疗？

（3）若不及时治疗，可引起哪些并发症？

一、龋齿

【概述】

龋齿（dental caries）是在以细菌为主的多种因素的影响下，牙体硬组织发生慢性进行性破坏的一种疾病。牙体硬组织遭到破坏后缺乏修复和自愈能力，而在发病初期不易引起主观症状，因此，一旦发现，常常已经发展到了比较严重的程度。龋齿若纵深发展，可引起牙髓炎、根尖周炎、牙槽脓肿等并发症。龋齿的发生和发展是一个慢性过程，早期检查、早期发现、早期治疗，对龋齿的预防和保健具有重要作用。

【病因】

目前被普遍接受的龋齿病因学说是四联因素论。这个理论是 Keyes 根据 Miller 以及许多学者的研究成果在 20 世纪 60 年代以前提出的，该理论把龋齿的发生归结为细菌、食物、宿主、时间共同作用的结果，比较全面地阐述了龋齿发生的基础和根本原因。

产生龋齿的主要细菌是变形链球菌、乳酸杆菌。变形链球菌必须在牙面有牙菌斑存在时才能产生龋齿。牙菌斑是寄居在牙面的以细菌为主体的生态环境。因为牙菌斑深度缺氧,碳水化合物的代谢不完全,特别是糖类食物易被致龋细菌分解成酸,产生乳酸、乙酸、丙酸和其他低级脂肪酸,在这些酸的作用下,牙齿硬组织发生脱钙,组织崩解而形成龋齿。龋齿的发生和发展是一个慢性过程,从儿童牙齿上一个可以勾住探针的早期损害发展为一个临床龋洞,平均需要1年半左右的时间。2~14岁这段时间是乳恒牙患龋齿的好发年龄段,但也需要一定时间,这对预防工作有重要意义。

【护理评估】

(一)健康史

询问患者食用糖的种类、方式和时间,口腔卫生习惯及重视程度,是否有牙痛史。

(二)症状与体征

龋齿的临床特征是牙体硬组织色、形、质的改变。分为浅龋、中龋及深龋。

1. 浅龋　龋蚀只限于牙釉质或牙骨质,初期牙表面可有脱钙而失去固有色泽,呈白垩状,继之成黄褐色或黑色。探诊发现有粗糙感或有龋洞形成,无自觉症状。

2. 中龋　龋蚀已进展到牙本质浅层,形成龋洞,龋洞内有变色软化的牙本质和食物残渣。一般无症状,遇冷、热、酸、甜等刺激较为敏感。

3. 深龋　龋蚀已进展到牙本质深层,龋洞较深,对温度变化及化学刺激敏感,食物嵌入洞内由于压迫产生疼痛,但无自发痛,检查时酸痛明显。

(三)心理社会状况评估

由于龋齿病程缓慢,不会影响患者生命,因此不易受到患者的重视。有的患者认为牙痛不是病,自己吃点药,不疼了就认为牙病已经好了,从而延误了治疗时机。因此要注意评估患者的年龄、口腔卫生习惯、口腔卫生保健知识、文化层次、经济状况,以及不愿就诊的原因。

(四)辅助检查

1. X线检查　邻面龋用探针不易探查,可借助X线检查,了解龋洞的深度。

2. 透照检查　用光导纤维装置进行透照检查,能直接看到龋损部位及病变深度、范围。

3. 温度刺激试验　当龋洞达到牙本质时,患者即可主诉对冷热或酸甜刺激产生敏感,医生可用冷热刺激进行检查。

【护理诊断】

1. 组织完整性受损　与无效的口腔卫生或不良的饮食习惯造成牙体缺损有关。

2. 疼痛　对冷、热、酸、甜刺激过度敏感与牙齿龋坏造成牙本质外露有关。

3. 知识缺乏　缺乏龋齿的发生、发展、预防及早期治疗等有关知识。

4. 潜在并发症　牙髓炎、根尖周炎等,与龋齿治疗不及时,病变进行性发展有关。

【护理措施】

1. 心理护理　热情接待患者,耐心解释病情,介绍治疗方法,消除患者对钻牙的恐惧心理。

2. 药物治疗的护理　进行药物治疗时遵医嘱备好所需药物,协助牵拉口角。涂氟化钠时切勿让患者吞入,因该药有一定的毒性。用硝酸银涂布时,需使用还原剂,使其生成黑色或灰色沉淀,该药有较强的腐蚀性,操作时注意切勿损伤患者的口腔黏膜。

3. 修复性治疗的护理　修复性治疗是指用手术的方法去除龋坏组织,制成一定洞形,然后选用适宜修复材料修复缺损部分,恢复牙齿的形态和功能。充填术是治疗龋齿最常用的修复方法。

4. 健康指导 向患者宣传预防龋齿的有关知识,增强人们的健康保健意识。

(1) 保持口腔卫生:养成饭后漱口、早晚刷牙的习惯,尤其是睡前刷牙更为重要,以减少菌斑及食物残渣的滞留时间。正确的刷牙方法是防龋的一项重要措施。应使用保健牙刷采用竖刷法或水平颤动法,才能达到清除软垢、按摩牙龈的目的。拉锯式的横刷法会导致牙龈萎缩及楔状缺损。可使用含氟牙膏以及窝沟光敏固化剂封闭防龋等,用于提高牙齿的抗龋能力。

(2) 定期口腔检查:通常2～12岁半年1次,12岁以上每年1次,以便早期发现龋齿,及时治疗。

(3) 合理饮食:限制蔗糖的摄入,特别是儿童和青少年要养成少吃零食、建立合理饮食的习惯。可使用蔗糖代用品,如木糖醇、甘露醇等,可以防止和降低龋齿的发生。

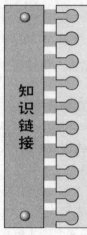

预防龋齿可以吃什么糖?

据不完全统计,80%以上的小孩发生龋齿,都是与经常吃糖果等零食有关。如何满足小孩子的需要,同时又尽可能地避免龋齿,这是很多家长都关心的事。近年来,专家研究发现,木糖醇具有独特的预防龋齿的作用,主要是其不会产生引发龋齿的酸性物质,不能给细菌提供赖以生存的营养,欧美国家已将其广泛地应用于预防龋齿。木糖醇是从白桦树、橡树、玉米等植物中提取的一种天然甜味剂,其甜度与蔗糖相当,完全可以作为蔗糖的替代品。目前,我国已有一批以木糖醇为原料的口香糖和饮料产品问世,并成为市场上的新宠。因此,家长在给小孩购买零食的时候,可适当选择含木糖醇的糖果,这样可以尽可能地避免龋齿,同时又满足了小孩子的欲望。

知识链接

二、牙髓病

【概述】

牙髓病(disease of dental pulp)是指发生在牙髓组织的疾病,理化作用及感染等因素的刺激可引起牙髓的炎症反应。牙髓病是口腔科最常见的疾病之一,分为可复性牙髓炎、不可复性牙髓炎和牙髓坏死等。

【病因】

牙髓炎主要由细菌感染所致,深龋是引起牙髓感染的主要途径。龋洞内的细菌及毒素可通过牙本质小管侵入牙髓组织或经龋洞直接进入牙髓而引起牙髓炎。其次是牙周组织疾病,是细菌经根尖孔进入髓腔引起的逆行感染。另外,化学药物及物理因素如温度、电流刺激亦可引起牙髓炎。

【护理评估】

(一) 健康史

询问患者有无全身性疾病,若患者曾感染过传染性疾病,如乙肝或结核,治疗时要注意防护。了解患者口内是否有未经彻底治疗的龋齿及牙周病,询问疼痛的性质、发作方式和持续时间。

(二) 症状与体征

按其临床经过分为急性牙髓炎与慢性牙髓炎。

1. 急性牙髓炎 主要特征是自发性、阵发性的剧烈疼痛,夜间及冷热刺激时疼痛加重。当牙髓化脓时对热刺激极为敏感,而遇冷刺激则能缓解疼痛。疼痛不能定位,呈放射性痛,故患者不能准确地指出患牙。检查时常见患牙有深的龋洞,探痛明显。

2. 慢性牙髓炎 临床最为常见。一般无剧烈的自发病史,长期温度刺激或食物嵌入龋洞可产生较剧烈的疼痛,患牙有咬合不适。检查时可见穿髓孔或牙髓息肉,有轻微叩痛。

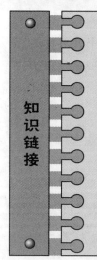

知识链接

为什么牙髓炎患者会出现疼痛?

牙髓位于牙齿的中心位置,外层由牙釉质、牙本质及牙骨质包绕,仅在根尖孔与根尖周组织相联系。牙髓的神经来自三叉神经,髓腔内的神经纤维应激阈值较低,它对压力的感受性较强,而且牙髓的组织压本来就比其他器官的组织压高。当牙髓发炎时先是动脉血管扩张、充血,造成牙髓腔中的内压增高,使根尖孔处的静脉受到压迫,导致静脉淤血,从而使渗出液聚集。因只通过狭小的根尖孔与外部联系,使引流不畅,加上供血不良,因而造成牙髓营养障碍,可引起牙髓坏死。坏死组织又释放出更多的炎症产物,使更多的血管渗出增加,髓腔内压力进一步增高,加之牙髓被封闭在无弹性的硬质腔中,即由于牙髓组织的四周为坚实的牙体组织,髓腔的空间容量是恒定的,没有一点缓冲的余地,增高的压力压迫牙髓神经,就会产生剧烈的疼痛。

(三)心理社会状况评估

牙髓炎疼痛症状不明显时,常常不为患者重视,忽视对龋齿的早期治疗,当急性牙髓炎发作,出现难以忍受的疼痛时,患者才认识到其严重性。患者疼痛加重时,难以入睡,坐卧不安,常以急诊就医,就医时求治心切,但又怕钻牙引起更加的疼痛而恐惧。

(四)辅助检查

电活力测试牙髓活力;温度试验及叩诊可帮助确定患牙;牙部 X 线检查有助于龋齿的检查。

【护理诊断】

1. 疼痛 由炎症引起血管扩张、牙髓腔压力增加压迫神经所致。

2. 恐惧 与患者惧怕疼痛或使用治疗仪器有关。

3. 知识缺乏 与患者对牙病早期治疗不重视、卫生宣教不足有关。

(五)护理措施

1. 疼痛护理 协助医生开髓减压止痛时,可见脓血流出,护士应抽吸温盐水协助冲洗髓腔。樟脑水含氯醛酚(备丁香油或牙痛水)小棉球置于龋洞内,开放引流。遵医嘱服用抗生素、镇痛剂等药物。嘱勿食过冷、过热食物,以免刺激牙髓。嘱患者定期口腔换药。

2. 对因治疗 牙髓炎疼痛缓解后,应进行根本治疗。对于年轻恒牙或炎症只波及冠髓或部分冠髓的牙,常协助采用盖髓术和冠髓切断术,保存生活的根髓。无条件保存活髓的牙齿可协助医生行保存牙体的治疗,包括干髓治疗、根管治疗、塑化治疗。

3. 心理护理 开髓前,应对患者进行心理安慰,稳定情绪,向其说明钻牙的目的,消除其恐惧心理,以取得患者的合作。

4. 健康教育 向患者讲解牙髓炎的发病原因、治疗方法和目的,以及牙病早期治疗的重要性。让患者了解牙髓炎如能在早期得到及时正确的治疗,活髓可能得以保存,如果牙髓坏死,牙体变脆易折,极易导致牙齿缺失。因此,预防龋齿及牙髓病,对保存健康牙齿有十分重要的意义。

第二节　根尖周炎患者的护理

【案例导入】

患者,男性,30岁,因左侧牙齿反复出现发胀不适,咀嚼时疼痛3个月就诊。6个月前曾患"左下颌第一磨牙急性化脓性牙髓炎"。检查:左下颌第一磨牙龋坏变色,叩痛(一),探痛(十)。初步诊断:左下颌第一磨牙慢性根尖周炎。

思考:

(1) 如何协助医生对该患者进行治疗?

(2) 怎样对该患者进行健康教育?

【概述】

根尖周炎是指局限于根尖周围组织的炎症。多数为牙髓炎的继发疾病,而根尖周炎又可继发颌骨及颌周组织炎。临床上将根尖周炎分为急性根尖周炎和慢性根尖周炎两种,以慢性根尖周炎为多见。

【病因】

根尖周炎多由感染的牙髓通过根尖孔和副根尖孔刺激根尖周组织,而引起急性感染。其次,创伤和牙髓治疗时如使用砷剂失活时用量过大、封药时间过长、药物渗出根尖孔也能引起化学性根尖周炎。

【护理评估】

(一) 健康史

询问患者是否患过牙髓炎,有无反复肿痛及牙髓治疗史。

(二) 症状与体征

1. 急性根尖周炎　多由慢性根尖周炎急性发作所致。炎症初期,患牙有浮起感,咀嚼时疼痛,患者能指出患牙。检查时有叩痛。当形成化脓性根尖周炎后有跳痛,伴颌下区淋巴结肿大,颌面部肿胀,体温升高。当脓肿达骨膜及黏膜下时,可触及波动感。脓肿破溃或切开引流后,急性炎症可缓解,或转为慢性根尖周炎。

2. 慢性根尖周炎　一般多无明显的自觉症状,常有反复的肿胀、疼痛史。检查时可发现患牙龋坏变色,牙髓坏死,无探痛,但有轻微叩痛,根尖区牙龈可有瘘管。

(三) 心理社会状况评估

急性根尖周炎发作时,患牙出现剧烈的疼痛,患者为解除痛苦,求治心切。如果急性根尖周炎治疗不彻底,转为慢性根尖周炎,患者的自觉症状可不明显,常常被患者忽视。当出现脓肿及窦道时,才促使患者就诊。如果患者未坚持治疗,则长期受本病的困扰。

(四) 辅助检查

慢性根尖周炎X线检查显示根尖区有稀疏阴影或圆形透光区。

【护理诊断】

1. 疼痛　与根尖周炎急性发作,牙槽脓肿未引流通畅有关。

2. 口腔黏膜改变　与慢性根尖周炎引起瘘管有关。

3. 体温过高　与根尖周组织炎症发作有关。

4. 知识缺乏　缺乏对疾病的发生、发展、预防及早期治疗的有关知识。

【护理措施】

1. 药物治疗的护理 遵医嘱服用抗生素、镇痛剂等药物。嘱患者注意适当休息,高热患者宜多饮水,注意口腔卫生。

2. 手术治疗的护理 协助医生开髓减压止痛时,可见脓血流出,护士应抽吸3%过氧化氢溶液及生理盐水,协助冲洗髓腔。备消毒酚棉球及松动棉捻供医生置入髓室内,以免食物堵塞根管。窝洞不封闭,以利引流。

3. 脓肿的护理 如已形成脓肿,需及时切开引流。嘱患者定期口腔换药。

4. 对因治疗 急性炎症控制后或慢性根尖周炎应做牙髓塑化治疗或根管治疗,以消除感染,防止根尖周组织的再感染,促进根尖周组织愈合。

5. 健康教育 让患者了解根尖周炎的发病原因、治疗过程及可能出现的问题。对急性根尖周炎的患者要讲明开髓减压及脓肿切开仅为应急处理,当症状消退后,必须继续采取彻底的病因治疗。嘱患者按医嘱准时复诊,保持治疗的连续性,以达到最佳的治疗效果。

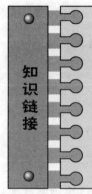

什么是牙髓塑化治疗和根管治疗?

牙髓塑化治疗是指将根管内部分牙髓抽出,不必进行扩大根管等复杂的操作步骤,而将配制好的塑化液注入根管内,与牙髓组织聚合一体,达到消除病源刺激物的作用。塑化治疗操作简便,疗效好,适用于牙髓炎、根尖周炎后牙的治疗。当根管弯曲细小,或根管内器械折断未能取出时,选择塑化治疗是最佳方案。

根管治疗是通过清除根管内的坏死物质,进行适当的消毒,充填根管,以去除根管内容物对根尖周围组织的不良刺激,防止发生根尖周病变或促进根尖周病变愈合的一种治疗方法。

第三节 牙周组织病患者的护理

【案例导入】

患者,男性,28岁,自述近2周每次刷牙时出现口腔出血而就诊,检查发现患者口腔牙垢堆积,有口臭,牙垢压迫区有一溃疡糜烂面,探针检查后出血明显。

思考:

(1)根据临床症状对该疾病作出诊断。

(2)提出适当的护理诊断。

(3)如何对该患者进行健康教育?

牙周病(periodontal diseases)是指牙齿支持组织,包括牙龈、牙周膜、牙槽骨及牙骨质等发生的慢性、非特异性、感染性疾病,以牙龈炎(gingivitis)和牙周炎(periodontitis)最常见。

一、牙龈炎

【概述】

牙龈炎是指炎症只局限于龈乳头和龈缘,严重时可累及附着龈。以儿童和青少年多见。

195

【病因】

口腔卫生不良是最常见的原因，如牙菌斑、牙垢和牙石堆积，以及食物嵌塞、不良修复体的局部刺激引起。某些全身因素如内分泌失调、维生素 C 缺乏、营养障碍、系统性疾病也可引起或加重牙龈炎。此外，用口呼吸习惯、妊娠期等也可使原有的牙龈炎加重或改变特性。

【护理评估】

（一）健康史

了解患者的身体状况及口腔情况，有无用口呼吸的习惯。

（二）症状与体征

一般无明显症状，偶有牙龈发痒、发胀感。多数患者因机械性刺激，如刷牙、咀嚼、说话、吸吮等引起出血或口臭、口腔异味而就诊。检查可见口腔卫生不良，牙垢堆积，可有口臭。牙龈充血、红肿，呈暗红色，质地松软。牙垢压迫区出现溃疡糜烂面，严重者波及附着龈，肿胀局部点彩消失。龈乳头肥大，形成假性牙周袋，但上皮附着仍位于釉牙骨质界处，这是区别牙龈炎与牙周炎的重要标志。袋内可挤压出炎性分泌物，但牙齿无松动，牙槽骨无破坏，无真性牙周袋形成。

（三）心理社会状况评估

牙龈炎一般无自觉症状，容易被患者忽视。当出现出血、口臭等症状时才引起患者重视。

【护理诊断】

1. 口腔黏膜改变　与炎症引起牙龈乳头充血、红肿、点彩消失有关。

2. 社交障碍　与牙龈出血、口臭有关。

3. 知识缺乏　缺乏口腔卫生保健知识。

【护理措施】

1. 保持口腔清洁，去除致病因素，如不良修复体、食物嵌塞等。

2. 药物治疗的护理　协助医师局部使用 3％过氧化氢溶液与生理盐水交替冲洗龈沟或牙周袋，涂布碘甘油。病情严重者，遵医嘱指导患者服用抗生素及维生素。

3. 手术治疗的护理　为了消除牙结石和菌斑的局部刺激，常用龈上洁治术和龈下刮治术，用以缓解牙周袋形成。以上两种手术的操作步骤及护理配合如下。

（1）术前准备

1）向患者解释手术的目的及操作方法，减轻患者焦虑及紧张情绪，以取得合作。

2）根据患者情况，必要时做血液检查，如出凝血时间、血常规、血小板计数。如有血液系统疾病或局部急性炎症，应停止手术。

3）准备好消毒的洁治器械或超声波洁牙机。龈上洁治器包括镰形器、锄形器。龈下刮治器包括锄形器、匙形器、锉形器。另备电机、低速手机、橡皮磨光杯、磨光粉或脱敏糊剂。

4）嘱患者用 0.1％洗必泰含漱 1 min。

（2）术中配合

1）用 1％碘酊消毒手术区。

2）根据洁治术的牙位及医师使用器械的习惯，摆好所需的洁治器。

3）术中协助牵拉口角，吸净冲洗液，若出血较多用 1‰肾上腺素棉球止血。

4）牙石去净后备橡皮磨光杯或脱敏糊剂打磨牙面，龈下刮治则用锉形器磨光根面。

5）冲洗上药：3％过氧化氢与生理盐水交替冲洗，拭干手术区，碘甘油置于龈沟内。全口洁治应分区进行，以免遗漏。

4. 健康教育　让患者了解牙龈炎是可以预防的，患了牙龈炎要及时治疗。指导患者采取正确的刷牙方法及其他保持口腔卫生的措施,如牙线及牙签的正确使用。

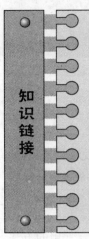

知识链接

牙线及牙签的正确使用方法

在使用牙线时,两指控制牙线的距离一般不超过 1.5 cm,不要将牙线从接触点上用力压下去,如有紧而运不过的感觉时可做前后拉锯式的动作通过接触点,然后轻柔地到达接触点下的牙面,同时将牙线放到牙龈沟底以清洁龈沟区。牙线紧贴在牙面上做上下移动,每一牙面上下刮4～6次,直至牙面清洁,在能听到吱吱作响的声音后在另一侧的牙面重复。使用牙线最好是每日早晚各用1次,特别是晚间刷牙后应用更有效。

牙签适用在牙龈乳头萎缩和间隙增大的情况下使用。在使用牙签时动作要轻柔,以免损伤牙龈乳头或刺伤龈沟底,破坏牙龈上皮附着。不要垂直插入(应呈30°～45°),因为会形成平或凹陷状的牙龈乳头外形,从而影响牙齿美观。

二、牙周炎

【概述】

牙周炎是牙周组织皆受累的一种慢性破坏性疾病,即牙龈、牙周膜、牙骨质及牙槽骨均有改变。除了有牙周炎所表现的炎症外,牙周袋的形成是其主要临床特点。牙周炎患病普遍,是世界性的常见病,随着年龄的增长患病率也增高。一旦患了牙周炎,现有的治疗手段可以使牙龈的炎症消退,但已被破坏的牙周支持组织则不能完全恢复到原有水平。

【病因】

牙周炎是多因素疾病,其病因基本与牙龈炎相同。所有能加重牙菌斑滞留的因素、牙垢和牙石堆积,以及食物嵌塞、不良修复体和牙排列拥挤等,均可成为牙周炎的促进因素。牙龈炎如未能得到及时的治疗或由于致病因素增强、机体抵抗力下降,则可能发展为牙周炎。全身因素尚不明了,可能与营养代谢障碍、内分泌紊乱、精神因素、自主神经功能紊乱等有关。

【护理评估】

(一)健康史

了解患者的全身健康状况,有无牙龈炎、牙解剖形态异常等病史。

(二)症状与体征

1. **牙龈红肿、出血** 表现为一组或数个牙齿的牙龈充血、水肿。牙龈色变红或暗红、点彩消失。

2. **牙周袋形成** 由于牙周膜破坏,牙槽骨逐渐被吸收,牙龈与牙根面分离,龈沟加深而形成。

3. **牙龈溢脓** 牙周袋壁有炎性肉芽组织及溃疡形成,由于细菌感染,出现慢性化脓性炎症。轻压牙周袋外壁,有脓液溢出,伴有口臭。

4. **牙齿松动** 由于牙周膜破坏,牙槽骨逐渐被吸收,牙齿失去支持功能,出现牙齿松动,不能咀嚼。

5. **形成牙周脓肿** 可见近龈缘处局部呈卵圆形突起,探有深牙周袋。如出现多个脓肿,可出现全身不适、体温升高、局部淋巴结肿大等症状。

(三)心理社会状况评估

牙周炎为慢性疾病,早期症状较轻,容易被患者忽视而不及时治疗。晚期牙周组织破坏,牙槽骨被重度吸收,出现牙齿松动、脱落,影响咀嚼功能和面容。同时由于治疗效果差,患者易出现焦虑情绪。

（四）辅助检查

X线检查显示牙槽骨破坏,呈水平型或垂直型吸收,牙周膜变厚。

【护理诊断】

1. 疼痛　与牙周脓肿有关。

2. 口腔黏膜改变　与炎症造成牙龈充血、水肿、色泽改变有关。

3. 知识缺乏　缺乏口腔卫生保健知识,对疾病早期治疗的重要性认识不足。

【护理措施】

1. 药物治疗的配合　嘱患者遵医嘱按时服螺旋霉素、甲硝唑等抗生素。用3%过氧化氢液冲洗牙周袋。拭干后用探针或镊子夹取少许复方碘液置于袋内,使用该药时,应避免烧灼邻近黏膜组织。局部用0.1%氯己定或1%过氧化氢液棉签擦洗,以减少菌斑形成。

2. 龈上洁治术和龈下刮治术　可以清除牙结石和菌斑,以缓解牙周袋形成。

3. 消除牙周袋　经局部治疗,牙周袋仍不能消除的,可行牙周手术清除牙周袋。常用的方法有龈切除术或龈翻瓣术。手术前用3%过氧化氢液漱口1 min,术中协助医师消毒、止血并传递器械。牙周袋手术后24 h内勿漱口、刷牙,应进软食。术后5～7日拆线。6周内勿探测牙周袋,以免影响愈合。

4. 健康教育　向患者强调治疗效果与口腔卫生习惯密切相关,尤其是在牙周治疗后更应经常保持口腔卫生,除早晚刷牙外,午饭后应增加1次,每次不得少于3 min。经常按摩牙龈,定期检查。指导患者加强营养,提高机体的抵抗能力和修复能力,以利于牙周组织的愈合。

第四节　口腔黏膜疾病患者的护理

【案例导入】

患者,女性,25岁,自述1周前患"上呼吸道感染",3日前出现舌尖烧热感,后有烧灼痛,进食、饮水时疼痛加剧。此症每次月经期也会发作。患者来院时呈痛苦面容,迫切要求彻底治疗。检查:舌尖部黏膜充血,有多个米粒大小的红点,并有数个圆形溃疡。

思考:

1. 请根据患者目前状况提出护理诊断和护理目标。

2. 如何对此患者进行心理护理?

口腔黏膜病是发生在口腔黏膜和软组织上多种疾病的总称。在口腔黏膜病中,除有些疾病是局部因素外,大多数均与全身因素有关,甚至是全身各系统疾病在口腔局部的表现。口腔黏膜常见的病理损害有斑块、丘疹、结节、糜烂、溃疡、水疱、坏死、萎缩、皲裂等。

一、复发性阿弗他溃疡

【概述】

复发性阿弗他溃疡(recurrent aphthous ulcer,RAU)是一种最常见的具有反复发作特征的口腔黏膜溃疡性损害,也称复发性口疮。发病率居口腔黏膜之首。病程有自限性,一般7～10日可自愈。

【病因】

本病的病因和发病机制目前尚不清楚。近年来,有学者认为本病是一种自身免疫性疾病。

【护理评估】

(一)健康史

询问患者近期有无消化不良、便秘、肠道寄生虫、睡眠不足、疲劳、上呼吸道感染、精神刺激等诱发因素。

(二)症状与体征

1. 轻型　好发于唇、颊、舌尖、舌缘、前庭沟等处,初期仅有黏膜充血、水肿,有烧灼感,随即出现单个或多个粟粒大小的红点或疱疹,很快破溃成圆形或椭圆形溃疡,直径2～4 mm,中央稍凹下,表面覆以灰黄色假膜,周围有红晕,有烧灼痛。遇刺激疼痛加剧,影响说话与进食。经7～10日溃疡面假膜消失,出现新生上皮,溃疡底变平,疼痛减轻,愈合后不留瘢痕。一般无明显全身症状。

2. 重型　又称腺周口疮。发作时溃疡大而深,直径可达10～30 mm,深及黏膜下层直至肌层。常单个发生,病程长,可持续数月之久,也有自限性。疼痛较严重,愈后可留瘢痕。

3. 溃疡样　溃疡小而多,散在分布于黏膜任何部分,直径<2 mm,数十个之多,黏膜充血、发红,疼痛较重。可伴有头痛、低热、全身不适、局部淋巴结肿大。有自限性,不留瘢痕。

(三)心理社会状况评估

因溃疡此起彼伏,新旧交替,反复发作,且治疗效果不佳。虽然没有明显的全身症状和体征,但患者感到十分痛苦。因进食使疼痛加剧,患者常惧怕进食,迫切要求治疗。

【护理诊断】

1. 疼痛　与口腔黏膜病损、食物刺激有关。

2. 口腔黏膜改变　与口腔内溃疡形成有关。

3. 焦虑　与疾病反复发作、治疗效果不佳有关。

【护理措施】

1. 止痛　遵医嘱用0.5%达克罗宁液或1%丁卡因溶液涂布溃疡面,可暂时缓解疼痛,利于患者进食。患病期间食物宜清淡,不可过热,以减轻对溃疡的刺激。

2. 溃疡面的护理　遵医嘱用10%硝酸银或50%三氯醋酸酊等烧灼,烧灼时护士协助隔离唾液,压舌,切勿伤及周围正常黏膜。也可用1%～2%甲紫(龙胆紫)或2.5%金霉素甘油糊剂涂布。对溃疡面大、经久不愈的腺周口疮可局部用糖皮质激素。

3. 健康教育　向患者介绍疾病的病程及治疗目的,让其了解本病有自限性,不经治疗,7～10日溃疡也会自愈,不必过度焦虑。让患者了解失眠、疲劳、精神紧张等全身因素均与口腔溃疡的发生有关。嘱患者注意调节生活规律,调整情绪,均衡饮食,去除诱因,防止复发。

二、口腔单纯性疱疹

【概述】

口腔单纯性疱疹(herpetic simplex virus,HSV)是一种常见的急性传染性口腔黏膜的发疱性病变。病毒常潜伏于正常人体细胞内,上呼吸道感染、月经期、消化不良等导致机体抵抗力低下时,病毒可活跃繁殖,导致疱疹发生。疱疹尚可在咽喉、角膜、生殖器以及口腔周围颜面皮肤等处发生。单独发生在口周皮肤者称为唇疱疹;在口腔黏膜处称为疱疹性口炎。

【病因】

本病主要由Ⅰ型单纯疱疹病毒感染引起。传染途径为唾液飞沫和接触传染。胎儿还可经产道传染。

【护理评估】

（一）健康史

了解患者近期有无上呼吸道感染、月经来潮、消化不良等导致机体抵抗力下降的诱因，是否曾与该类患者接触。

（二）症状与体征

1. 疱疹性口炎　好发于 6 岁以下的儿童。发病前 2～3 日，患儿有躁动、发热、流涎、啼哭、拒食等表现。随后口腔黏膜充血、水肿，出现多数针尖大小透明水疱，散在或成簇分布于唇、颊、舌、腭等处黏膜上，咽颊部也可发生。水疱很快破溃形成表浅小溃疡，也可融合形成较大的溃疡，表面有黄白色假膜覆盖。发病期间唾液显著增加，疼痛剧烈，局部淋巴结肿大、有压痛，且全身反应较重。本病有自限性，7～10 日溃疡可自行愈合，不遗留瘢痕。

2. 唇疱疹　常见于成年人，好发于唇红黏膜与皮肤交界处。初始局部有烧灼感、发痒，之后出现小水疱，直径 1～3 mm，常成簇。水疱内为澄清液体，逐渐水疱液变混浊，最后破溃结痂。病程 1～2 周，痂皮脱落，局部留下色素沉着。水疱若继发感染可成脓疱。本病易复发。

（三）心理社会状况评估

疱疹性口炎患儿常表现为躁动不安、哭闹拒食，家属也表现出十分焦虑。唇疱疹虽全身反应轻，但因反复发作，患者非常苦恼。

（四）辅助检查

用 ELISA（酶联）法检测可发现Ⅰ型单纯疱疹病毒。

【护理诊断】

1. 急性疼痛　与疱疹破溃形成溃疡有关。

2. 口腔黏膜改变　与黏膜充血、水肿、溃烂有关。

3. 体温升高　与病毒感染有关。

【护理措施】

1. 一般护理　给予高能量、易消化的流质或软食，保持口腔卫生，去除局部刺激。避免与他人接触，以免传染。

2. 药物治疗　饭前可用 1%～2% 普鲁卡因溶液含漱或用 0.5% 达克罗宁、1% 丁卡因涂敷创面，起暂时止痛的作用，便于进食。饭后清洁口腔，可使用 0.1%～0.2% 氯己定溶液、复方硼酸溶液漱口。全身治疗应遵医嘱应用抗炎、抗病毒药物，同时给予大量的维生素 C 和复合维生素 B，必要时静脉输液。

3. 心理护理　对患者及患儿家属进行心理安慰。介绍发病原因及注意事项，嘱按时用药，以缩短疗程，促进组织愈合。

三、口腔白念珠菌病

【概述】

口腔白念珠菌病（oral candidiasis）是由白念珠菌感染引起的口腔黏膜疾病，好发于婴幼儿。又称雪口病或鹅口疮。

【病因和发病机制】

病原体为白念珠菌，常寄生在正常人的口腔、肠道、阴道和皮肤等处，平时此菌与口内其他微生物存在拮抗作用，保持平衡状态，故不发病。该菌在酸性环境中易于生长，当口腔不洁，长期使用广谱抗生素致使菌群失调，长期使用免疫抑制剂或放射治疗使免疫受抑制、原发性免疫功能缺陷、糖尿病或恶病质等全身严重疾患，假牙下方 pH 偏低等情况时该菌就会大量繁殖而致病。婴儿常在分娩过程中被阴道白念珠菌感染所致，也可通过被白念珠菌污染的哺乳器或母亲乳头而引起感染。

【护理评估】

(一) 健康史

了解患者的全身健康状况、用药史、家族史等诱发因素。

(二) 症状与体征

本病好发于婴幼儿，多发生于唇、颊、舌、腭等黏膜处。初起时患处稍红肿，出现白色斑点，略为凸起，然后斑点逐渐扩大融合成白色斑片，斑片继续融合成大的白色凝乳状斑块，不易被擦掉，勉强撕去时，可见其下是潮红溢血的创面，但不久会再度形成白色假膜。一般患者不感到疼痛，全身症状亦不明显。个别小儿可有低热、哭闹、拒食、口腔干燥等症状。

(三) 心理社会状况评估

患儿躁动不安，哭闹拒食，家属表现得十分焦虑、烦躁，求治心切。

(四) 辅助检查

涂片或细菌培养检查，在显微镜下可见致病菌丝和孢子。

【护理诊断】

1. 口腔黏膜改变　与真菌感染引起黏膜充血、皲裂有关。
2. 吞咽障碍　由病损波及喉部所致。
3. 疼痛　与口腔黏膜破损、出血有关。
4. 知识缺乏　与患儿家属缺乏婴幼儿的保健知识和对疾病的预防知识认识不足有关。

【护理措施】

1. 局部治疗　局部用 2%～4% 碳酸氢钠溶液清洗口腔，使局部环境呈碱性而不利于念珠菌生长，然后涂 1% 甲紫液或制霉菌素液，每日 3～4 次。
2. 抗真菌治疗　重症患者遵医嘱给予抗真菌的药物口服或静滴。婴幼儿要注意防止脱水。
3. 健康教育　让患者家属了解疾病的发病原因及预防措施。要经常用温开水洗涤婴幼儿口腔，哺乳期间要注意妇幼卫生，哺乳用具及母亲乳头要经常清洗消毒。儿童冬季要注意防护口唇皲裂，避免长期使用抗生素、免疫抑制剂等药物。

四、口腔黏膜白斑

【概述】

白斑(leukoplakia)是指发生在口腔黏膜上的角化性白色斑块，是一种慢性浅层病损，组织学上有角化不良或不典型增生等改变，被认为是一种口腔黏膜的癌前病变。白斑好发于中年以上患者，男性多于女性。

【病因】

目前，病因尚不清楚，多数学者认为局部因素如吸烟、饮酒、喜食烫食和酸辣、不良修复体、残冠、错位牙、龋洞的锐缘以及白念珠菌感染等长期刺激诱发所致。全身因素不确定，可能与维生素缺乏、内分泌紊乱、缺铁性贫血、射线照射有关。

【护理评估】

(一) 健康史

询问了解患者的生活习惯，评估患者的全身健康状况。

（二）症状与体征

1. **均质型白斑** 口腔黏膜出现白色或灰白色均质型较硬的斑块，边界清楚，周围黏膜正常，平或稍高出黏膜表面，不粗糙或略感粗糙，柔软。患者除有粗糙不适感外，初起一般无自觉症状，亦可有刺激痛等症状。

2. **疣状白斑** 局部损害呈乳白色，厚而高起，表面出现大小不等的多个乳头突起，呈刺状或绒毛状突起，粗糙，质稍硬，易出现皲裂或溃疡，多发生于牙龈、口角等部位。

3. **颗粒状白斑** 口角区黏膜多见，在充血的黏膜表面的白色损害呈颗粒状突起，表面不平，可有小片状或点状糜烂，有刺激痛。本型白斑多数可查到白念珠菌感染。

4. **溃疡型白斑** 上述3型白斑大多数人早期无不适感觉，如果发生糜烂或溃疡，均称为溃疡型白斑，可出现疼痛，发生癌变的可能性更大。

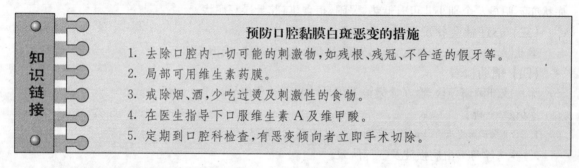

知识链接

预防口腔黏膜白斑恶变的措施

1. 去除口腔内一切可能的刺激物，如残根、残冠、不合适的假牙等。
2. 局部可用维生素药膜。
3. 戒除烟、酒，少吃过烫及刺激性的食物。
4. 在医生指导下口服维生素A及维甲酸。
5. 定期到口腔科检查，有恶变倾向者立即手术切除。

（三）心理社会状况评估

当患者了解到白斑为口腔黏膜癌前病变后，常产生恐惧、焦虑情绪。

【护理诊断】

1. **恐惧** 与惧怕癌症有关。
2. **口腔黏膜改变** 与病损造成口腔黏膜溃疡、皲裂、变厚有关。
3. **知识缺乏** 对疾病相关因素认识不足。

【护理措施】

1. **一般护理** 加强口腔护理，消除诱因，去除一切局部刺激因素。如清除牙结石、拔除残根及摘除不良修复体、磨除龋洞锐缘等。要求其积极戒烟、戒酒，改正不良的饮食习惯。

2. **治疗的护理** 协助医生局部用2%维甲酸溶液或鱼肝油涂擦，口服维生素A、维生素E、维甲酸1~2个月，对经久不愈者应予以手术切除或冷冻治疗。

3. **愈后随访** 对已治愈的白斑患者需追踪观察，一般嘱患者半年或一年复查1次，以便对复发的病情早发现，早治疗。

4. 让患者调整积极乐观的心态，使其正确对待疾病，树立信心，积极配合治疗。

第五节 口腔颌面部感染患者的护理

【案例导入】

患者，女性，25岁，1日前自觉左下侧磨牙后区肿胀，进食困难，吞咽时疼痛加重。今晨，左下侧磨牙后区出现自发性跳痛，张口受限，并伴畏寒、寒战、头痛等症状。体检：体温39℃，脉搏96次/min，呼吸19次/min，血压106/70 mmHg。左下侧磨牙后区冠周软组织红肿、糜烂，探针可触及阻生牙,并可从龈瓣内压出脓液。

思考:

(1) 该患者发生了什么?

(2) 请为该患者拟定一份护理计划。

口腔颌面部感染是一种常见病,可由口腔内潜在的细菌或口腔外部的细菌侵入引起,前者多为牙源性感染,后者多为腺源性或损伤等引起感染。

一、智齿冠周炎

【概述】

冠周炎(pericoronitis)多发生在下颌第3磨牙,所以又称为下颌第3磨牙冠周炎或智齿冠周炎,是该牙萌出受阻,引起牙冠周围软组织的炎症。常发生于18～25岁的青年,是常见口腔疾病之一。

【病因】

由于下颌骨的牙槽骨长度与下颌牙列的位置不相适应,致使该牙萌出受阻,远中牙龈瓣与牙冠间形成盲袋,盲袋内经常有食物残渣和细菌存留,这种局部条件使细菌易于生长、繁殖;加之咀嚼的机械性损伤,使龈瓣及附近组织易受感染。若感冒、疲劳或其他致机体抵抗力下降等因素存在,可诱发智齿冠周炎。

【护理评估】

(一) 健康史

注意询问患者的口腔卫生习惯,如早晚是否刷牙;了解有无牙痛、张口受限等病史。

(二) 症状与体征

常表现为急性炎症过程。初期反应轻微;炎症加重时局部出现跳痛并可反射至耳颞区,炎症波及咀嚼肌时则张口受限;炎症继续发展,可出现发热、畏寒、食欲不振、头痛等全身症状。

口腔检查见下颌智齿萌出不全,冠周软组织红肿、糜烂、触痛。探针可探及阻生牙,并可见龈瓣下溢出脓性分泌物。重者可形成脓肿或感染向邻近组织扩散,伴患侧颌下淋巴结肿大、触痛。

(三) 心理社会状况评估

发病之初症状较轻,多被患者忽视。当感染扩展,出现严重症状时,影响患者的正常工作及生活,患者才迫于就诊。当阻生牙需拔除时患者惧怕手术疼痛而产生恐惧心理。

【护理诊断】

1. 疼痛 与牙冠周围软组织炎症有关。

2. 语言沟通障碍 与疼痛、张口受限有关。

3. 恐惧 与惧怕手术、疼痛有关。

4. 潜在并发症 颌面部间隙感染。

5. 知识缺乏 与疾病早期预防及治疗的知识缺乏有关。

【护理措施】

1. 口腔护理 保持口腔卫生,用高渗温盐水或含漱剂漱口,每日数次。

2. 局部治疗的护理 协助医师对冠周盲袋用3%过氧化氢溶液和生理盐水冲洗,蘸干后将0.5%碘伏或碘甘油送入龈袋内,每日1次。脓肿形成时进行切开引流。

3. 药物治疗的护理 遵医嘱给予止痛剂、镇静剂,需全身治疗者给予抗生素应用。

203

4. 饮食 嘱患者注意休息,进食流质,不吃刺激性食物;治疗期间戒烟、戒酒,给予高营养、易消化的流质饮食;张口受限者采取吸管进食。

5. 健康教育 宣传冠周炎的发病原因及早期治疗的重要性,嘱其按医嘱对病灶牙积极治疗,防止复发。

二、颌面部间隙感染

【概述】

颌面部间隙感染是面部及颌骨周围包括颈上部软组织的化脓性炎症的总称,因此,病变可波及皮肤、黏膜、筋膜以及结缔组织、肌肉、神经血管、淋巴结及涎腺。在正常的颌面部解剖结构中,有多个潜在的筋膜间隙为疏松的结缔组织所充满,因此各间隙之间互相通联。炎症可以局限于单个间隙,亦可扩散到相邻间隙。化脓性炎症弥散时为蜂窝织炎,局限时为脓肿。

【病因】

最常见的原因为牙源性感染,如下颌第 3 磨牙冠周炎、根尖周炎等;其次是腺源性感染,多见于幼儿。外伤及血源性感染少见。病原菌以葡萄球菌和链球菌为主,多为混合感染。

【护理评估】

(一)健康史

了解患者的口腔卫生习惯,有否牙痛、张口受限、牙龈出血、口臭等病史。

(二)症状与体征

症状与体征常表现为急性炎症过程。局部表现为红、肿、热、痛、功能障碍,重者有高热、寒战。因感染部位不同,可有其他特殊表现。如咀嚼肌受累,可出现张口受限,进食困难;炎症侵及喉头、咽旁、口底可引起局部水肿,使咽腔缩小或压迫气管,或致舌体抬高后退,造成不同程度的呼吸和吞咽困难;腐败坏死性感染可使局部红、热不明显,但有广泛性水肿,全身中毒症状严重,或出现严重的并发症。浅层间隙感染炎症局限时可有波动感;深层间隙感染则局部有凹陷性水肿及压痛点。化脓性感染穿刺检查抽出的脓液呈黄或粉红色;腐败坏死性感染的脓液则稀薄、污黑,且常有恶臭。

(三)心理社会状况评估

因该病所致的局部及全身症状严重,患者常常表现出紧张焦虑心情,十分担心疾病的预后。

(四)辅助检查

血常规检查发现白细胞总数升高。

【护理诊断】

1. 疼痛 与炎症有关。

2. 体温过高 与感染有关。

3. 有窒息的危险 与肿胀导致咽腔缩小或压迫气管有关。

4. 焦虑 与全身不适及担心预后有关。

(五)护理措施

1. 提供舒适安静的环境,让患者充分休息。

2. 密切观察生命体征、局部及全身症状。如肿胀严重引起呼吸困难者,必要时行气管切开术。

3. 给予高热量、高营养的流质饮食,张口受限者采取吸管进食。

4. 保持口腔清洁。病情轻者,嘱其用温水或漱口液漱口,重者用 3% 过氧化氢溶液清洗。

5. 遵医嘱应用抗生素治疗,病情严重者给予全身支持治疗。

6. 感染控制后,及时处理病灶牙,对不能保留的患牙应及早拔除。

三、颌骨骨髓炎

【概述】

颌骨骨髓炎(osteomyelitis of the jaws)是指颌骨全部骨组织包括骨膜、骨皮质、骨髓及其中的血管、神经的炎症。

【病因】

颌骨骨髓炎多为化脓性感染,病原菌主要为金黄色葡萄球菌。以牙源性感染最多见,常由急性根尖周炎或冠周炎发展而来。另外,物理性(如放射性)及化学性因素也可引起颌骨骨髓坏死而继发感染形成颌骨骨髓炎。炎症如从骨髓向四周扩展,破坏颌骨,称之为中央性颌骨骨髓炎;如由骨膜下脓肿损害骨皮质,则称为边缘性骨髓炎。如病情未及时控制,少数亦可发展至破坏整块颌骨。

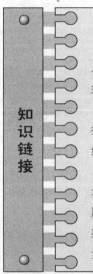

如何预防放射性颌骨骨髓坏死及骨髓炎

1. 放疗前要消除口腔内外的一切感染灶。进行全口洁治;拔除无法治愈的病牙;治疗仍能保留的龋齿、牙周炎等病牙;拆除口腔内原有的金属假牙;活动假牙须在放疗终止后一段时期再行配戴,以防造成黏膜损伤。

2. 放射治疗中,对非照射区应用屏障物予以隔离;口腔内发生溃疡时,局部涂抗生素软膏,以防感染。在放射治疗中应加强对非放射野组织的防护,减少放射线对组织尤其是牙、颌的损伤。

3. 放射治疗后,一旦发生牙源性炎症,必须进行手术或拔牙时,应尽量减少手术损伤;手术前、后均应使用有效抗生素,控制继发感染。在放射治疗后,注意口腔清洁,定期检查,及时充填龋齿,尽量避免在放射治疗后3年内拔牙,以免引起放射性颌骨骨髓炎。如必须拔除患牙的,则应尽力减少手术损伤,使用适量的抗生素,控制继发感染。

【护理评估】

(一) 健康史

了解有无根尖周炎、冠周炎等牙病史;有无理化因素接触史。

(二) 症状与体征

1. 中央性颌骨骨髓炎　分为急性期与慢性期。

(1) 急性期:起病急骤,多由根尖感染引起。患牙持续性剧痛伴放射痛,牙松动,有叩击痛、牙周溢脓、面颊肿胀。全身中毒症状明显,出现高热、寒战、白细胞增高、脱水及中毒表现。下牙槽神经受累则出现下唇麻木,咀嚼肌受累则出现张口受限。

(2) 慢性期:常为急性期的延续,此时患者的全身及局部症状缓解,口内或皮肤出现瘘管流脓,有时混杂有小块死骨。重者形成大块死骨或病理性骨折,出现咬合错乱及面部畸形。若死骨不清除,病变可迁延数月至数年,一旦瘘管阻塞,炎症又可急性发作。

2. 边缘性颌骨骨髓炎　多见于青年人,好发于下颌支,多由下颌第3磨牙冠周炎引起颌周间隙感染所致。急性期常被间隙感染症状掩盖。慢性期骨膜溶解,骨皮质脱钙疏松并有小块死骨形成,可见瘘管形成,瘘管阻塞,亦可急性发作。慢性期患者的全身症状较轻,腮腺嚼肌区出现炎性浸润硬块,有压痛、水肿、张口困难等症状。

（三）心理社会状况评估

急性期病情重,患者及家属均感紧张,手足无措。慢性期因病程迁延,时好时坏,患者对治疗缺乏信心。如果发生病理性颌骨骨折,患者出现咬合错乱和面部畸形,将导致患者自我形象紊乱,严重影响其正常生活及社交活动。

（四）辅助检查

1. 中央性骨髓炎 2～4 周后 X 线检查可见骨质密度减低区,3 个月后,显示病灶局限,有死骨形成并与健康骨分离。

2. 边缘性骨髓炎,下颌支 X 线检查可见骨皮质不光滑,或有小片死骨形成。

【护理诊断】

1. 体温升高　与感染有关。

2. 焦虑　与病程迁延、担心预后不佳有关。

3. 营养失调(低于机体需要量)　与感染造成机体消耗增加、摄入不足有关。

4. 自我形象紊乱　与病理性骨折有关。

【护理措施】

1. 密切观察　急性期应密切观察患者的生命体征特别是体温的变化,严格执行治疗方案,合理按时应用抗生素;行外科引流的患者,应注意观察引流液的量、色的变化。

2. 口腔护理　对引流或夹板固定颌骨的患者,用多贝尔氏液或生理盐水,将冲洗头放入口中,边冲洗边用吸引器吸出冲洗液,以达到彻底清洁口腔的目的。

3. 物理疗法　改善局部血运,缓解疼痛,以达到消肿,促进炎症局限及创口愈合的目的。

4. 手术患者的护理　对慢性炎症需手术摘除死骨,清除病灶者,做好术前准备,术后注意结扎丝或夹板固定的情况,避免发生骨折;下颌骨摘除较多时,应注意呼吸情况的变化,有呼吸困难时应及时行气管切开术;死骨摘除后影响功能时,于后期行骨移植或义颌修复。

5. 生活护理　为患者提供安静的休息环境,保证足够的休息及睡眠。高热失水者给予静脉补液,维持水、电解质平衡,进食营养丰富的流质或软食,增加营养摄入。

6. 心理护理　对焦虑患者进行心理疏导,介绍其与同种疾病恢复期患者认识,利用现身说法的方法增强患者的信心,积极配合治疗。

7. 健康教育　结扎丝及夹板去除后,告诉患者逐渐练习张、闭口运动,直至功能恢复。勿吃坚硬食物。

第六节　口腔颌面部损伤患者的护理

【案例导入】

患者,男性,35 岁。今晨因车祸致颌面部损伤急诊入院。检查:体温 36.8 ℃,脉搏 72 次/min,呼吸 18 次/min,血压 108/70 mmHg,神志清楚。下颌骨肿胀、出血、移位,咬合紊乱,下唇麻木。X 线检查示下颌骨颏孔处骨折。初步诊断:下颌骨骨折。

思考:

(1)口腔颌面部损伤分哪几类?其临床特点是什么?

(2)口腔颌面部出血患者该如何护理?

(3)请为此患者拟定一份护理计划。

颌面部居人体显露部位,无论平时或战时均易受到损伤。由于损伤的原因和程度不同,症状与体征也各有异,轻者不留后患,重者可丧失生命。

一、口腔颌面部损伤的特点与急救护理

口腔颌面部遭受损伤后,除了出现受伤部位肿胀、疼痛、功能障碍和相应的全身反应等常见的表现外,还由于其解剖生理特点及功能的要求,损伤后还有其特殊性,甚至出现一些危及生命的特点。

(一) 口腔颌面部损伤的特点

1. **易发生窒息** 损伤后颌骨骨折片及软组织移位,软组织水肿、血肿,血块以及各种异物的存留等,均可能阻塞上呼吸道而窒息。

2. **易出血** 颌面部血管丰富,血管吻合支多,加之静脉瓣缺乏,一方面伤后易引起大量出血,同时颌面部皮下组织疏松,筋膜间隙多,伤后易形成组织内血肿;另一方面因血运丰富,组织的愈合能力和抗感染能力均较强,创口也易于愈合。

3. **易感染** 颌面部与外界相通的腔窦较多,如口腔、鼻腔、上颌窦等,腔窦内有病原菌存在,当创口与腔或窦相通时极易继发感染。

4. **合并颅脑损伤** 颜面骨骼邻近颅脑,尤其是上颌骨与颅底连接紧密,损伤时常合并颅脑损伤,如脑震荡、脑挫伤、颅底骨折等。

5. **功能障碍及特殊器官损伤** 由于口腔颌面部、鼻等器官有着特殊的生理功能,故损伤后对患者的呼吸、咀嚼、吞咽、语言、表情等有着不同程度的影响。颌面部是人体的暴露部位,面容的美观十分重要,扩创时如处理不当,将给患者及家人在精神上带来极大的痛苦。

(二) 口腔颌面部损伤的急救

1. **窒息的急救** 外伤性窒息可分为阻塞性和吸入性两种。阻塞性窒息系指异物(血凝块、碎骨片等)、舌后坠、口底组织水肿或血肿等堵塞呼吸道所致;吸入性窒息系指将血液、异物、呕吐物等吸入气管或支气管引起的窒息。窒息初期患者有烦躁不安、出汗、鼻翼扇动、吸气长于呼气或喉鸣音等症状,严重时出现发绀,吸气时出现三凹现象(即锁骨上窝、胸骨上窝、肋间隙凹陷),呼气浅而速,继而出现脉速、脉弱、血压下降、瞳孔散大甚至死亡。急救的关键在于早期发现及时处理,要把急救工作做在窒息发生之前。查出发生窒息的原因,针对原因进行抢救。

(1) **解除阻塞:**用手指或吸引器清除堵塞的异物、血凝块或分泌物。用口吸橡皮管或用吸引器迅速吸出血液、凝血块、分泌物等;对有舌后坠的患者,可用舌钳夹住舌体或用粗圆针、粗线穿过舌中部将舌拉出口外;对咽部或口底肿胀引起呼吸道梗阻者,可经鼻孔放入鼻咽管以解除窒息。若仍不能解除,可用粗针头行环甲膜穿刺,同时行紧急气管切开术进行抢救。

(2) **体位:**先解开颈部衣扣。患者神志清醒时,使其面部向下;神志不清时,使其俯卧,将前额垫高,让分泌物自然流出;也可采取平卧位,头偏向一侧。

(3) **药物运用:**需要时遵医嘱可注射尼可刹米、洛贝林或苯甲酸钠咖啡因等药物以兴奋呼吸中枢。

2. **出血的急救** 口腔颌面部血供丰富,损伤后一般出血或渗血较多,如损伤大血管,处理不及时可危及生命。对于出血的急救,首先应判断出血的部位、出血的来源(毛细血管渗血、静脉出血、动脉破裂出血)和现场条件,并估计失血量而采取相应的处置措施。如患者表现为面色苍白、无力、眩晕、口渴、呼吸浅速、脉搏快弱及血压下降,估计失血量已经超过 800 ml,除立即进行现场止血外,同时应给以静脉输液、输血。临时的止血方法如下:

（1）压迫止血：该方法简便易行，见效快。

1）指压法：适用于中等或较大的动脉出血。如头顶、前额部出血，可在耳屏前颧弓根部压迫颞浅动脉；如颜面部出血，可在下颌角前切迹处压迫面动脉；如头颈部大出血，在紧急时，可在胸锁乳突肌前缘第6颈椎水平压迫颈总动脉。这些方法均可获得暂时的、明显的止血效果，然后再采用其他进一步的止血措施。

2）包扎法：适用于毛细血管、小动脉、小静脉的出血。包扎有压迫止血、暂时性固定、保护创面、缩小创面、减少污染、减少唾液外流、止痛等作用。颌面部受伤后常用的包扎方法有三角巾风帽式包扎法、三角巾具式包扎法、头颌绷带十字形包扎法、四尾带包扎法等。先将软组织复位，在创面上覆盖纱布，用绷带加压包扎。包扎时用力要适当，不要影响呼吸道通畅。

3）填塞法：适用于开放性的洞穿性损伤。将纱布填塞到创口内，再用绷带加压包扎。颈部和口底的创伤填塞时要注意保持呼吸道通畅，避免压迫气管，以免窒息。

（2）结扎止血：对较大的出血点，在条件允许的情况下，用止血钳夹住血管断端进行结扎和缝扎。对某些不易找到血管断端的深部伤口，经各种方法处理均不能止血时，应考虑行同侧颈外动脉结扎，以达到控制出血的目的。

（3）药物止血：全身可使用止血药物，如酚磺乙胺（止血敏）、肾上腺色腙（安络血）、维生素K、对羧基苄胺等，以协助加速血液的凝固。局部可用云南白药、止血粉，将其撒在创面上用干纱布加压包扎，可起到较好的止血效果；也可局部用明胶海绵止血。

3. 休克的急救　口腔颌面外伤所导致的休克主要是创伤性休克或出血性休克。创伤性休克的处理原则是安静、镇痛、止血和补液，以及使用药物协助恢复和维持血压。对失血性休克则应紧急加压输血，补充血容量，以恢复血压并加以维持。

4. 合并颅脑损伤的急救　口腔颌面部创伤经常伴有颅脑损伤，如脑震荡、脑挫伤、颅内血肿、脑脊液漏等。如可疑伴发颅脑损伤，应及时请神经外科会诊给予排除。凡伴有颅脑损伤的患者，应卧床休息，减少搬动，暂停不急需的检查或手术。如鼻或外耳道出现脑脊液漏时，禁止做耳鼻内填塞与冲洗，以免引起颅内感染。如有颅内压增高现象，应控制入水量，并静脉推注或滴注20%甘露醇200 ml，每日3～4次，以减轻脑水肿，降低颅内压。对烦躁不安的患者可遵医嘱肌内注射苯巴比妥钠0.1 g。一般禁用吗啡。如有颅内血肿形成征象，应及时报告医生请相关专科会诊处理。

5. 运送　运送伤员时应注意保持呼吸道通畅。对昏迷的伤员，应采用俯卧位，将额部垫高，使口鼻悬空，以利于引流和防止舌后坠。一般伤员可采用侧卧位，避免血凝块及分泌物堆积在咽部。运送途中，应严密观察全身和局部情况，防止发生窒息和休克等危重情况。

6. 防治感染　口腔颌面部损伤的创面常被污染，甚至嵌入砂石、碎布等异物以及自身软硬组织碎片。感染对伤员的危害有时比原发损伤更为严重。因此，有效而及时的防治感染至关重要。在有条件进行清创手术时，应尽早进行。在无清创条件时，应及时包扎伤口，以隔绝感染源。伤后应及时注射破伤风抗毒素血清，及早使用抗生素预防感染。

二、口腔颌面部损伤的分类与护理

【概述】
口腔颌面损伤的类型很多，临床上以口腔软组织损伤、牙及牙槽骨损伤及颌骨骨折最常见。

【护理评估】

（一）健康史

了解有无全身疾病及外伤手术史。

（二）症状与体征

1. **口腔软组织损伤**　口腔颌面软组织损伤分为闭合性损伤与开放性损伤。前者为挫伤，主要表现为疼痛和血肿；后者常见有擦伤、切割伤、刺伤、撕裂伤、火器伤等，主要表现为伤口出血、疼痛、血肿等。

2. **牙及牙槽骨损伤**　前牙区多见，常因碰撞、打击、跌倒或咀嚼硬物而引起。轻则牙体松动，重则发生牙脱位、牙折断及牙槽骨骨折。有牙槽骨骨折时可见附近的软组织及牙龈撕裂、出血与局部肿胀，牙错位对造成咬合关系紊乱。

3. **颌骨骨折**　多为下颌骨骨折，其骨折线易发生在解剖结构较薄弱的部位，如颏孔、下颌角、髁状突等部位。骨折表现为局部疼痛、肿胀、出血、压痛。由于下颌骨周围有强大的开口、闭口肌肉附着，因此，骨折时一般均发生错位、咬合关系紊乱等。

（三）心理社会状况评估

颌面部损伤多因交通事故、工伤及暴力所致，常给患者及家属带来沉重打击，患者会出现不同程度的恐惧与焦虑情绪。

（四）辅助检查

X线、CT等检查可显示骨折部位及骨折片移位等。

【护理诊断】

1. **疼痛**　与软组织受伤、骨折等有关。

2. **组织完整性受损**　与外伤有关。

3. **自我形象紊乱**　与骨折断端移位有关。

4. **口腔黏膜改变**　与损伤、下颌制动致口腔护理障碍有关。

5. **吞咽困难**　与疼痛、咬合关系紊乱、咀嚼功能障碍、下颌制动有关。

6. **恐惧**　与突发的伤害及手术有关。

7. **潜在并发症**（窒息、出血、感染等）　与伤口渗血、伤口暴露、污染、手术创伤等有关。

【护理措施】

1. **体位**　经急救处理后，患者一般取仰卧位，头偏向一侧，以利于口内液体自行流出。出血不多及合并颅脑损伤的患者，可取半卧位，以利血液回流减轻局部组织水肿。

2. **密切观察**　严密观测体温、脉搏、呼吸、血压，观察神志及瞳孔的变化。对口内有夹板或颌间栓丝固定的患者，应定期检查钢丝是否松动、刺伤黏膜，及时根据病情调整。

3. **保持呼吸道通畅**　及时清除口、鼻腔分泌物，呕吐物，异物及凝血块，以防窒息。必要时行气管插管或气管切开术，对缺氧患者及时给氧。

4. **药物治疗**　按医嘱要求及时输血、输液，全身应用抗生素及注射破伤风抗毒素血清。根据伤情准备急救用品，如氧气、吸引器、气管切开包及急救药品等。

5. **饮食**　合理饮食对促进创伤恢复非常重要。根据医嘱和病情需要，选择合适的饮食及进食方法。如一般患者可给予高蛋白、高热量及维生素丰富的半流质，颌间固定的患者采用鼻饲，不能吸吮的患者应进行喂食。

6. **保持口腔卫生**　每日用1%～3%过氧化氢溶液和生理盐水擦拭口腔1～2次。对颌间固定的患者，因无法咀嚼而失去口腔自洁作用，食物残渣很易积聚于夹板、连接丝和牙间隙，因此这类患者每次进食后，都应用冲洗器、棉签或小牙刷进行口腔的清洗工作。

7. **心理护理**　给予耐心解释、疏导及安慰，使患者主动配合治疗，尽快消除患者及家属的焦虑情绪。

8. 健康教育 对口腔颌面部损伤,全身状况良好者,鼓励其早期下床活动,使其掌握功能训练的时机与方法,以改善血液循环,促进早期康复。对颌骨骨折患者,一般固定 4 周左右,之后即可逐步活动,练习张口;关节部和上颌骨骨折一般固定 3 周即可开始活动。同时要进行必要的安全教育,防止意外事故发生。

第七节 先天性唇裂与腭裂患者的护理

【案例导入】

患儿,男性,6 个月,因出生后出现唇、腭裂而来院就诊。患儿容貌破坏,吸吮有困难,自出生后反复多次患上呼吸道感染,体格消瘦,发音时呈重鼻音。检查:上唇完全裂开,鼻底裂隙超过软、硬腭交界处。初步诊断:Ⅲ度唇裂,Ⅱ度腭裂。

思考:

(1) 先天性唇裂可以分哪几型?

(2) 请为患儿制定术前、术后的护理计划。

(3) 手术治疗后如何进行语音训练?

一、唇裂

【概述】

唇裂(cleft lip)在口腔颌面部先天性畸形中发病率较高,唇裂可单独发生或同时伴有腭裂畸形,常造成容貌缺陷及生理功能障碍,如咀嚼、吞咽、语言、表情等功能障碍。唇裂通过手术治疗的方法可恢复接近正常的外形和功能。单侧唇裂整复术最适宜的年龄是 3～6 个月,双侧唇裂整复术则推迟到 6～12 个月。

【病因和发病机制】

唇裂的发病因素是胎儿在发育过程中,受到某种因素的影响,使面部各突起的互相连接受到阻碍而形成的裂隙。根据研究表明,唇裂可能与遗传和妇女妊娠期的营养、感染、损伤、药物、物理、烟酒和内分泌等因素有关。

【护理评估】

(一) 健康史

了解患儿的全身情况,有无其他全身疾病、过敏史及家族史。

(二) 症状与体征

唇裂根据发生的部位不同,分为单侧唇裂和双侧唇裂。单侧唇裂又可以分为不完全唇裂(Ⅰ度、Ⅱ度)和完全唇裂(Ⅲ度);双侧唇裂又可以分为不完全唇裂、完全唇裂和混合唇裂。根据裂隙的程度分为 3 度:Ⅰ度唇裂只限于红唇部裂开;Ⅱ度唇裂为上唇部分裂,但鼻底完整;Ⅲ度唇裂为上唇、鼻底完全裂开。

患儿因唇部裂隙,吸吮及进食均有一定困难,加之唇部裂开,冷空气可直接进入口咽部,极易患呼吸道感染,常影响患儿的生长发育,可有营养、发育不良的体征。

(三) 心理社会状况评估

先天性唇裂患儿如未在婴幼儿期进行整复术,常受到同龄儿童的歧视,有自卑心理,性格孤僻,不愿与人交往;患儿父母也受到极大的心理创伤,对患儿的前途忧心忡忡,担心唇裂畸形会影响患儿的智力发育。

【护理诊断】

1. 有感染的危险　与切口暴露,未及时清除鼻涕、血痂或食物残渣有关。

2. 潜在并发症(创口裂开、出血)　与患儿挠抓伤口、哭闹有关。

3. 组织完整性受损　与先天性畸形有关。

【护理措施】

1. 术前护理

(1) 协助医生做好各项检查,如有明显发育不良或面部有皮炎、疖肿时,均应推迟手术。

(2) 让患儿父母了解,先天性唇、腭裂患儿的智力一般是正常的,向患儿及家属介绍唇裂的预后情况,以增强信心。

(3) 指导患儿父母改变喂养方式,停止母乳或奶瓶喂养,改用汤匙或滴管喂食,以便术后患儿适应这种进食方式。

(4) 术前 1 日做局部皮肤准备,用肥皂水清洗上下唇及鼻部,并用生理盐水棉球擦洗口腔。

(5) 术前 6 h 禁食,婴幼儿术前 4 h 可口服葡萄糖水或糖开水 100～150 ml,随后即禁食。

2. 术后护理

(1) 全麻未醒患儿,应平卧,头偏向一侧。患儿回病室或麻醉恢复室后,松开其衣领,取屈膝侧卧位,头偏向一侧,以利分泌物流出。

(2) 患儿清醒后,应用护臂夹板固定双臂,限制肘关节弯曲,以免用手搔抓唇部创口。病室宜温暖,避免术后感冒、流涕。

(3) 患儿清醒后 4 h,可给少量葡萄糖水,若无呕吐,可开始喂乳或流质。示范并指导患儿家属用滴管或小汤匙喂饲,喂食时汤匙置于健侧,避免碰触伤口。术后 10 日方可吸吮母乳或奶瓶。

(4) 术后 1 日内可加压包扎,防止伤口出血。术后第 2 日即可使唇部创口暴露,每日用生理盐水清洗创口,如有血痂可用 3% 过氧化氢液清洗,保持创口清洁,以防痂下感染。

(5) 张力较大时,使用唇弓固定,一般术后 10 日去除。

(6) 注意保暖,防止感冒、流涕,以免引起创口糜烂,甚至裂开。

(7) 术后 5～7 日拆线,术后及拆线后嘱患儿家属应避免患儿跌跤及碰撞唇部,以免创口裂开。

二、腭裂

【概述】

腭裂(cleft palate)可单独发生,也可与唇裂同时伴发。腭裂不仅有软组织畸形,大部分腭裂患者可伴有不同程度的骨组织缺损和畸形。因此,腭裂畸形造成的多种生理功能障碍,特别是语言功能障碍和牙错乱,对患者的生活、学习、工作均带来不利影响,也容易造成成人的心理障碍。一般认为 1.5～2 岁之间进行手术,有利于语音的正常矫正。

【病因】

腭裂的发病因素与唇裂一样,也是胎儿在发育过程中,受到某种因素的影响,使面部各突起的互相连接受到阻碍而形成的裂隙。大部分是遗传与环境两种因素共同作用的结果。此外,妇科疾病或经常接触放射线等,也可能导致胎儿畸形。

211

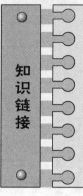

怎样预防先天性唇、腭裂？

从胚胎发育来看，母亲怀孕6～10周，正是上唇和上腭相连接的时候。一旦受到某些因素的干扰，就可能影响胚胎颌面部正常的生长发育，发生唇、腭裂。为了避免发生唇、腭裂，预防的关键在怀孕后的前12周，注意保持情绪稳定，当孕妇出现忧虑、焦急、暴躁、恐惧等不良情绪时，肾上腺皮质激素可能阻碍胚胎某些组织的融汇作用，造成胎儿唇裂或腭裂。夫妇应该在有准备的情况下要孩子。怀孕的前几个月应该少抽烟、少喝酒，避免接触特殊的化学药物，如苯酚类、农药、抗组织胺药物或抗惊厥药物、放射线等，避免患病毒性感冒、疱疹等疾病。

【护理评估】

（一）健康史

了解患儿有无其他全身疾病、过敏史、家族史及上呼吸道感染症状；评估患者的吸吮、进食和发音、说话情况。

（二）症状与体征

可分为单侧腭裂和双侧腭裂。临床通常将腭裂分为软腭裂、软硬腭裂、单侧完全腭裂和双侧完全腭裂4类。

1. **软腭裂** 仅软腭裂开，有时只限于腭垂。不分左右，一般不伴唇裂。

2. **软硬腭裂** 软腭完全裂开伴部分硬腭裂开，有时伴有单侧部分（不完全）唇裂，但牙槽突常完整。本型也无左右之分。

3. **单侧完全腭裂** 软硬腭完全裂开，常伴有牙槽嵴裂及同侧完全性唇裂。

4. **双侧完全腭裂** 常与双侧唇裂同时发生，鼻中隔、前颌突及前唇部分孤立于中央。

因腭裂造成鼻口相通，使吸吮、进食、发音等功能障碍。进食时食物易从鼻腔溢出，发音时呈重鼻音。又因鼻腔和鼻黏膜暴露，失去对空气的过滤和加湿作用，容易受冷空气刺激而发生上呼吸道感染。部分患者可有上颌骨发育不全，面中1/3塌陷，呈刀削脸状。

（三）心理社会状况评估

腭裂患儿在饮食、吞咽、呼吸等方面均有严重功能障碍，尤其是语言障碍使患者交往困难，性格更孤僻。患者及家属对手术效果表示担忧或期望过高。

【护理诊断】

1. **有窒息的危险** 与全麻术后呕吐、麻醉插管导致口咽部组织水肿或喂养不当有关。

2. **语言沟通障碍** 与腭裂及手术有关。

3. **婴儿喂养困难** 与腭裂造成鼻腔与口腔相通有关。

4. **焦虑** 与患者及家属担心手术效果有关。

【护理措施】

1. 术前护理

（1）协助医生对患儿进行全面的健康检查，因腭裂手术时间长，出血较多，还应做好输血准备。

（2）向患儿父母介绍腭裂患儿的智力一般是正常的，及同样疾病患者的治愈情况，以缓解患儿及家属的焦虑情绪。

（3）指导患儿父母正确的喂养方式，用汤匙或滴管喂食，以便术后患儿适应这种进食方式。并告知患儿及其父母，术后不能大声哭笑和喊叫，不能吃硬的和过烫的食物，以免影响伤口愈合。

（4）腭裂患儿术前3日开始用1：5 000呋喃西林液漱口，用0.5％呋喃西林麻黄素液滴鼻，每日3次。部分患者术前1周试戴腭护板，以备术后使用，保护创口。

2. 术后护理

（1）全麻未醒患儿，应取平卧位，头偏向一侧。麻醉清醒后可取头高卧位，以减轻局部水肿。病室宜温暖，避免术后感冒、咳嗽。

（2）保持呼吸道通畅，用吸痰管及时吸出口、鼻腔渗出物和呕吐物。吸引时切勿接触伤口，以免引起出血。

（3）注意伤口及鼻腔有无渗血，保持腭护板固位，防止松脱。每日用0.5％呋喃西林麻黄素液滴鼻，每日3次。每日清洗口腔或用漱口液漱口。遵医嘱给予适当的抗生素，以预防感染。保持患儿安静，避免大声哭闹，以防腭部伤口裂开。术后2周拆线。

（4）腭裂术后10～14日内进食全流质，以后逐渐改为半流质，1个月后可进普食。

3. 语音训练　腭裂整复术后为正确发音创造了解剖条件，但一般仍须进行一段时间的功能训练，才可能获得较正确的语音。而对年龄较大或成年时行手术治疗者，由于其已形成一定的腭裂语音习惯，即使进行了解剖上的重建，发音效果仍往往不能令人满意，语音训练就更成为整个腭裂治疗中十分重要的环节。

腭裂整复术后1～2月开始进行语音训练，分两个阶段进行。

（1）第1阶段：主要是练习软腭及咽部的肌肉活动，使其有效地完成腭咽闭合动作。较常用以下几种方法：①吹气法：目的是训练正确的呼吸方法并逐渐增加口腔中的气压，可用玻璃管吹水泡或肥皂泡，或练习吹气球、笛子、喇叭、口琴等。②练习唇舌部肌肉活动：唇舌的肌肉活动对正确发音有密切关系。腭裂患者在发音时常常运用唇舌的运动强行代偿，因此必须重新训练，纠正其不正确的舌运动习惯，使唇舌肌肉变得灵活和协调。

（2）第2阶段：在软腭、咽部以及唇舌部的肌肉活动已趋正常，腭咽闭合基本恢复正常后，就可以开始进行第2阶段的发音练习。①练习单音：可按学习汉语拼音法进行训练，在练习字母发音时，最好由专人指导，注意观察患者不能准确发音的原因，并随时予以纠正。②练习单字的拼音：能够准确发出元音及辅音字母后，即可以开始练习单字的拼音。③练习语句及谈话：在拼音的基础上，可开始练习简单的语句和谈话，要求语句中的每个单字发音清楚，互不混淆，待能缓慢而正确地读出短句后，可进一步练习朗读较长的文章，逐渐加快速度。可先由练习唱歌、朗诵、读报等做起，然后再练习谈话。要求语句中的每个单字发音清楚。

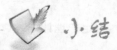 小结

本章详细地介绍了口腔科常见疾病的概述、病因、护理评估、护理诊断、护理计划、护理措施及护理评价。通过本章的学习要求学生能够熟悉常见口腔科疾病的护理程序及对患者的健康教育，做到认真、积极、耐心地护理患者，并且能够在护理过程中及时发现可能出现的并发症，以便更好地配合医生做好口腔科患者的治疗及护理工作，促使患者顺利康复。

复　习　题

【简答题】

1. 急性牙髓炎的疼痛有何特点？
2. 简述颌骨骨髓炎的护理措施。
3. 简述口腔颌面部损伤的特点。
4. 简述颌面部损伤窒息的急救护理措施。
5. 唇裂可给患儿造成哪些障碍？腭裂患儿手术治疗后如何进行语音训练？
6. 如何预防龋齿？
7. 简述牙周炎的临床表现。

【案例分析】

1. 患者,男性,38 岁,夜间急诊。主述牙齿疼痛剧烈,呈阵发性,但不能指出是哪一颗牙痛,不吃任何食物;疼痛为自发性疼痛,而且遇凉水疼痛加重。探诊检查可见左下颌 6 深龋。

   思考:

   (1) 根据临床症状对该疾病作出诊断。

   (2) 根据护理评估作出护理诊断。

   (3) 制定相应的护理措施。

2. 患者,男性,32 岁,因左侧牙齿剧烈疼痛 2 日就诊。夜不能眠,不能准确说出患牙,自诉口含冷水疼痛有所缓解,就诊时迫切要求立即为其止痛,但惧怕钻牙。检查:痛苦面容,左下颌第 1 磨牙龋坏,无叩击痛,热牙胶刺激使该牙疼痛加剧,冷水刺激则使其疼痛缓解,余无异常。诊断:左下颌第 1 磨牙急性化脓性牙髓炎。

   思考:

   (1) 针对患者目前的状况,你应采取哪些护理措施？

   (2) 你应如何对患者进行健康教育？

3. 患者,男性,46 岁,因刷牙出血,口内异味就诊。门诊检查可见牙龈肿胀,牙周袋较深,轻压溢脓,诊断为牙周炎。

   思考:

   (1) 请根据患者目前的状况提出护理诊断,拟定护理计划。

   (2) 如何对该患者进行健康教育？

4. 患儿,男性,5 岁,一周前患"上呼吸道感染",用药不详。2 日前患儿出现流涎、拒食,自述口腔剧痛。体检:体温 38.5℃,脉搏 96 次/min,呼吸 20 次/min,颌下淋巴结肿大、压痛,舌面有多个透明水疱,唇及面颊部有散在分布的数个小溃疡。

   思考:

   (1) 根据临床症状作出初步诊断。

   (2) 请为此患儿拟定一份护理计划。

5. 患儿,男性,8 个月。近 2 日患儿哭闹、烦躁不安、拒食,无吞咽困难。体检:患儿颊、腭黏膜可见多处散在的白色凝乳状斑块,斑块略突起,用棉签擦掉后可见潮红创面,并有少量溢血。实验室检查:发现念珠菌菌丝。初步诊断:口腔念珠菌病。

思考：

（1）引起口腔念珠菌病常见的病因有哪些？

（2）如何对患儿家属进行健康宣教？

（邓　辉）

附录 中英文对照索引

虹膜 iris
虹膜睫状体炎 acute iridocyclitis
喉 laryn
喉癌 carcinoma of larynx
喉梗阻 laryngeal obstruction
喉咽 laryngopharynx
呼吸暂停低通气指数 apnea—hypopnea index
花粉症 pollinosis
滑车神经 trochlear nerve
环状软骨 cricoid cartilage
黄斑 macula lutea
黄斑中心凹 fovea centralis
会厌软骨 epiglottic cartilage

J

急性鼻窦炎 acute sinusitis
急性鼻炎 acute rhinitis
急性闭角型青光眼 acute angle—closure glaucoma
急性喉炎 acute laryngitis
急性化脓性中耳炎 acute suppurative otitis media
急性会厌炎 acute epiglottitis
急性细菌性结膜炎 acute bacterial conjunctivitis
季节性变应性鼻炎 seasonal allergic rhinitis
颊 cheeks
甲状软骨 thyroid cartilage
睑板腺囊肿 chalazion
睑结膜 palpebral conjunctiva
睑裂 palpebral fissure
睑腺炎 hordeolum
交感神经 sympathetic nerve
角巩膜缘 limbus
角膜 cornea
结膜 conjunctiva
结膜囊 conjunctival sac
结膜炎 conjunctivitis
睫状充血 ciliaryinjection
睫状冠 ciliary crown
睫状后长动脉 long posterior ciliary artery
睫状后短动脉 short pesterior ciliary artery
睫状前动脉 anterior ciliary artery
睫状前静脉 canterior ciliary vein
睫状神经节 ciliary ganglion
睫状体 ciliary body
睫状体扁平部 pars plana

睫状突 ciliary processes
近视 myopia
晶状体 lens
锯齿缘 ora serrata

K

开角型青光眼 open—angle glaucoma, OAG
口底 floor of the mouth
口腔 oral cavity
口腔白念珠菌病 oral candidiasis
口腔单纯性疱疹 herpetic simplex
口腔前庭 vestibule of the mouth
口咽 ompharynx
眶上裂 superior orbital fissure
眶下裂 inferior orbital fissure

L

老年性白内障 senile cataract
老视 presbyopia
泪道 lacrimal passage
泪囊 lacrimal sac
泪器 lacrimal apparatus
泪腺 lacrimal gland
泪腺神经 lacrimal nerve
泪小点 lacrimal punctum
泪小管 lacrimal canaliculi
立体视觉 stereoscopic vision
利特尔区 little area
螺旋器 spiral organ

M

麻痹性斜视 Paralytic strabismus
脉络膜 choroid
慢性鼻窦炎 chronic sinusitis
慢性鼻炎 chronic rhinitis
慢性单纯性鼻炎 chronic simple rhinitis
慢性肥厚性鼻炎 chronic hypertrophic rhinitis
慢性化脓性中耳炎 chronic suppurative otitis media
慢性咽炎 chronic pharyngitis
梅尼埃病 meniere disease
迷路 labyrinth
面神经 facial nerve

N

内耳 inner ear
年龄相关性白内障 age—related cataract

参考文献

［1］ 陈燕燕. 眼耳鼻咽喉口腔科护理学[M]. 北京:人民卫生出版社,2000.

［2］ 陈燕燕. 眼耳鼻咽喉口腔科护理学[M]. 北京:人民卫生出版社,2005.

［3］ 陈燕燕. 眼耳鼻咽喉口腔科护理学学习指导及习题集[M]. 北京:人民卫生出版社,2006.

［4］ 陈燕燕. 眼耳鼻咽喉口腔科护理学[M]. 第2版. 北京:人民卫生出版社,2006.

［5］ 范国正. 五官科护理学[M]. 西安:第四军医大学出版社,2009.

［6］ 管怀进. 眼科学:案例版[M]. 北京:科学出版社,2006.

［7］ 黄选兆,汪吉宝. 实用耳鼻咽喉科学[M]. 北京:人民卫生出版社,2002.

［8］ 惠延年. 眼科学[M]. 北京:人民卫生出版社,2004.

［9］ 惠延年. 眼科学[M]. 北京:人民卫生出版社,2006.

［10］ 姜喆. 临床五官科护理细节[M]. 北京:人民卫生出版社,2008.

［11］ 蒋大介,杨国源. 五官科护理学[M]. 上海:上海科学技术出版社,1990.

［12］ 蒋双庆. 眼耳鼻喉口腔科护理学[M]. 北京:人民军医出版社,2007.

［13］ 蒋双庆. 眼耳鼻咽喉口腔科护理学[M]. 北京:人民军医出版社,2010.

［14］ 李敏. 五官科护理[M]. 第2版. 北京:人民卫生出版社,2008.

［15］ 李晓华. 五官科护理学[M]. 西安:第四军医大学出版社,2005.

［16］ 李晓华. 五官科护理学[M]. 西安:第四军医大学出版社,2009.

［17］ 李晓华. 五官科护理学[M]. 西安:第四军医大学出版社,2010.

［18］ 李秀娥. 实用口腔颌面外科护理及技术[M]. 北京:科学出版社,2008.

［19］ 马涛,叶文忠. 五官科学[M]. 西安:第四军医大学出版社,2011.

［20］ 皮昕. 口腔解剖生理学[M]. 第4版. 北京:人民卫生出版社,2001.

［21］ 任基浩. 眼耳鼻咽喉口腔科护理学[M]. 长沙:湖南科学技术出版社,2005.

［22］ 任重. 眼耳鼻咽喉口腔科护理学[M]. 北京:人民卫生出版社,2002.

［23］ 任重. 眼耳鼻咽喉口腔科护理学[M]. 北京:人民卫生出版社,2005.

［24］ 田勇泉. 耳鼻咽喉头颈外科学[M]. 第6版. 北京:人民卫生出版社,2004.

［25］ 田勇泉. 耳鼻咽喉头颈外科学[M]. 北京:人民卫生出版社,2008.

［26］ 王斌全. 眼耳鼻喉口腔科学[M]. 北京:人民卫生出版社,2005.

［27］ 席淑新. 眼耳鼻喉口腔科护理学[M]. 第2版. 北京:人民卫生出版社,2006.

［28］ 席淑新. 眼耳鼻咽喉口腔科护理学[M]. 第2版. 北京:人民卫生出版社,2006.

［29］ 肖跃群. 五官科护理[M]. 郑州:河南科学技术大学出版社,2008.

［30］ 张龙禄. 五官科护理学[M]. 北京:人民卫生出版社,2000.

［31］ 赵佛容. 口腔护理学[M]. 上海:复旦大学出版社,2004.